Wissenschaftliche Berater:
Prof. Dr. Holger Dette • Prof. Dr. Wolfgang Härdle

Springer-Verlag Berlin Heidelberg GmbH

Matthias Greiner

Serodiagnostische Tests

Evaluierung und Interpretation
in der
Veterinärmedizin und anderen Fachgebieten

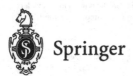

Springer

Dr. Matthias Greiner
Danish Veterinary Institute (DVI)
International EpiLab
Bülowsvej 27
1790 Kopenhagen V, Dänemark

e-mail: mgr@vetinst.dk

Bibliografische Information Der Deutschen Bibliothek
Die Deutsche Bibliothek verzeichnet diese Publikation in der Deutschen
Nationalbibliografie; detaillierte bibliografische Daten sind im Internet
über <http://dnb.ddb.de> abrufbar.

Mathematics Subject Classification (2000): 62P10

ISBN 978-3-540-00401-1   ISBN 978-3-642-55530-5 (eBook)
DOI 10.1007/978-3-642-55530-5

http://www.springer.de

© Springer-Verlag Berlin Heidelberg 2003
Ursprünglich erschienen bei Springer-Verlag Berlin Heidelberg New York 2003

Einbandgestaltung: *design& production,* Heidelberg
Datenerstellung durch den Autor unter Verwendung eines Springer LATEX - Makropakets
Gedruckt auf säurefreiem Papier   40/3142CK-5 4 3 2 1 0

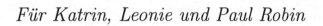

Für Katrin, Leonie und Paul Robin

"Quality is fitness for use"

Juran, 1989 [137]

Vorwort

Serodiagnostische Tests finden in der Veterinärmedizin zur Unterstützung der klinischen Infektionsdiagnostik sowie im Rahmen gesetzlich vorgeschriebener Untersuchungen in der Tierseuchenbekämpfung Verwendung (Selbitz, 1992 [222]; OIE, 2000 [193]). Auch bei der Zertifikation von Tieren, Tiergruppen, Beständen und Regionen über das Freisein von Tierseuchenerregern haben serodiagnostische Tests eine zentrale Bedeutung. Studien zur Prävalenzschätzung oder Untersuchung des Immunstatus in einer Tierpopulation, zur Kontrolle von Bekämpfungsmaßnahmen aber auch die Klassifikation von Expositions- und Krankheitsstatus, sofern infektiöser Natur, in epidemiologischen Studien sind weitere wichtige Anwendungsgebiete für serodiagnostische Tests der Veterinärmedizin. Da in der Regel eine fehlerfreie Klassifikation nicht erreicht wird, kommt es zu falsch positiven oder falsch negativen Testresultaten. Die Abschätzung der Eintrittswahrscheinlichkeiten ("Fehlerraten") bei der Klassifikation von Untersuchungsobjekten einer bestimmten Population für ein bestimmtes Merkmal ist Gegenstand der *Evaluierung* von Diagnosetests.

In der vorliegenden Monographie werden zunächst allgemeine Prinzipien der diagnostischen Testung sowie Anwendungsfelder von serologischen Diagnosetests in der Veterinärmedizin erläutert (Kapitel 1). Eine systematische Betrachtung von Qualitätseigenschaften von Diagnosetests wird vorgenommen und laboranalytisch orientierte Hinweise zur Qualitätssicherung werden gegeben (Kapitel 2). Detailliert werden Ziele und Methoden der Evaluierung von diagnostischen Tests dargestellt unter besonderer Berücksichtigung von Stichprobenverfahren für Nutztierpopulationen (Kapitel 3). Spezielle Methoden werden erläutert, die bei der Evaluierung von Herdentests und multiplen diagnostischen Testverfahren, bei der Evaluierung von Diagnosetests ohne Referenzdiagnostik (Goldstandard) und bei der quantitativen Zusammenfassung einzelner Evaluierungsstudien benötigt werden (Kapitel 4). Wegen seiner herausragenden Bedeutung für die veterinärmedizinische Infektionsdiagnostik wird in vielen der illustrativen Beispiele dieses Texts auf den Enzyme-linked immunosorbent assay (ELISA, Engvall und Perlmann, 1971

[62]; Van Weeman und Schuurs, 1971 [244]) Bezug genommen. Wie für andere quantitative Verfahren gilt für den ELISA, dass ein Grenzwert (Cut-off) zur Dichotomisierung der Messergebnisse angewendet werden muss. Die Auswahl eines geeigneten Grenzwerts ist eine kritische Prozedur, da die Fehlerraten und Testergebnisse grenzwertabhängig sind. Prinzipien und Methoden der Festlegung von Grenzwerten werden ausgeführt (Kapitel 5). Hierbei wird auch die ROC-Analyse behandelt, die eine grenzwertfreie Beurteilung von quantitativen Diagnosetests erlaubt. Schließlich werden numerische Verfahren bei der Interpretation serodiagnostischer Tests in klinischen und epidemiologischen Anwendungsfeldern aufgezeigt (Kapitel 6).

In einem Anhang werden detaillierte Beispiele für die Schätzung diagnostischer Güteindizes unter verschiedenen Stichprobenverfahren gegeben (Anhang A). Die Ergebnisse spezieller Untersuchungen zur laboranalytischen Qualitätsbeurteilung, zur Evaluierung eines Verfahrens zur Prävalenzschätzung mit einem für die Anwendung nicht evaluierten Diagnosetest, zur Abschätzung der diagnostischen Latenzphase bei der Beurteilung von Diagnosetests, zu Einflussfaktoren für diagnostische Güteindizes basierend auf einer quantitativen Literaturstudie, zur Kostenanalyse einer landesweiten Trichinellose-Untersuchung mit einer serologischen Komponente und zur Schätzbarkeit von Parametern bei der Evaluierung eines Diagnosetests ohne Goldstandard ergänzen die Ausführungen des Hauptteils der Monographie (Anhang B). Angefügt werden Herleitungen und detailliertere Betrachtungen ausgewählter statistischer Probleme im Zusammenhang mit der diagnostischen Testung (Anhang C).

Es sei angemerkt, dass die methodischen Erläuterungen weitgehend auch für nicht-serologische Diagnoseverfahren Gültigkeit besitzen und daher in einigen Abschnitten allgemein von *Diagnosetests* gesprochen wird. Ziel der Arbeit ist es, durch die Darstellung konzeptioneller und methodischer Aspekte der Evaluierung und Anwendung von Diagnosetests einen Beitrag zum kritischen und zugleich konstruktiven Umgang mit Diagnosetests in der Veterinärmedizin und in anderen Fachbereichen zu leisten. Der Text basiert auf einer Habilitationsschrift, die vom Autor am Fachbereich Veterinärmedizin der Freien Universität Berlin im Rahmen eines Habilitationsverfahrens eingereicht wurde.

An dieser Stelle sei zahlreichen Kolleginnen und Kollegen gedankt, ohne deren Mitwirkung dieser Text nicht zu Stande gekommen wäre. Insbesondere bin ich Herrn Prof. Dr. Böhning (Institute for International Health Joint Center for Humanities and Health Sciences, Berlin) und Herrn Prof. Dr. Ian Gardner (University of California, Davis) für die kontinuierliche Unterstützung und Zusammenarbeit dankbar. Für das sorgfältige Korrekturlesen von Teilen des vorliegenden Texts sei Frau Dipl. Stat. S. Glaser, Frau Dipl. Biochem. I. Kyriakopoulos sowie Frau Dr. med. vet. C. Heile gedankt.

Matthias Greiner

Kopenhagen, Februar 2003

Schreibweisen und Abkürzungen

Allgemeine Schreibweisen

Die männliche Form bei Berufsbezeichnungen oder bei unbestimmten
Personen wird aus Gründen einer besseren Lesbarkeit verwendet.

Zahlen in eckigen Klammern nach Zitaten bezeichnen die jeweiligen
Eintragungen im Literaturverzeichnis. Die Abkürzungen der Zeitschriften
erfolgt nach dem Standard von ISI Web of SCIENCE© (erhältlich unter
http://wos.isiglobalnet.com/help/S_abrvjt.html).

Als Dezimaltrennzeichen wird ein Punkt verwendet.

Abkürzungen (allgemein)

ISO	Internationale Organisation für Standardisierung
OIE	Office International des Epizooties (Internationales Tierseuchenamt)
Gl.	Gleichung
(1.1)	Hinweis auf eine Gleichung (hier Gleichung 1 in Kapitel 1)
ELISA	Enzyme-linked immunosorbent assay
DNA	Desoxyribonukleinsäure

Abkürzungen (speziell) und mathematische Notation

S	Status des untersuchten Merkmals mit den Ausprägungen $S+$ (Status positiv) und $S-$ (Status negativ)
T	Ergebnis des Diagnosetests mit den Ausprägungen $T+$ (Test positiv) und $T-$ (Test negativ)
Se	(Diagnostische) Sensitivität
Sp	(Diagnostische) Spezifität
P	Prävalenz
AP	Apparente (Test-basierte) Prävalenz
θ	Allgemeine Bezeichnung für einen Parameter
n	Stichprobenumfang
N	Größe der Population
f	Stichprobenfraktion n/N
$\hat{}$	Dach zur Kennzeichnung von Schätzern
$\mathrm{Var}\,(\hat{\theta})$	Varianz des Schätzers $\hat{\theta}$
$\mathrm{E}\,(\hat{\theta})$	Erwartungswert des Schätzers $\hat{\theta}$
Pr	Wahrscheinlichkeit (*Probability*)
PSU	*Primary sampling unit* (hier für ein Tieraggregat verwendet)
srs	*Simple random sampling* (einfache Zufallsauswahl)
srswr	*srs with replacement* (einfache Zufallsauswahl mit Zurücklegen)
srswor	*srs without replacement* (einfache Zufallsauswahl ohne Zurücklegen)
cs	*Cluster sampling* (Stichprobenverfahren mit aggregierten Beobachtungen)
QVV	Querschnittsstudie mit vollständiger Verifikation
QUV	Querschnittsstudie mit unvollständiger Verifikation
PS	Prästratifizierte Studie
X	Matrizen werden durch Fettdruck gekennzeichnet
X$'$	Matrixtransposition wird durch ein Hochkomma gekennzeichnet
log	natürlicher Logarithmus

Inhaltsverzeichnis

1

Diagnostische Tests in der Veterinärmedizin

In diesem Kapitel werden zunächst allgemeine Grundprinzipien diagnostischer Tests ausgeführt, wobei auf Besonderheiten der serodiagnostischen Verfahren hingewiesen wird (Abschnitt 1.1). Die Definition eines Untersuchungsverfahrens als *Diagnosetest* ergibt sich nicht zuletzt durch seine Einbeziehung in einen diagnostischen Prozess, der im Folgenden grob skizziert wird (Abschnitt 1.1.1). Auf die in der Veterinärmedizin gebräuchlichen Aggregat- (Abschnitt 1.1.2) und Pooltests (Abschnitt 1.1.3), sowie auf multiple Diagnosetests (Abschnitt 1.1.4) wird gesondert eingegangen. Zum Zweck der Illustration werden Anwendungsfelder diagnostischer Tests aus den Bereichen der klinischen Veterinärmedizin (Abschnitt 1.2.1), Tierseuchenkontrolle (Abschnitt 1.2.2), Prävalenzschätzung (Abschnitt 1.2.3), epidemiologischen Untersuchung von Risikofaktoren (Abschnitt 1.2.4) und der quantitativen Risikoanalyse (Abschnitt 1.2.5) an Hand von Beispielen erläutert.

1.1 Grundprinzipien diagnostischer Tests

Ein diagnostischer Test ist ein klinisches (Adspektion, Palpation, Perkussion, Auskultation oder Mensuration) oder labormedizinisches Verfahren zum Nachweis oder zur Quantifizierung eines klinischen Symptoms, einer körpereigenen oder -fremden Substanz oder einer Gewebeveränderung mit dem Ziel der Klassifizierung des Untersuchungsobjekts in "Test positiv" ($T+$) oder "Test negativ" ($T-$). Untersuchungsobjekt in der veterinärmedizinischen Diagnostik ist das Einzeltier oder ein räumliches Tieraggregat (Bestand, Herde, etc.), in der Labordiagnostik eine oder mehrere Gewebe-, Flüssigkeits- oder Ausscheidungsproben eines Individuums oder eines Tieraggregats (Sammelprobe, *Pooltests*). Im Mittelpunkt der vorliegenden Arbeit stehen serologische Labormethoden, da diese von besonderer Relevanz für die Tierseuchendiagnostik sind. Die Formulierung "*ein* diagnostischer Test" bezieht sich immer auf eine konkrete Festlegung auf *ein* Untersuchungsverfahren (*ein* Analyt im Fall eines labordiagnostischen Tests), welches zur Diagnose *einer*

Merkmalsausprägung bei *einer* Tierart angewendet wird. Demnach würde es sich um zwei verschiedene "Tests" handeln, wenn beispielsweise ein ELISA-Verfahren zum Nachweis von *Brucella*-Antikörpern im Blutserum und in der Milch eingesetzt wird.

Die Anwendung eines Diagnosetests ist dann sinnvoll, wenn der *wahre* Status des Untersuchungsobjekts, "Status positiv" ($S+$) oder "Status negativ" ($S-$), unbekannt ist, jedoch mit einer akzeptablen Fehlerrate durch die diagnostische Klassifikation beurteilt werden kann. Die Abschätzung verschiedener Fehlerraten bei der diagnostischen Klassifikation ist das Ziel der *Evaluierung* und wird in Abschnitt 3.3 erläutert. Im Folgenden werden einige Aspekte der oben genannten Definition näher betrachtet.

Der zu diagnostizierende Status S betrifft häufig das Vorhandensein einer Krankheit oder einer Infektion. Jedoch kann auch die Bestimmung von unveränderlichen, angeborenen (z.B. Geschlechtsdiagnostik bei Ziervögeln), veränderlichen physiologischen (z.B. Trächtigkeitsdiagnostik) oder immunologischen (z.B. Nachweis von protektiven Antikörpern nach Impfung) dichotomen[1] Merkmalen Ziel der diagnostischen Testung sein.

Dem Konzept der dichotomen Ausprägung des wahren Status S im Sinn einer Diagnosestellung steht nicht immer eine "natürliche" Dichotomie der zu Grunde liegenden klinischen oder biologischen Phänomene gegenüber. Eine Infektionskrankheit beispielsweise kann, abhängig vom zeitlichen Stadium (Inkubation, Generalisation, Manifestation bei einer zyklischen Infektionskrankheit) und der immunologischen Abwehrlage des Tiers, in unterschiedlicher klinischer Ausprägung vorliegen (z.B. perakut, akut, chronisch, latent), wobei fließende Übergänge zwischen den Ausprägungsformen möglich sind. Der wahre *positive* Status eines Tiers wäre demnach nur durch eine Variable mit kategorialem oder kontinuierlichem Skalenniveau präzise beschreibbar. Auch die *negative* Ausprägung des wahren Status kann häufig weiter differenziert werden. In der Infektionsdiagnostik ist hier ein etwaiger Impfschutz, eine überstandene Infektionsepisode mit dem homologen Erreger oder das Vorliegen heterologer Infektionen zu berücksichtigen. Der zu diagnostizierende dichotome Status S ist daher als eine nach den Erfordernissen der Fragestellung gewählte, "künstliche" Unterteilung der Population zu verstehen, die jedoch bei der Evaluierung und Anwendung von Tests übereinstimmend vorgenommen werden muss.

Auch die Ergebnisse des diagnostischen Tests liegen häufig nicht primär in dichotomer Form vor. Viele in der veterinärmedizinischen Infektionsdiagnostik angewendete Tests (Abschnitt 1.2) liefern zunächst ordinal-skalierte[2] oder

---

[1] Merkmale mit lediglich zwei möglichen, sich gegenseitig ausschließenden und (abgesehen von der Möglichkeit fehlender Werte) gemeinsam erschöpfenden Ausprägungsformen werden als *dichotom* bezeichnet.

[2] Merkmale, deren Ausprägungen in einer natürlichen Rangfolge angeordnet werden können, werden als *ordinal-skaliert* oder *polytom* (auch polychotom) bezeichnet (z.B. Titerstufen).

quantitative[3] Ergebnisse, die an Hand eines Grenzwerts (*Cut-off*, Abschnitt 5.1) dichotomisiert werden.

Die doppelt dichotome Darstellung des wahren Status und des Ergebnisses eines Diagnosetests ist ein Charakteristikum aller diagnostischen Tests, beruht jedoch auf einer kontextspezifischen Definition der Ausprägungen von S und T. Dies sei am Beispiel eines diagnostischen Antikörper-ELISAs verdeutlicht (Abb. 1.1). Die biochemischen Vorgänge beim Nachweis von Immunkomplexen im ELISA sind wohlbekannt. Die bei der Untersuchung einer Probe wirksamen Stör- und Einflussfaktoren (Abschnitt 2.2.3) sind dagegen in der Regel nicht vollständig bekannt, so dass die Darstellung der Analysemethode als "*Black box*" gerechtfertigt erscheint (Abb. 1.1).

Abhängig vom Anwendungskontext ist entweder die Diagnose einer Krankheit oder einer Infektion von Bedeutung. Darüber hinaus kann die diagnostische Abgrenzung von immunen, vakzinierten oder von anderen Erkrankungen oder Infektionen betroffenen Tieren sowie eine Erkennung von klinisch inapparent (z.B. latent) infizierten Tieren relevant sein. Die Definition von $S+$ und $S-$ ist also vom diagnostischen Kontext abhängig. Die Auswahl eines diagnostischen Markers (hier Konzentration spezifischer Antikörper im Blutserum) erfolgt aufgrund wissenschaftlich plausibler Erwägungen[4]. Da der Marker nicht direkt zu beobachten ist, müssen Messverfahren (hier ELISA) eingesetzt werden, die mit systematischen und zufälligen Fehlern behaftet sind, die an dieser Stelle nicht weiter erläutert werden sollen. Als Ergebnis der Messung wird ein Extinktionswert (oder optische Dichte) ermittelt, der an Hand mitgeführter Kontrollproben "*normalisiert*"[5] und durch Anwendung eines Grenzwerts dichotomisiert wird. Hierdurch wird der Status $T+$ oder $T-$ des Untersuchungsobjekts definiert.

An dieser Stelle wird deutlich, dass in der Regel eine fehlerfreie Klassifizierung durch den Test nicht zu erwarten ist. Ein Nachweis von Antikörpern ($T+$) bei gesunden, nicht infizierten Tieren mit künstlich oder natürlich erworbener humoraler Immunität ($S-$) oder aber ein negatives Testergebnis ($T-$) bei Tieren im perakuten oder akuten Infektionsstadium ($S+$) wäre im *diagnostischen* Sinn als *falsch* anzusehen, obwohl ein Messfehler im *analytischen* Sinn nicht vorliegt. Der Grad der Übereinstimmung zwischen der *wahren* und der *diagnostischen* Klassifikation bei der Untersuchung von n Testobjekten kann an Hand der Besetzungshäufigkeiten einer Befundmatrix (Vierfeldertafel im Fall der Dichotomie von S und T) quantifiziert werden (Abb. 1.2). Hierbei ist es üblich, die Häufigkeiten von beobachteten richtig positiven, falsch positiven,

---

[3] Merkmale, denen eine kontinuierliche Intervall- oder Verhältnisskala zu Grunde liegt, werden als *quantitativ* bezeichnet (z.B. ELISA-Extinktionswerte).

[4] Man kann an dieser Stelle von einer zu fordernden *Konstruktvalidität* sprechen.

[5] Eine Korrektur von systematischen Messfehlern durch mitgeführte Kontrollproben wird von Wright et al. (1993 [258]) und Wright und Zhou (1999 [256]) beschrieben und dort als "*Normalisierung*" bezeichnet. Hierzu ist kritisch anzumerken, dass auf diese Weise Zufallsschwankungen des Kontrollwerts auf die "korrigierten" Proben-Messwerte übertragen werden.

(1) Krankheitsstatus

nicht erkrankt	erkrankt

(2) Infektionsstatus

nicht infiziert		infiziert	
naiv	andere Erkrankungen	subklinisch	perakut
vakziniert	andere Infektionen	latent	akut
immun		okkult, toleriert	chronisch

(3) Serologischer Marker

Konzentration von spezifischen Antikörpern im peripheren Blut

(4) Antikörper-ELISA

Black box

(5) ELISA Messwert

Optische Dichte oder Indexwert bezogen auf Positivkontrolle

(6) Serologische Diagnose

ELISA negativ	ELISA positiv

Abb. 1.1. Schematische Modellvorstellung über die Plausibilität eines Antikörper-ELISAs zur Diagnostik einer Infektionskrankheit. Die Krankheitsausprägung (1) wird ursächlich auf einen Infektionszustand zurückgeführt (2), für den die Existenz eines patho-physiologischen Markers (Infektionsantikörper) (3) postuliert wird. Die immunologische Analyse des Markers erfolgt in einem Prüfsystem (ELISA) (4), dessen analytische Leistungsfähigkeit und Robustheit nicht vollständig bekannt sind (*"Black box"*). Die erhobenen Messwerte, nach Korrektur für bestimmte Messfehler (5), werden an Hand eines geeigneten Grenzwerts diagnostisch beurteilt (6).

falsch negativen und richtig negativen Diagnosen mit den Buchstaben a, b, c und d zu bezeichnen. Die Konstruktion solcher Befundmatrizen nimmt eine zentrale Rolle bei der Evaluierung eines Diagnosetests ein (Abschnitt 3.3).

1.1.1 Diagnostischer Prozess

Die Durchführung eines diagnostischen Tests erfolgt nach festgelegten Regeln, die im Sinn eines modernen Qualitätsmanagements in einer Standardar-beitsanweisung (*Standard operating procedure*, SOP) dokumentiert werden. Die SOP für einen diagnostischen Test enthält verbindliche Vorschriften

| | Wahrer Status | |
	$S+$	$S-$
Testergebnis $T+$	a	b
$T-$	c	d

Abb. 1.2. Die Befundmatrix gibt die absoluten Häufigkeiten richtig positiver (a), falsch positiver (b), falsch negativer (c) und richtig negativer (d) Diagnosen eines Tests wieder, basierend auf der Ausprägung des wahren Status (S) und des Tests (T). Die Tafelsumme sei n.

zur Ausführung von präanalytischen (z.B. Vorbehandlung der Proben), analytischen und postanalytischen Arbeitsschritten. Zu den postanalytischen Arbeitsschritten der Testdurchführung gehören die Befunddokumentation sowie die Mitteilung des Befunds an die auftraggebende Stelle. Der Prozess der medizinischen Diagnosestellung ist durch folgende Elemente charakterisiert:

   (i) Formulierung einer Untersuchungshypothese;
  (ii) Entscheidung zur Durchführung eines Diagnosetests;
 (iii) Entscheidung zur Auswahl eines oder mehrerer Diagnosetests;
 (iv) Entscheidung zur Auswahl von Testobjekten;
  (v) Entscheidung zur Auswahl des Untersuchungsmaterials;
 (vi) Durchführung des Diagnosetests einschließlich vorbereitender Schritte;
(vii) Beurteilung des Testbefunds.

Am Anfang des diagnostischen Prozesses steht die Formulierung einer Untersuchungshypothese (i), die auf mehr oder weniger umfangreichen Vorinformationen beruht. Zu diesen können die Ergebnisse von bereits durchgeführten Tests zählen, welche auch die Entscheidungen (ii) und (iii) maßgeblich beeinflussen. In der statistisch orientierten Literatur wird die auf Vorinformationen beruhende Wahrscheinlichkeit für das Vorliegen des fraglichen Status als *Prioriwahrscheinlichkeit* bezeichnet. Lestin (1995 [148], S. 3) weist in diesem Zusammenhang auf die Bedeutung von Ausschlussdiagnosen hin. Die Auswahl einer von vielen möglichen Untersuchungshypothesen hat bereits einen "Entscheidungscharakter". Wie an anderer Stelle (Abschnitte 1.2.1 und 6.1) erläutert werden wird, sind Vorinformationen, insbesondere in der Form von quantitativen Abschätzungen, für die Entscheidung (vi) von zentraler Bedeutung.

    Die Entscheidung (ii) erfolgt aufgrund einer Kosten-Nutzen-Abwägung, bei der die finanziellen Aufwendungen für die Testung sowie Risiken durch invasive Testverfahren dem erwarteten Nutzen gegenübergestellt werden. Zu den Risiken von diagnostischen Tests zählen auch die Konsequenzen von fehlerhaften (falsch positiven und falsch negativen) Testergebnissen. Die formalisierte

Betrachtungsweise von Schritt (ii) ist eine klassische Anwendung der Entscheidungsanalyse, bei der alle Entscheidungsalternativen unter Berücksichtigung von Kosten und Nutzen systematisch erfasst und numerisch ausgewertet werden (siehe hierzu Petitti, 1994 [199]). Auch im Bereich der veterinärmedizinischen Diagnostik hat die Entscheidungsanalyse Anwendung gefunden (Smith, 1993 [230]; Collins et al., 1996 [47], Greiner und Baumann, 1998 [87]; Smith und Slenning, 2000 [232]; Abschnitt 4.2.3; Anhang B.5). Die Entscheidung, einen Test durchzuführen, ist abhängig von der Prioriwahrscheinlichkeit sowie vom Grad der Sicherheit, mit der letztere angegeben werden kann. In diesem Zusammenhang wurde in der medizinischen Diagnostik vor einer unkritischen Anforderung von Tests gewarnt. Falsch positive Untersuchungsergebnisse von nicht indizierten Tests erfordern häufig eine weitergehende diagnostische Abklärung, die unwirtschaftlich und im medizinischen Kontext risikobehaftet sein kann (*Diagnostic cascade effect*, Mold und Stein, 1986 [176]).

Die Auswahl eines oder mehrerer Tests in Schritt (iii) ist durch den aktuellen wissenschaftlichen Kenntnisstand der klinischen Propädeutik und der zur Diagnostik beitragenden nicht-klinischen Fächer vorgegeben. Durch die Auswahl eines labormedizinischen Tests ist eine Festlegung auf eine *Prüfgröße*, d.h. eine Messvariable des Analyten in der Probe, gegeben. Im Zusammenhang mit der Tierseuchendiagnostik sind einschlägige Rechtsvorschriften zu beachten. International verbindliche Standards für die Auswahl von diagnostischen Tests in der Tierseuchendiagnostik sind im *"Manual of Standards for Diagnostic Tests and Vaccines"* (OIE, 2000 [193]) niedergelegt. Die grundsätzliche Eignung eines Tests, seine diagnostische Qualität für die spezifische Anwendungssituation sowie die direkten und indirekten Kosten und Risiken der Anwendung sind wichtige Auswahlkriterien. Bei einer zusammenfassenden Erwägung der Entscheidungen unter (ii) und (iii) sollte der mögliche Informationsgewinn durch den Diagnosetest gegenüber der bereits vorliegenden a priori Information berücksichtigt werden. Lässt die Vorinformation unter (i) bereits eine sichere Diagnose zu, so ist die Anwendung weiterer Tests obsolet[6]. Wenn Ergebnisse bereits durchgeführter Tests Bestandteil der Vorinformation sind, so ist ein Informationsgewinn durch Anwendung eines weiteren Tests nur dann zu erwarten, wenn der zweite Test eine höhere diagnostische Zuverlässigkeit hat oder bedingt unabhängig vom ersten Test ist (Politser, 1982 [202]; Chiecchio et al., 1994 [37]; Gardner et al., 2000 [76]; Abschnitt 4.2.4).

Die Entscheidung (iv) zur Auswahl von Testobjekten spielt insbesondere bei der Diagnostizierung von Tieraggregaten (z.B. Herde, Käfigbesatz, Fischtank) und bei epidemiologischen Fragestellungen eine bedeutende Rolle und ist eng mit dem Komplex der Stichprobengewinnung verknüpft. Die Stichprobenziehung, zu der Cannon und Roe (1982 [31]) detaillierte Hinweise geben, ist jedoch von den Untersuchungszielen abhängig. So ist eine

---

[6] Dies gilt nicht für die Anwendung von Tests zu Evaluierungszwecken (Abschnitt 3.3).

zufallsbasierte (zumindest jedoch eine systematische) Auswahl von Testobjekten erforderlich, um zu einer unverzerrten Schätzung der Prävalenz im Tieraggregat zu gelangen. Untersuchungen zum Nachweis des "Freiseins" eines Tierbestands von einer Tierseuche oder auch die aktive Suche nach Krankheitsfällen im Rahmen einer Fall-Kontroll-Studie dagegen haben zum Ziel, mit einer möglichst großen Wahrscheinlichkeit ein Tieraggregat korrekt zu klassifizieren oder Krankheitsfälle mit einer hohen Nachweisrate aufzudecken. Christensen und Gardner (2000 [40]) weisen darauf hin, dass bei aufdeckenden Untersuchungen Abweichungen von einer zufallsbasierten (oder systematischen) Auswahl motiviert sein können, um vornehmlich diejenigen Individuen zu testen, die aufgrund von Risikofaktoren oder klinischen Symptomen das Vorhandensein des fraglichen Status erwarten lassen. Generell wird die Anzahl der zu untersuchenden Tiere von der gewünschten statistischen Sicherheit, der Prävalenz, den Testeigenschaften und den Testkosten abhängen.

Die Auswahl eines geeigneten Probenmaterials ist für Tests relevant, die auf klinisch-chemischen, serologischen oder molekularbiologischen Methoden beruhen. Die Entscheidung (v) trägt daher den technischen Erfordernissen des angewendeten Diagnosetests Rechnung. Das Probenmaterial muss die nachzuweisende Substanz (*Analyt*) in einer Konzentration enthalten, die über der analytischen Nachweisgrenze liegt. Störeinflüsse durch nicht analysierte Komponenten der Probe (*Probenmatrix*) sollten weitgehend ausgeschlossen sein. Bei der Auswahl des Probenmaterials werden darüber hinaus möglichst standardisierte, kostengünstige und wenig invasive Verfahren angestrebt. Ähnliche Entscheidungskriterien gelten für Tests, die nicht auf analytischen Verfahren beruhen, wie beispielsweise mikroskopische Direktnachweisverfahren von Infektionserregern.

Bei einem labormedizinischen Diagnosetest beinhaltet Schritt (vi) eine präanalytische (evtl. Vorbehandlung des Tiers, Probenentnahme, Lagerung, Versand und Vorbereitung der Probe) und analytische Arbeitsphase (Einbringen der vorbehandelten Probe in die Analyse, Durchführung und Ablesen des Tests nach SOP). Bei einem Diagnoseverfahren, welches direkt am Tier durchgeführt werden kann (*Pen-side* Diagnostik), entfallen Aufwendungen für Lagerung und Transport von Proben. Allerdings sind die Anforderungen an die Robustheit (Abschnitt 2.1) solcher Verfahren besonders hoch.

Der abschließende und wichtigste Schritt (vii) des diagnostischen Prozesses ist die diagnostische Beurteilung der Testbefunde unter Berücksichtigung der Prioriwahrscheinlichkeit und der diagnostischen Güte des Tests. Der diagnostische Befund ist eine der Grundlagen für das medizinische Handeln, welches durch die Kontextbedingungen (medizinische, wirtschaftliche, ethische und soziale Konsequenzen des Handelns) und durch den Grad der (Un)Sicherheit über die Richtigkeit des Testbefunds und über die Konsequenzen des Handelns geprägt ist.

Der hier skizzierte reguläre Prozess der diagnostischen Testung gilt sowohl für die klinische Diagnosefindung als auch – im übertragenden Sinn – für nicht-klinische Anwendungssituationen.

1.1.2 Aggregattests (Herdentests)

Zur Bekämpfung von Tierseuchen und Zoonosen sowie im Rahmen der Qualitätssicherung in der Tierproduktion werden Zertifizierungen von Betrieben über das Freisein von bestimmten Infektionen durchgeführt (Abschnitt 1.2.2). In diesen Fällen ist jedoch nicht das Einzeltier, sondern der gesamte Tierbestand eines Betriebs (*Tieraggregat*) als diagnostische Einheit aufzufassen.

Als Aggregattests (*Aggregate testing*) werden solche diagnostischen Tests bezeichnet, die an Einzeltieren ausgeführt werden, jedoch auf die diagnostische Klassifizierung des Tieraggregats abzielen (Christensen and Gardner, 2000 [40]). Jegliche Form einer haltungs- oder produktionstechnischen oder sonstigen Zusammenstellung von Tieren, wie beispielsweise eine Herde, ein Bestand an Legehennen, ein Fischtank, ein Bienenvolk oder eine Tiergruppe in einer Quarantänestation kann als Aggregat aufgefasst werden. In der Literatur hat sich jedoch der Begriff "Herdentest" als allgemeine Bezeichnung für die Testung jedweder Aggregate durchgesetzt. Dieser Vereinfachung folgend, wird von nun an der Begriff der "Herde" in diesem Zusammenhang ohne Bezugnahme auf eine bestimmte Tierart oder Haltungsform verwendet. Für die positive und negative Klassifikation einer Herde mit einem Herdentest (T_H) werden im Folgenden die Bezeichnungen T_H+ und T_H- verwendet. Die diagnostische Klassifizierung erfordert eine Entscheidungsregel, bei welcher Anzahl (oder welchem Anteil) von positiven Reagenten das Aggregat den Status T_H+ erhält. Im einzelnen bezeichne

N : die Gesamtanzahl der Tiere in der Herde;

n : die Anzahl der untersuchten Tiere in der Herde;

c : die Mindestanzahl positiver Individualtestergebnisse für T_H+;

Y : die tatsächliche Anzahl positiver Individualtestergebnisse.

Der Herdentest liefert zunächst eine quantitative (binomial-skalierte) Messgröße Y/n mit $n+1$ möglichen, diskreten Beobachtungen $\frac{0}{n}, \frac{1}{n}, \ldots, \frac{n}{n}$. Folglich wird ein Grenzwert, wie beispielsweise $\frac{c}{n}$, benötigt, um zu einer diagnostischen Entscheidung zu gelangen. Die Diagnose T_H+ wird genau dann gestellt, wenn $Y \geq c$ ist. Der Status T_H+, bzw. T_H- gilt für alle Tiere einer Herde mit dem jeweiligen Resultat des Herdentests. Der diagnostische Status von Einzeltieren ist hierbei nicht von Interesse. Abbildung 1.3 zeigt eine schematische Darstellung eines Herdentests. Die Evaluierung von Aggregattests wird unter Abschnitt 4.1 erläutert.

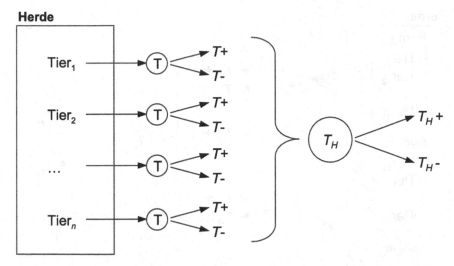

Abb. 1.3. Schematische Darstellung eines Herdentests (T_H). Der diagnostische Test (T) wird an n Einzeltieren der Herde durchgeführt und die aggregierten Ergebnisse zur Klassifizierung der Herde an Hand einer Entscheidungsregel (z.B. T_H+ wenn mindestens 1 Tier ein positives Testresultat $T+$ aufweist) verwendet.

1.1.3 Pooltests ("Bulktests")

Gepoolte Tests basieren auf der stofflichen Vermengung von Untersuchungs-material einzelner Tiere vor der Testung und sind daher auf labordiagnostische Verfahren beschränkt. Sie sind potenziell bei Nachweisverfahren mit hoher analytischer Sensitivität einsetzbar und führen hier zu einer drastischen Einsparung von Testkosten. Es sollte jedoch der Verlust an analytischer Sensitivität durch den eintretenden Verdünnungseffekt nicht vernachlässigt werden.

Im Allgemeinen ist jedoch nicht die Sammelprobe, sondern das Einzeltier, die Herde oder die Population von klinischem oder epidemiologischem Interesse. Daher werden – sofern "Rückstellproben" von Einzeltieren zur Verfügung stehen – entweder "rückwärtsgerichtet" alle Individuen mit positivem Pooltest nachkontrolliert oder aber die Ergebnisse des Pooltests im Sinn eines Herdentests zusammengefasst. In Abbildung 1.4 ist ein solcher Fall schematisch dargestellt. Es sei darauf hingewiesen, dass ein Pooling von Proben verschiedener Herden nicht mit der Definition eines Herdentests zu vereinbaren ist (Christensen und Gardner, 2000 [40]).

Die positive und negative Ausprägungskategorie eines Pooltests (T_P) wird hier mit T_P+ und T_P- bezeichnet. Analog zu der Situation bei einem Herdentest nehmen alle Individuen den jeweiligen Status des Pools an, wobei Aussagen über ihren diagnostischen Status $T+$ oder $T-$ nicht getroffen werden können.

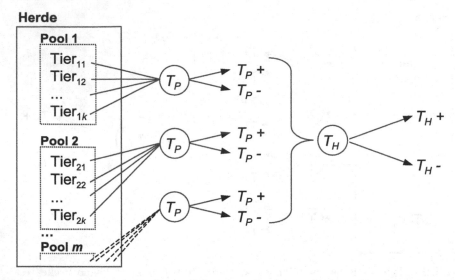

Abb. 1.4. Schematische Darstellung eines Pooltests (T_P) in Kombination mit einem Herdentest (T_H). Der Pooltest führt zur Klassifizierung (T_P+, T_P-) von m Vereinigungsproben (Pools) von jeweils k Tieren. Die Herde wird an Hand einer Entscheidungsregel (z.B. T_H+ wenn mindestens 1 Pool ein positives Testresultat T_P+ aufweist) klassifiziert.

1.1.4 Multiple Tests

Eher selten basiert eine abschließende Diagnose auf einem einzigen diagnostischen Test. Durch Verwendung einer geeigneten *Teststrategie* ist es häufig möglich, verschiedene (fehlerbehaftete) diagnostische Tests so miteinander zu verknüpfen, dass der resultierende "multiple Test" (T_M) über eine bessere diagnostische Leistungsfähigkeit verfügt als die Einzeltests. Im Folgenden bezeichne s die Anzahl der durchgeführten Tests T_i, $i = 1, \ldots, s$ und T_M+ und T_M- die Entscheidungskategorien des multiplen Tests.

Eine Möglichkeit der Anwendung multipler Tests ist die *parallele* Testdurchführung (Abb. 1.5). Hierbei werden für jede Untersuchungseinheit die Ergebnisse von T_i erhoben und an Hand einer Entscheidungsregel zusammengefasst. Die s möglichen, auf einem Grenzwertprinzip basierenden Regeln für Paralleltests, RP, sind

RP1: T_M+ wenn mindestens ein Test von s Tests positiv ist,

RP2: T_M+ wenn mindestens zwei von s Tests positiv sind,

$\vdots$

RPs: T_M+ wenn alle s Tests positiv sind,

und geben die notwendige Anzahl positiver Tests für eine T_M+ Diagnose an. Die Regel RP1 ist am weitesten verbreitet und wird von einigen Autoren

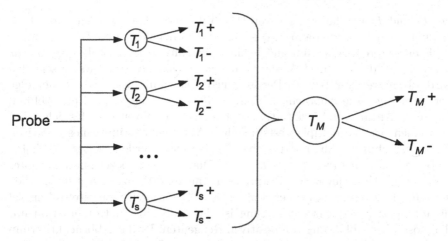

Abb. 1.5. Schematische Darstellung eines multiplen Tests (T_M) mit einer parallelen Durchführung und Interpretation von s einzelnen Diagnosetests. Die s Einzelbefunde werden zusammengefasst und nach einer festgelegten Entscheidungsregel (z.B. R1: T_M+ wenn mindestens ein Einzeltest positiv ist) bewertet.

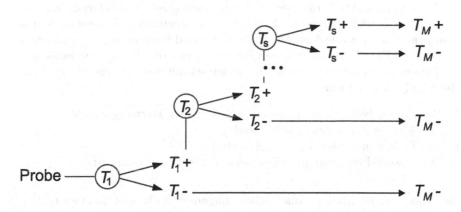

Abb. 1.6. Schematische Darstellung eines multiplen Tests (T_M) mit einer sequenziellen Durchführung und Interpretation von s einzelnen Diagnosetests. T_M wird als positiv bewertet, wenn alle s Einzeltests positiv sind. Die Testung bricht mit dem ersten negativen Einzelbefund ab und wird dann als T_M- gewertet (positiv-sequenzieller Test, $^+$S).

vereinfachend mit dem Prinzip der Paralleltestung gleichgesetzt (Gardner et al., 2000 [76]). Neben diesen Grenzwertregeln sind auch komplexere Regeln möglich. Als Beispiel sei angenommen, dass $s = 3$ ist und von T_1 falsch negative aber keine falsch positiven Resultate zu erwarten sind, während bei T_2 und T_3 mit falsch positiven Resultaten gerechnet werden muss. Eine sinnvolle Regel könnte dann "T_M+ wenn T_1+ oder (T_2+ und T_3+)" sein.

Eine weitere Realisierungsmöglichkeit für multiple Tests ist die *sequenzielle* Testung, bei der erst nach Vorliegen des jeweiligen Testresultats entschieden wird, ob ein weiterer Test zur Bestätigung durchgeführt wird. Die Reihenfolge der Tests sowie die Abbruchkriterien (positiver oder negativer Einzelbefund, maximale Anzahl von Einzeltest, s) sind in einer Verfahrensregel festgelegt. Im Folgenden werden multiple Tests mit dem Abbruchkriterium eines negativen Einzeltestbefunds (d.h. nur positive Testbefunde werden weiter abgeklärt, Abb. 1.6) als *"positiv-sequentielle"* ($^+$S) Diagnosetests bezeichnet. Mitunter wird die positiv-sequenzielle Testprozedur mit dem Prinzip der sequenziellen Testung gleichgesetzt (Gardner et al., 2000 [76]). Ein weit verbreitetes Beispiel für eine positiv-sequenzielle Testung ist das Screening in Kombination mit diagnostischer Abklärung von positiven Reagenten. Ist das Abbruchkriterium ein positiver Einzeltestbefund (d.h. nur negative Testbefunde werden weiter abgeklärt), liegt ein *"negativ-sequenzieller"* ($^-$S) Diagnosetest vor. Diese Teststrategie findet häufig in der Medizin bei der Abklärung unklarer Symptomatiken Anwendung. In beiden Varianten der sequenziellen Teststrategie besteht das Risiko eines Kaskaden-Effekts (Abschnitt 1.1.1). Hierunter werden direkte und indirekte Kosten der weiteren diagnostischen Abklärung verstanden, die auf Grund fehlerhafter Ergebnisse von Voruntersuchungen zu Stande kommen. Eine sinnvolle Auswahl, Reihenfolge und Begrenzung der maximalen Anzahl von Einzeltests sollte dieses Risiko minimieren. Es gibt zwei mögliche Verfahrensregeln für sequenzielle Diagnosetests mit vorgegebener Anzahl und Reihenfolge von s Einzeltests.

R^+Ss: T_M- sobald der erste aus einer Serie von s Tests negativ ist,
  T_M+ wenn alle s Tests positiv sind.
R^-Ss: T_M- wenn alle s Tests negativ sind,
  T_M+ sobald der erste aus einer Serie von s Tests positiv ist.

Die Abbruchkriterien der sequenziellen Diagnosetests können zu einer Einsparung von Testkosten gegenüber der Paralleltestung führen. Denkbar sind auch Kombinationen aus sequenziellen und parallelen Tests. Beispielsweise könnte T_2 eines sequenziellen Tests eine Paralleltestung sein.

Im Zusammenhang mit multiplen Tests kann unter dem Begriff der *Teststrategie* die Auswahl von Einzeltests, deren Verwendungsmodus (parallel, sequenziell, Kombination) sowie die Festlegung einer Interpretationsregel verstanden werden. Für alle solche Teststrategien gilt, dass der Informationsgewinn von der Sensitivität und Spezifität der beteiligten Tests und von der Korrelation von Testfehlern abhängt (Gardner et al., 2000 [76]). Auf die Rahmenbedingungen bei der Beurteilung von multiplen Diagnosetests sowie auf die Möglichkeiten der Evaluierung multipler Tests wird an anderer Stelle eingegangen (Abschnitt 4.2).

1.2 Anwendungsfelder serodiagnostischer Tests in der Veterinärmedizin

Die vielfältigen Anwendungsfelder für serologische Testverfahren in der Veterinärmedizin werden im Folgenden an Hand von ausgewählten Beispielen aus dem Bereich der klinischen Veterinärmedizin (Abschnitt 1.2.1), der Tierseuchenkontrolle (Abschnitt 1.2.2) und der epidemiologischen Forschung erläutert. Bei den hier berücksichtigten epidemiologischen Fragestellungen handelt es sich um die Abschätzung einer Prävalenz (Abschnitt 1.2.3) und eines Risikofaktors (Abschnitt 1.2.4). Die jeweiligen Implikationen von Testfehlern werden kurz erläutert. Die Auswahl der hier aufgeführten Anwendungsfelder ist auf solche begrenzt, in denen es vornehmlich um eine Untersuchung von Tieren, Tieraggregaten oder Populationen geht.

1.2.1 Klinische Veterinärmedizin

Für die Erkennung oder den Ausschluss vieler bakterieller, viraler oder parasitärer Infektionen in der klinischen Veterinärmedizin sind serologische Untersuchungsverfahren angezeigt und daher Bestandteil der Routinediagnostik.

Beispiel 1.1 (Diagnostik der Herzwurm-Erkrankung beim Hund)
*Smith und Slenning (2000 [232]) beschreiben den veterinärmedizinischen Entscheidungsprozess bei der klinischen Serodiagnostik (Antigen-ELISA) der Dirofilariose des Hunds, verursacht durch den Herzwurm (*Dirofilaria immitis*). Zu Grunde gelegt wurde eine typische, jedoch nicht pathognomonische klinische Symptomatik, die auch bei 14 weiteren Differentialdiagnosen auftritt. Die Faktoren des Entscheidungsprozesses (Prioriwahrscheinlichkeit bei symptomatischen Hunden, diagnostische Güte des Antigen-ELISAs, Wahrscheinlichkeit von Komplikationen bei Behandlung, Überlebenswahrscheinlichkeit in Abhängigkeit von der Infektion und Behandlung) wurden quantifiziert. Unter den getroffenen Annahmen erwies sich die Entscheidung für einen Diagnosetest als sinnvoll. Durch eine Sensitivitätsanalyse[7] wurde gezeigt, dass bei hoher Prioriwahrscheinlichkeit, insbesondere in Kombination mit einer hohen Wahrscheinlichkeit für falsch negative Ergebnisse des ELISAs, eine sofortige Behandlung ohne serologische Testung angezeigt ist.*

Die Serodiagnostik der caninen Filariose ist ein klassisches Beispiel für eine Kosten-Nutzen-Abwägung in der klinischen Serodiagnostik. Die formalisierte Betrachtungsweise des diagnostischen Prozesses erfordert genaue Kenntnisse

---

[7] Eine Sensitivitätsanalyse untersucht den Einfluss einer Modellannahme auf das Ergebnis der Modellierung.

der Epidemiologie und Klinik (Symptomatik, Therapie). Die Prioriwahrscheinlichkeit für den Herzwurmbefall wurde von den Autoren in Beispiel 1.1 mit 1/15 angegeben, unterstellt also eine exakt gleiche Prioriwahrscheinlichkeit der Dirofilariose und 14 weiterer Differentialdiagnosen bei den fraglichen Patienten. Die canine Dirofilariose tritt in bestimmten endemischen Gebieten Afrikas, Asiens, Australiens, Europas, Nord- und Südamerikas auf (Lok, 1988 [154]). Ebenso wäre die epidemiologische Situation der differenzialdiagnostischen Ätiologien zu klären. Möglicherweise würde sich die Einschätzung der Prioriwahrscheinlichkeit für Dirofilariose nach einer differenzierten Expositionsanamnese ändern. Auch aus klinischer Sicht könnte die Entscheidungsanalyse weiter differenziert werden. So ist die Symptomatik, die Aussagekraft des Antigen-ELISAs und auch die Prognose der caninen Dirofilariose abhängig vom Infektionsstadium (Schrey, 1996 [220]). Generell ist davon auszugehen, dass Diagnosefehler in der klinischen Veterinärmedizin zu Schäden durch eine nicht-optimale Behandlung des Patienten führt.

1.2.2 Kontrolle von Tierseuchen und Zoonosen

Aus wirtschaftlichen und veterinärmedizinischen Gründen sowie auch aus Gründen des gesundheitlichen Verbraucherschutzes ist es angezeigt, bestimmte Infektionen, Krankheiten oder Faktoren, die zu einer Leistungsminderung bei Nutztieren führen, auf Populationsebene quantitativ zu erfassen. Wegen der überragenden Bedeutung der Tierseuchen und Zoonosen in diesem Zusammenhang wird im Folgenden besonders auf diese Bezug genommen. Eine quantitative Erfassung der zeitlichen und räumlichen Verteilung einer Tierseuche ohne regulatorische Konsequenzen aus den Untersuchungsbefunden wird als *Monitoring* bezeichnet, während eine Überwachung (*Surveillance*) in der Regel regulatorische Maßnahmen einschließt. Wird die gesamte Population einer empfänglichen Tierart in die Untersuchung eingeschlossen, so spricht man von einem *Screening*[8] (Greiner und Gardner, 2000 [98]).

Beispiel 1.2 (Salmonellose-Bekämpfungsprogramm in Dänemark)
Ein landesweites Bekämpfungsprogramm gegen die Salmonellose bei Schweinen in Dänemark wurde von Mousing et al. (1997 [181]) vorgestellt. Die Diagnose von Salmonella enterica-Infektionen erfolgt mittels Fleischsaft-ELISA zum Zeitpunkt der Schlachtung und zielt auf eine Einteilung der Herkunftsbetriebe in drei verschiedene Risikoklassen ab. In den Risikoklassen gelten verschiedene regulatorische Maßnahmen, die hier nicht weiter ausgeführt werden sollen.

[8] In der medizinischen Terminologie werden Screening-Tests und Diagnosetests mitunter voneinander unterschieden, obwohl eine klare Grenze zwischen beiden nicht immer gezogen werden kann (Walter und Jadad, 1999 [252]). Im vorliegenden Text werden Screening-Tests als Diagnosetests betrachtet, die für eine möglichst vollständige Untersuchung einer (Sub-) Population verwendet werden.

Bei Beispiel 1.2 handelt es sich um eine Aggregattestung, weil auf Grund der Testergebnisse der Erzeugerbetrieb gemaßregelt wird. Die Bedeutung der Salmonellose-Bekämpfung ist auf dem Hintergrund der Zoonoseproblematik zu sehen.

In Anhang B.5 wird ein Überwachungssystem für die Trichinellose beim Schwein vorgestellt, welches unter Verzicht auf die allgemeine Trichinenschau in erster Linie den gesundheitlichen Verbraucherschutz sichern soll. Die wesentlichen Elemente dieses Überwachungsschemas sind Zertifikation von "Trichinella-freien" Betrieben und Gebieten und eine serologische Testung von Masttieren, die aus nicht-zertifizierten Betrieben zugekauft werden. Auf Grund der sehr geringen Prävalenz der Trichinellose beim Schlachtschwein ist allerdings die Aussagekraft positiver Testresultate gering. Dieser Sachverhalt kann durch die Berechnung des prädiktiven Werts eines positiven Testbefunds formal zum Ausdruck gebracht werden (Abschnitt 3.3.1 und S. 202). Eine quantitative Entscheidungsanalyse unter Berücksichtigung der Testeigenschaften, der Prävalenz und der ökonomischen Konsequenzen von falsch positiven Diagnosen wurde beschrieben (Greiner und Baumann, 1998 [87]; Anhang B.5).

1.2.3 Prävalenzstudie

Studien zur Schätzung einer Prävalenz zielen darauf ab, mit einem möglichst geringen Untersuchungsaufwand zu einer ausreichend genauen und unverzerrten Quantifizierung der Verbreitung eines Merkmals (z.B. Infektion, Krankheit, genetischer Defekt, Risikofaktor) in einer definierten Zielpopulation zu gelangen. Ein typisches Studiendesign für Prävalenzschätzungen ist die Querschnittsstudie (Abschnitt 3.3.2). Bei der Verwendung von indirekten Diagnoseverfahren, wie beispielsweise einem serologischen Test, wird häufig die serologische oder *apparente* Prävalenz als eine grobe Schätzung der tatsächlichen Prävalenz angegeben, obwohl bekannt ist, dass das diagnostische Verfahren mit Fehlern behaftet ist (s. hierzu Abschnitt 6.2; Greiner und Gardner, 2000 [98]).

Beispiel 1.3 (Schätzung der Paratuberkuloseprävalenz beim Rind)
Die Prävalenz der Paratuberkulose beim Rind auf Einzeltier- und Herdenbasis in Missouri wurde von Thorne und Hardin (1997 [240]) mittels Absorptions-ELISA untersucht. In einem Teil der Untersuchungen wurden Serumproben, die zum Zweck der amtlichen Brucellose-Testung gezogen wurden als Auswahlrahmen verwendet und ein Stichprobenumfang für Tiere innerhalb der Betriebe so gewählt, dass in jedem positiven Betrieb mit einer Wahrscheinlichkeit von 95% mindestens ein infiziertes Tier nachgewiesen werden konnte. Hierbei wurde die Annahme getroffen, dass in einem positiven Betrieb eine Prävalenz von mindestens 10% vorlag. Die Prävalenzschätzungen wurden für Missklassifikationen korrigiert (Abschnitt 6.2). Die Intracluster-Korrelation wurde

geschätzt und bei der Berechnung eines Vertrauensbereichs berücksichtigt (Abschnitt 3.3.2 und A.2).

Wie später ausgeführt werden wird (Abschnitt 2.2.3), ist die Diagnostik der Paratuberkulose dadurch erschwert, dass bei latenten Ausscheidern Serumantikörper häufig nicht nachgewiesen werden können. Hierdurch besteht die Gefahr einer drastischen Unterschätzung der Infektionsprävalenz in einer latent infizierten Herde.

1.2.4 Epidemiologische Untersuchung von Risikofaktoren

Das Ziel epidemiologischer Studien ist es, den Zusammenhang zwischen der Exposition mit einem Risikofaktor und dem Vorliegen einer Infektion, Krankheit oder einer Leistungsminderung (allgemein als *Zielvariable* bezeichnet) zu quantifizieren. Die Prävalenz und Inzidenz der Risikofaktoren und Zielvariablen in der Population sind die wesentlichen Rahmenbedingungen für die Entscheidung zwischen verschiedenen Studientypen, wie Kohortenstudie, Fall-Kontroll-Studie und Querschnittsstudie (Kreienbrock und Schach, 2000 [143], Zessin und Greiner, 2000 [262]). Die Diagnostik sowohl des Risikofaktors als auch der Zielvariable beruht häufig auf diagnostischen Tests.

Beispiel 1.4 (Risikofaktoren für Lenti-Virus-Seropositivität)
Keen et al. (1997 [139]) untersuchten potenzielle Risikofaktoren für Lenti-Virus-Seropositivität bei weiblichen Zuchtschafen in Nebraska mittels Antikörper-ELISA. Ovine Lentiviren sind die Erreger der Maedi-Visna beim Schaf. Unter Verwendung eines logistischen Regressionsmodells wurden die räumliche Abtrennung der Geburt und Aufzucht sowie ein höheres Absatz- und Lebensalter als Risikofaktoren für die Seropositivität ermittelt.

Bei der zitierten Studie wird der serologische Status als Zielvariable verwendet und muss daher als eine *Surrogatvariable* für den tatsächlichen, nicht beobachteten Infektionsstatus aufgefasst werden, dem wohl das eigentliche Interesse der Studie gilt. Sofern die diagnostischen Testeigenschaften gänzlich unbekannt sind, kann für Testfehler nicht adjustiert werden und es muss offen bleiben, ob die identifizierten Risikofaktoren nur zur Erklärung des serologischen oder auch des tatsächlichen Infektionsstatus beitragen. Im vorliegenden Beispiel könnte sogar vermutet werden, dass der Alterseffekt teilweise auf die Akkumulation von Antikörpern im fortgeschrittenden Alter zurückzuführen ist. Diagnosefehler in epidemiologischen Studien können "echte" Risikofaktoren maskieren oder zu Fehlschlüssen über vermeintliche Risikofaktoren führen (Abschnitt 6.3).

1.2.5 Quantitative Risiko-Analyse

Auf der Grundlage internationaler Handelsabkommen besteht die Möglichkeit, die Einfuhr von lebenden Tieren oder von Erzeugnissen tierischer Produktion zu unterbinden, wenn mit der Einfuhr ein wissenschaftlich gesichertes Risiko für die Einschleppung einer Tierseuche oder die Gefährdung der menschlichen Gesundheit verbunden ist (Artikel 5 des SPS-Abkommens, WTO, 1996 [259]). In diesem Zusammenhang kommt den Diagnosetests eine besondere Bedeutung zu. Zunächst muss das "Grundrisiko" der Tierseuche im exportierenden und importierenden Land bestimmt werden (Prävalenzstudie). Die Genehmigung für Versendung oder Einfuhr von lebenden Tieren ist dann meist von deren serodiagnostischem Status abhängig (Aggregattestung).

Beispiel 1.5 (Import von Rinderembryonen aus Südamerika)
Sudmoller und Wrathall (1997 [237]) führten eine quantitative Risiko-Analyse für den internationalen Handel mit Rinderembryonen aus Südamerika durch, motiviert durch die Verbreitung der Maul- und Klauenseuche, Blauzungenkrankheit und der Vesikulären Stomatitis bei Rindern im Herkunftsgebiet. Die Autoren identifizierten und quantifizierten die wesentlichen Einflussfaktoren und Gefahrenpunkte eines hypothetischen Risikoszenarios. Das Einschleppungsrisiko für die drei genannten Seuchen konnte durch eine stochastische Simulation modelliert werden. Hierbei wurden die Einflussfaktoren und Gefahrenpunkte durch Zufallszahlen repräsentiert, deren statistische Verteilungen mit Hilfe von publizierten Daten, eigenen Überlegungen und Expertenwissen definiert wurden.

In Abschnitt 4.2 wird darauf hingewiesen, dass die diagnostischen Untersuchungen, die solchen Risikoszenarien zu Grunde liegen, als multiple Testverfahren, kombiniert mit einem Aggregattest, aufzufassen sind. Die wirtschaftlichen Konsequenzen für Testfehler sind beachtlich. Bei einer falsch positiven Testung kommt es durch die Zurückweisung gesunder Tiere für den Exporteur zu einem Verlust an Absatzmöglichkeiten. Weitaus schwerwiegender können allerdings die Folgen falsch negativer Testresultate sein, wenn es hierdurch tatsächlich zu einer Verbreitung einer Tierseuche kommt.

2

Qualitätseigenschaften von Diagnosetests

In diesem Kapitel werden die Qualitätseigenschaften von diagnostischen Tests näher untersucht. Hierbei wird zunächst der Versuch unternommen, den abstrakten Begriff "Qualität" durch praktikable Konzepte zu beschreiben (Abschnitt 2.1). Da Qualität mit der Vermeidung und Kontrolle von Fehlern eng verbunden ist, werden Einteilungsmöglichkeiten für Laborfehler aus chronologischer, statistischer und inhaltlicher Sicht vorgeschlagen (Abschnitt 2.2). Aus dieser Einteilung kann der Anbieter diagnostischer Leistungen die jeweils adäquaten Fehlervermeidungsstrategien ableiten. Ein konkretes Schema für eine externe Qualitätssicherung in der veterinärmedizinischen Serologie wird vorgestellt (Abschnitt 2.3). Schließlich werden Aspekte der Datenqualität bei der Verwendung diagnostischer Daten angesprochen (Abschnitt 2.4).

2.1 Begriffsdefinitionen

In der Literatur gibt es eine Reihe von Empfehlungen zur labormedizinisch (z.B. Wright et al., 1993 [258]; Westgard et al., 1994 [253]; Bergamaschi, 1995 [18]; OIE, 2000 [194]; Caporale et al., 1998 [32]; Jacobson, 1998 [130]), biometrisch (z.B. Greenhouse und Mantel, 1950 [80]; Swets, 1988 [238]; Kraemer, 1992 [142]; Abel, 1993 [1]; Campbell, 1994 [30]; Jensen und Abel, 1999 [133]) und epidemiologisch (z.B. Baldock, 1988 [10]; Smith, 1995 [231]; Knottnerus und Leffers, 1992 [141]; Irwig et al., 1994 [123]; Greiner und Gardner, 2000 [99]) orientierten Beurteilung von Qualitätseigenschaften diagnostischer oder labormedizinischer Untersuchungsverfahren. Eine allgemein gültige Festlegung von Kriterien zur Beurteilung von Diagnosetests gibt es jedoch nicht.

Jurans Definition von Qualität in Bezug auf konkrete, begründete Qualitätsanforderungen (*"Quality is fitness for use"*; Juran, 1989 [137]) kann jedoch anwendungsübergreifend als ein wesentlicher Leitgedanke des modernen Qualitätsmanagements angesehen werden. Bezogen auf Qualitätsanforderungen für Diagnosetests in der Veterinärmedizin heißt es im "Manual of Standards for Diagnostic Tests and Vaccines" dagegen *"in any diagnostic*

work, the final expression of quality is a reliable result" (OIE, 2000 [195]).
Bei einer wortgetreuen Auslegung des Begriffs "*reliable result*" würde diese
Definition jedoch nur einen Teilaspekt der Qualität umfassen, weil man unter
Reliabilität die Präzision von Testergebnissen versteht. Die Präzision kann
indirekt durch Abschätzung der Variabilität des Ergebnisses bei Mehrfach-
bestimmung unter verschiedenen Wiederholungsbedingungen experimentell
bestimmt werden (Abschnitt B.1). Bei Diagnosetests, welche auf kontinuierlichen Messgrößen beruhen, können Dispersionsmaße wie Varianz, Standardabweichung oder Variationskoeffizient unter verschiedenen Wiederholungsbedingungen unter Einbeziehung von Ergebnissen einer (Wiederholbarkeit,
Repeatability) oder mehrerer Untersuchungsstellen (Reproduzierbarkeit, *Reproducibility*) geschätzt werden (Dybkaer, 1995 [58], 1997 [59]). Die Präzision
bei poly- oder dichotomen Testergebnissen kann beispielsweise durch den
Kappa-Koeffizienten (Tammemagi et al., 1995 [239], Cho et al., 1997 [38],
Boelaert et al., 1999 [22], Maisonnave, 1999 [161] ausgedrückt werden, der
jedoch wegen seiner Prävalenzabhängigkeit (Buck und Gart, 1966 [29]; Gart
und Buck, 1966 [77]; Sargeant und Martin, 1998 [218]) geschichtet nach dem
Status $S+$ und $S-$ berechnet werden sollte.

Die *Robustheit* eines analytischen Laborverfahrens bezeichnet die relative
Unempfindlichkeit eines Testverfahrens gegenüber umweltbedingten Störein-
flüssen (Lagerungsbedingungen von Reagenzien und Materialien, Temperatur-
schwankungen und anderen Umwelteinflüssen) und stellt daher insbesondere
bei Testverfahren, die unter den Bedingungen eines tropischen Laborstandorts
durchgeführt werden, ein wichtiges Qualitätskriterium dar (s. beispielsweise
Rebeski et al., 2000 [205]). Eine mangelnde Robustheit kann sowohl zu einer
erhöhten Variabilität der Untersuchungsbefunde als auch zu systematischen
Messfehlern führen.

Ein weiteres, von der Präzision zu unterscheidendes Qualitätskriterium ist
die Richtigkeit (*Accuracy* oder *Validity*) von Untersuchungsergebnissen (Abb.
2.1). Die Richtigkeit bezeichnet den Grad der Übereinstimmung von Messwert
und "wahrem" Wert und wird im Bereich der Diagnosetests durch die von
Yerushalmy (1947 [260]) eingeführten Gütemaße *Sensitivität* und *Spezifität*
(s. 3.1) beschrieben.

Moderne Qualitätssicherungskonzepte für serologische Diagnosetests, die
auf Laboruntersuchungen beruhen, gehen jedoch über die methodischen Aspekte der Präzision und Richtigkeit hinaus. Im Entwurf des Internationalen Standards ISO/DIS 9000:1999[1] ("*Quality management systems – Fundamentals
and vocabulary*") wird der Qualitätsbegriff auf anwendungsbezogene Zielvorgaben ausgerichtet ("*Quality* [is the] *ability of a set of inherent characteristics*

---

[1] Die übliche Zitierweise von Standards der Internationalen Organisation für
Standardisierung (ISO) ist "ISO/[Status] [Nummer]:[Ausgabedatum]", wobei
"Status" den Entwurfsstatus (DIS=*Draft International Standard*) oder den
Namen einer mit ISO kooperierenden Institution (z.B. IEC=*International
Electrotechnical Commission*) und "Nummer" die ISO-Nummer, gegebenenfalls
mit dem Zusatz *Guide* zur Kennzeichnung von Richtlinien, angibt.

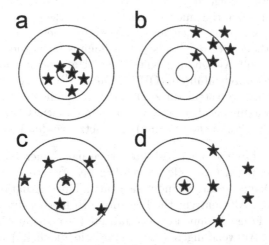

Abb. 2.1. Schematische Darstellung der Qualitätsmerkmale Präzision (P) und Richtigkeit (R) an Hand von Treffern auf einer Zielscheibe. P und R gut (a); P gut, R schlecht (b); P schlecht, R gut (c); P und R schlecht (d).

[...] *of a product* [...], *system* [...] *or process* [...] *to fulfil requirements* [...] *of customers* [...] *and other interested parties* [...]"; ISO, 1999 [128]). Die bislang für Laboratorien der Tierseuchendiagnostik als relevant angesehenen Richtlinien ISO/IEC 17025:1999 (ISO, 1999 [129]) sowie die explizit für diesen Bereich entworfenen Richtlinien des Internationalen Tierseuchenamts ("OIE Standard for Management and Technical Requirements for Laboratories Conducting Tests for Infectious Animal Diseases"; Colling, pers. Mitteilung) enthalten Empfehlungen zu den Rahmenbedingungen eines erfolgreichen Qualitätsmanagementsystems (Organisation, Betriebsführung, Laboreinrichtung und -ausrüstung, interne und externe Qualitätssicherungssysteme, Festlegung von Handlungsabläufen im Labor und Dokumentation). Ein Entwurf für eine Richtlinie zur Erstellung eines Qualitätssystems in Veterinär-Diagnostiklabors enthält Hinweise zur Erlangung einer Akkreditierung (Anonymous, 2000 [6]).

Auf der technischen Ebene der Qualitätskontrolle von Analysen besteht die Notwendigkeit zur Umsetzung von Qualitätszielvorgaben in automatisierte Entscheidungsfunktionen über Vorsorge- und Korrekturmaßnahmen zur Stabilisierung des analytischen Systems, bzw. zur Zurückweisung von Analysebefunden. Im Bereich der Klinischen Chemie wurden analytische Qualitätsanforderungen aufgrund medizinisch relevanter Fehlerspielräume festgelegt (s. z.B. Ross und Fraser, 1993 [213]; Westgard et al., 1994 [253]). Die Summe der einzelnen Fehlerkomponenten darf den tolerierten Gesamtfehler nicht überschreiten (Konzept des *Total error budgets*). Dem Qualitätskonzept Jurans folgend wäre die Nachfrageseite aufgefordert, an der Formulierung von Qualitätsanforderungen mitzuwirken, da es keine absolut gültigen Qualitätsanforderungen an Diagnosetests geben kann. Für serologische Labormethoden in der Tierseuchendiagnostik wurde empfohlen, vor der Evaluierung und Anwendung eines Tests Untersuchungen zu Präzision und Störfaktoren durchzuführen (OIE, 2000 [194]). In Abschnitt 2.3 wird ein Qualitätssicherungssystem skizziert, in dem Qualitätsanforderungen aus statistischen Erwägungen abgeleitet werden und welches bei einer *externen* Qualitätskontrolle (*Proficiency testing*) eingesetzt werden könnte.

Festzuhalten ist, dass die oben gestellte Frage nach einer Formulierung von Qualitätsanforderungen nicht allgemeingültig beantwortet werden kann. Der Anwender von Diagnosetests befindet sich oft in einer Situation der Auswahl zwischen mehreren Alternativmethoden und wird hierbei die Qualitätseigenschaften der in Frage kommenden Verfahren ("so gut wie möglich") mit den Kosten und Aufwendungen ("so gering wie möglich") ausbalancieren. Sensitivität und Spezifität stellen hierbei auch für den Testanwender die entscheidenden Gütekriterien dar. Die Quantifizierbarkeit von direkten Testkosten und indirekten Kosten durch Testfehler ist eine Voraussetzung für eine formalisierte Betrachtung von Qualitätsanforderungen.

2.2 Fehlerursachen bei serologischen Diagnosetests

Trotz fortschreitender Automatisierung im Bereich der serologischen Diagnostik (s. beispielsweise Singh, 2000 [228]; Smit et al., 2000 [229]) sind Testergebnisse (Messungen und hieraus abgeleitete Diagnosen) als potenziell fehlerbehaftet anzusehen. In Abschnitt 2.1 wurde erläutert, dass Messfehler im Anwendungszusammenhang beurteilt werden müssen. Caporale et al. (1998 [32]) betonen die Bedeutung der Qualitätssicherung im veterinärdiagnostischen Labor und Jacobson (1998 [130]) weist darauf hin, dass Qualitätssicherungsmaßnahmen implementiert sein müssen, *bevor* Diagnostika in der Tierseuchendiagnostik validiert und angewendet werden. Analytische Qualitätsvorgaben werden durch Richtlinien zur Organisation von Laboratorien in der Tierseuchendiagnostik (z.B. ISO/IEC 17025:1999; ISO, 1999 [129] ergänzt.

Tatsächlich wird sowohl bei der Evaluierung als auch bei der Anwendung diagnostischer Tests davon ausgegangen, dass analytische Fehler innerhalb der Toleranzgrenzen liegen und dass nicht-analytische Fehler weitgehend ausgeschlossen sind. Ein erster Schritt in Richtung Fehlerminimierung ist eine systematische Erhebung von Ursachen für Testfehler. Hierzu bieten sich verschiedene "Perspektiven" an, die im Folgenden skizziert werden sollen. Eine vollständige Auflistung aller Fehlerursachen wird nicht angestrebt.

2.2.1 Testfehler unter chronologischen Aspekten

Der diagnostische Prozess kann in die Phasen *Präanalytik*, *Analytik* und *Postanalytik* eingeteilt werden. Die Präanalytik umfasst alle Arbeitsschritte, Vorgänge und Gegebenheiten von der Vorbereitung der Gewinnung des Untersuchungsmaterials bis zum Beginn der Analyse. Zu den Fehlerquellen in der Präanalytik gehören Einflüsse und Störungen (Abschnitt 2.2.3) durch die Methodik oder den Zeitpunkt der Probenentnahme und -verarbeitung (gerinnungshemmende oder -fördernde Zusatzstoffe, Kühlung, Transport, Inaktivierung, etc.; mod. n. Bergamaschi, 1995 [18]). Eine bedeutsame Fehlerquelle liegt in den Schritten zur Vorbereitung einer Analyse (Serumverdünnung, Probenvorbehandlung). Auch Versäumnisse oder Fehler bei der Aufnahme von biologischen Daten, die einen Einfluss auf die Interpretation der Befunde haben können (Tierart, Rasse, Alter, Geschlecht, Ernährungs- und Infektionsstatus sowie physiologische oder pathologische Zustände und eine eventuelle Medikation) gehören in den Bereich der Präanalytik. Fehlerquellen der Analytik selbst werden unter Abschnitt 2.2.2 behandelt. Nach Erhalt der Messergebnisse beginnt die postanalytische Phase. Fehlerquellen der Postanalytik umfassen Prozesse der Datenverarbeitung (z.B. bei der "Normalisierung" [n. Wright et al., 1993 [258]] oder der Übertragung von Testergebnissen) sowie der diagnostischen Beurteilung von Messergebnissen.

2.2.2 Testfehler unter statistischen Aspekten

Aus statistischer Sicht werden systematische Fehler (*Bias*) und zufällige Fehler (*Random errors*) unterschieden, im Folgenden mit B und R bezeichnet. Das Unterscheidungskriterium der beiden Fehlertypen ist durch ihren Erwartungswert (E) gegeben, denn $E(B) \neq 0$ und $E(R) = 0$. Systematische und zufällige Fehlerkomponenten treten bei allen bekannten Diagnosetests auf. Bei quantitativen serologischen Verfahren wird zunächst das kontinuierliche, dem diagnostischen Befund zu Grunde liegende Messergebnis (X) betrachtet. Der Gesamtfehler GF von X ist als Differenz zwischen einem als "Referenzwert" anerkannten Analysewert und dem Messwert X anzusehen und kann in einzelne, nach Möglichkeit schätzbare Komponenten aufgegliedert werden. In Anlehnung an die Ausführungen von Dybkaer (1995 [58]) und Groth und de Verdier (1993 [110]) können durch

$$GF(X) = B_m + B_l + B_p + B_i + B_u +$$
$$R_m + R_l + R_p + R_i + R_u \tag{2.1}$$

folgende zufällige und systematische Fehlerkomponenten angegeben werden.

- B_m beschreibt einen systematischen methodenspezifischen Fehler, der selbst das Ergebnis einer Vielzahl von bekannten oder unbekannten Fehlerkomponenten der verwendeten Untersuchungsmethode ist. Durch Vergleich mit einer Referenzmethode ist B_m (auch unter Einbeziehung verschiedener Laboratorien) schätzbar, so dass häufig für diesen Fehler korrigiert werden kann. Als Beispiel sei der Effekt einer Sterilisierung von Serumproben durch Gammabestrahlung vor dem serologischen Nachweis von Trypanosomen-Antigen genannt (Rebeski, 1998 [206]).

- B_l ist ein systematischer laborspezifischer Fehler. Durch eine externe Qualitätskontrolle wäre auch dieser Fehler prinzipiell untersuchbar und korrigierbar. Laborspezifische Fehler werden häufig in *multizentrischen Evaluierungsstudien* (s. 4.4) nachgewiesen (z.B. Craven et al., 1996 [49]).

- B_p bezeichnet einen durch die Probenmatrix (Serum, Plasma, Milch, etc.) bedingten Verzerrungseffekt, der in der Veterinärdiagnostik eine bedeutende Rolle spielt. So fordern Bogner und Forschner (1994 [23]) eine Matrixidentität bei der Evaluierung und Anwendung von serologischen Verfahren.

- B_i wurde auch als *"Aberrant-sample bias"* (Dybkaer, 1995 [58]) bezeichnet und soll hier als ein Verzerrungsfehler unbekannter Ursache(n) auf der Ebene der individuellen Probe aufgefasst werden. Durch Vergleichsuntersuchung mit einer Referenzmethode kann auch dieser Fehler abgeschätzt werden.

- B_u symbolisiert einen systematischen Fehler unbekannter Ursache, der bei einer einzelnen Analyse aufgetreten ist und nicht, wie B_i, durch Wiederholungsbestimmungen reproduziert werden kann. Dieser Fehler kann bei der Analyse einer Untersuchungs- oder Kontrollprobe auftreten und würde im letzteren Fall die Probenserie, die an Hand der Kontrollprobe bewertet wurde, betreffen. In der diagnostischen Praxis kann für diesen Fehler nicht adjustiert werden.

- R_m und R_l bezeichnen methoden- und laborspezifische Komponenten des Zufallsfehlers. Zur Bestimmung von R_m und R_l werden die Varianzen bei Mehrfachmessung unter Wiederholbarkeitsbedingungen (*Repeatability conditions*), bzw. unter Reproduzierbarkeitsbedingungen (*Reproducibility conditions*) bestimmt. Weitere Varianzkomponenten (Variabilität innerhalb von und zwischen Analysedurchgängen, zwischen Untersuchern, Tagen, etc.) können untersucht werden (Anhang B.1).

- R_p und R_i sind Zufallsfehler bedingt durch die Probenmatrix, bzw. durch die individuelle Probe. Die Variabilität ist potenziell von der vorliegenden Probenmatrix sowie von individuellen Faktoren in einer Untersuchungsprobe abhängig.

- R_u ist ein Ausdruck, der den durch die vorstehenden Komponenten nicht erklärten Zufallsfehler zusammenfasst.

Die Fehlerkomponenten werden als normalverteilt (Mittelwert $\mu_R = 0$ bei R) angenommen. Beispielsweise folgt die Komponente B_m bei Verwendung der Methode A einer Normalverteilung mit dem für A gültigen Mittelwert μ_A und der Varianz σ_A^2.

Von wichtiger praktischer Bedeutung bei einem ELISA sind Ungenauigkeiten bei der Pipettierung der Reagenzien oder Seren. Die Adsorptions- und die optischen Eigenschaften des Trägermaterials können bei einer Mikrotiterplatte von Platte zu Platte oder innerhalb einer Platte unterschiedlich sein. Darüber hinaus sind der Verderb von Reagenzien sowie Beeinträchtigungen der photometrischen Messung durch Verunreinigungen, Luftblasen, aber auch durch eine unterschiedliche Meniskusformierung (Wright et al., 1985 [257]) wichtige Fehlerquellen. Thermische Gradienten, die bei Wärmeinkubationen auftreten, sind wahrscheinlich für das Zustandekommen von sog. Randeffekten verantwortlich, die zu einem Messfehler im Zusammenhang mit der Position der Probe auf der Platte führen (Chessum und Denmark, 1978 [36]; Venkatesan und Wakelin, 1993 [245]). Systematische Fehler können beim ELISA durch Verwechslung von Reagenzien (Puffer, Konjugate, Seren), Verdünnungsfehler oder durch Funktionsstörungen des Photometers verursacht werden. Die Messungenauigkeit des Photometers trägt zu einem Zufallsfehler bei, ist jedoch im allgemeinen recht klein (zu ersehen aus den Produktbeschreibungen der Hersteller) und gegenüber anderen Fehlerquellen zu vernachlässigen.

Die aufgeführten Ursachen tragen zu den Fehlerkomponenten B_m, B_l, R_m bei und können durch geeignete Qualitätssicherungsmaßnahmen auf ein tolerierbares Maß beschränkt werden. Ebenso beruht die bei der Evaluierung und Anwendung eines Tests oft getroffene Annahme eines über die Zeit *konstanten Gesamtfehlers* auf einer erfolgreichen Implementierung von Qualitätssicherungsmaßnahmen. Einen wesentlichen Beitrag hierzu könnte ein externes Qualitätssicherungsverfahren leisten (Abschnitt 2.3).

2.2.3 Testfehler unter inhaltlichen Aspekten

Unter 2.2.2 wurden systematische Fehler beschrieben, die zu einer Abweichung führen zwischen dem Probenmesswert und einem Messwert, der bei der jeweiligen "wahren" Konzentration des Analyten (z.B. spezifische Antikörper) zu erwarten wäre. Die hier vorgenommene Definition bezog sich demnach auf die *analytische* Leistungsfähigkeit der Untersuchungsmethode. Aus der Betrachtung der Fehlerkomponenten (Gl. 2.1) geht auch hervor, dass der analytische Fehler durch Eigenschaften des Analyten, der Analysemethode, des Labors und der Untersuchungsprobe zu Stande kommt und sich zum Zeitpunkt der Analyse auswirkt (Abb. 1.1, (4)). Zusammenfassend können die Ursachen für systematische Fehler in der Analytik als *Störfaktoren* (*Interfering factors*, Greiner et al., 1997 [91]; Abb. 2.2) bezeichnet werden.

Im Kontext der diagnostischen Tests müssen jedoch, über die analytischen Fehler hinausgehend, auch Fehler der diagnostischen Zuordnung berücksichtigt werden. Hierbei ist die bekannte Tatsache von Interesse, dass die kontinuierlichen Werte eines Diagnosetests (z.B. ELISA-Messwerte) *innerhalb* der zu diagnostizierenden Subpopulationen von $S+$ und $S-$ Tieren variieren. Diese Variabilität *stört* die diagnostische Klassifikation ($T+$, $T-$), da sie meist

Technische Störfaktoren

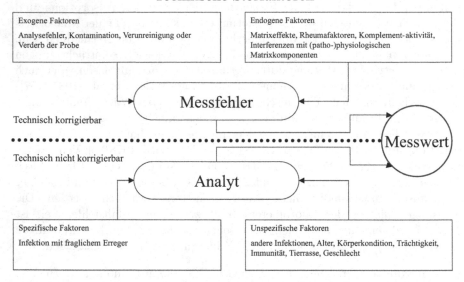

Biologische Einflussfaktoren

Abb. 2.2. Schematische Darstellung von Stör- und Einflussfaktoren für einen serodiagnostischen Test (nach Greiner et al., 1997 [91]).

zu einer Überlappung der Verteilungen der Messwerte bei Tieren mit Status $S+$ und $S-$ führt (s. Kapitel 5 und Abb. 5.1, S. 96). Ursächlich können Faktoren wie beispielsweise Infektionsstadium, Immunosuppression, Immunotoleranz, Körperkondition, Trächtigkeit, Kolostralantikörper oder Stimulation mit immunologisch verwandten Immunogenen genannt werden. Diese Faktoren haben in vivo einen Einfluss auf die Konzentration des Analyten (Abb. 1.1, (3)) und werden als *biologische Einflussfaktoren* (*Biological factors*, Greiner et al., 1997 [91]) bezeichnet. Die Unterscheidung zwischen Stör- und Einflussfaktoren ist bedeutsam, weil nur die Störfaktoren technisch kontrollierbar sind (Abb. 2.2). Ein positives Testresultat bei einem Jungtier, bedingt durch den Nachweis maternaler Antikörper, wäre als eine falsch positive Diagnose zu betrachten, obwohl es sich im analytischen Sinn um einen korrekten Messwert handeln könnte. In der diagnostischen Anwendungspraxis wäre mit einer unterschiedlichen Testleistung in den verschiedenen Altersgruppen zu rechnen. Im Bereich der serologischen Diagnosetests können biologische Einflussfaktoren aus der Immunphysiologie und -pathologie abgeleitet werden, die an anderer Stelle eingehend behandelt wurden (z.B. Mayr et al., 1984 [169]; Rolle und Mayr, 1993 [212]).

Folgende Beispiele sollen biologische Einflussfaktoren erläutern, die für Tiere mit dem Status $S+$ wirken und daher einen Einfluss auf die Sensitivität haben. Beim Nachweis von *Mycobacterium paratuberculosis*-Antikörpern bei Rindern fanden Ridge et al. (1991 [209]) und Sockett et al. (1992 [233]) deutliche serologische Unterschiede zwischen Tieren in verschiedenen Infektionsstadien. Eine wichtige Konsequenz für die Bekämpfung der Infektion liegt darin, dass für die diagnostisch problematischen asymptomatischen Ausscheider eine geringere Sensitivität erreicht wird als für klinisch apparente Tiere. Nöckler et al. (1995 [190]) wiesen auf falsch negative Resultate eines Trichinellose-ELISAs bei infizierten Schweinen vor der Serokonversion hin und bezeichnen die Zeitspanne zwischen Infektion und Serokonversion als "diagnostisches Fenster". Dieses Phänomen der Antikörperlatenz gilt in Abhängigkeit vom Infektionserreger und des untersuchten Antikörper-Isotyps für alle serologischen Nachweisverfahren. In Abschnitt B.3 wird eine Untersuchung zum Problem der diagnostischen Latenzphase vorgestellt.

Andere biologische Einflussfaktoren können für Tiere mit dem Status $S-$ und damit für die Spezifität beschrieben werden. So ist von einigen serologischen Diagnosetests zum Nachweis von tropischen Tierseuchen bekannt, dass nicht-exponierte Tiere, die unter gemäßigten klimatischen Bedingungen leben, eine geringere Testreaktion zeigen als exponierte Tiere mit dem Status $S-$ (Greiner et al., 1997 [101]; Mboloi, 1999 [170]). Die Folge ist, dass der Test bei Anwendung in der Zielpopulation eine geringere Spezifität aufweist, als eine Schätzung an Hand nicht-exponierter Tiere vermuten lässt.

Die hier skizzierten biologischen Einflussfaktoren stellen eine Kategorie von Fehlerursachen dar, die nicht mit den Methoden der Qualitätssicherung kontrolliert werden können. Die Behandlung dieser Einflussfaktoren basiert weitgehend auf der Expertise des Labordiagnostikers, der auf Grund von praktischen Erfahrungen und theoretischen Überlegungen Hypothesen über mögliche Einflüsse formulieren kann. Ein formalisierter Prozess der Generierung von "Expertenwissen" über mögliche Einflussfaktoren für die virologische Diagnostik bestimmter Fischerkrankungen wurde von Bruneau und Thorburn (1999 [27]) beschrieben. Dem Testanwender obliegt es zu überprüfen, ob die bekannten Einflussfaktoren die geplante Anwendung des Tests kompromittieren. Eine epidemiologisch ausgerichtete Evaluierung von Diagnosetests sollte den diagnostischen Anforderungen und den bekannten Einflussfaktoren durch Auswahl geeigneter Studiendesigns Rechnung tragen.

2.3 Qualitätssicherung in der Serologie

2.3.1 Richtlinien

Maßnahmen zur Qualitätssicherung in diagnostischen Laboratorien sind in den internationalen Richtlinien ISO / IEC 17025:1999 (ISO, 1999 [129]), ISO / IEC Guide 43:1997 (ISO, 1997 [126, 127]) aufgeführt. Caporale et al. (1998 [32]) geben Hinweise zur Bedeutung und Implementierung der

Qualitätssicherung in der Veterinär-Serologie. Aus der klinischen Laborme-
dizin können das Konzept des erlaubten Gesamtfehlers sowie ausgewählte
Methoden der praktischen Qualitätssicherung übernommen werden (Freeman
und Gruenwaldt, 1999 [69]). Der Erfolg bei der Umsetzung laborinterner
Qualitätssicherungsmaßnahmen (vorwiegend im analytischen Bereich) kann
durch externe Qualitätskontrollen (*Proficiency testing*) überprüft werden.
Unter Verwendung von Elementen einer Richtlinie des britischen "Ministry
of Agriculture, Fisheries and Food" (MAFF, 1993 [157]) und der austra-
lischen "National Association of Testing Authorities" (NATA, 1997 [187])
kann folgendes Schema einer Durchführung und Auswertung einer externen
Qualitätssicherung skizziert werden.

2.3.2 Methodik

Im Rahmen der externen Qualitätskontrolle nehmen k Laboratorien teil, die
mit dem Index $i = 1, \ldots, k$ bezeichnet werden, und von der Zentralinstitution
jeweils n_i Untersuchungsproben, die mit dem Index $j = 1, \ldots, n_i$ bezeichnet
werden, zur Untersuchung erhalten. Die Messergebnisse (in der betreffenden
Messeinheit) X_{ij} werden an die Zentralinstitution zurückgemeldet und dienen
zur Erstellung eines robusten Lokalisations- und Dispersionsmaßes. Aus der
Anzahl von N_j Messwerten von den k Laboratorien wird der Median ($\tilde{x}_j$) als
ein robustes Lokalisationsmaß für die $j$te Probe berechnet als

$$
\tilde{x}_j = \begin{cases} X_{[(N_j+1)/2]j}, & \text{wenn } N_j \text{ ungerade ist,} \\ \frac{X_{[N_j/2]j}+X_{[N_j/2+1]j}}{2}, & \text{wenn } N_j \text{ gerade ist.} \end{cases} \tag{2.2}
$$

Hierbei bezeichnet $X_{[r]j}$ den $r$ten Wert der aufsteigend nach Größe sortierten
Messwerte ($r$te Rankstatistik) für die $j$te Probe. Als Dispersionsmaß für die
$j$te Probe dient ein "normalisierter Interquartilsbereich" (inhaltlich handelt
es sich um ein robustes Äquivalent zur Standardabweichung),

$$
IQR_j = (\tilde{\pi}_{0.75;j} - \tilde{\pi}_{0.25;j}) \, 0.7413, \tag{2.3}
$$

wobei $\tilde{\pi}_{p;j}$ das $(100p)$te Perzentil der empirischen Verteilung von X_j ist
mit $p = 0.25$ für das erste und $p = 0.75$ für das dritte Quartil. Für die
Berechnung dieser Perzentile kann nach Hogg und Tanis (1993 [117]) für den
Stichprobenumfang n

$$
\tilde{\pi}_p = \begin{cases} X_{[(n+1)p]}, & \text{wenn } (n+1)p \text{ ganzzahlig ist,} \\ p\,X_{[r]} + (1-p)\,X_{[r+1]}, & \text{wenn } (n+1)p \text{ nicht ganzzahlig ist,} \end{cases} \tag{2.4}
$$

verwendet werden, wobei r die größte Ganzzahl kleiner als $(n + 1)p$ ist. Der Skalierungsfaktor ($F = 0.7413$) in Gl. (2.3) wurde eingeführt, um eine Äquivalenz mit der (parametrischen) Standardabweichung s zu erhalten. Der Interquartilsbereich der Standardnormalvariable Z beträgt $2[\Phi^{-1}(0.75)] = 1.349$ da die inverse kumulative Verteilungsfunktion der Standardnormalverteilung $\Phi^{-1}(q)$ für $q = 0.75$ den Wert 0.6745 hat (Tafelwert, z.B. Neave, 1978 [188]). Wird nun der nicht-parametrische Interquartilsbereich mit $F = 1.349/2$ multipliziert, so erhält man IQR als ein robustes, auf die Standardabweichung skaliertes Dispersionsmaß (s. auch Rice, 1995, S. 372 [207]). Unter Verwendung der nicht-parametrischen Statistiken (Gl. 2.2 und Gl. 2.3) wird für jeden Probenmesswert X_{ij} ein robuster Z-Score nach

$$Z_{ij} = \frac{X_{ij} - \tilde{x}_j}{IQR_j} \tag{2.5}$$

berechnet und für jedes Labor in Form der sogenannten *Rescaled sum of scores* (*RSZ*) und *Sum of squared scores* (*SSZ*) zusammengefasst,

$$RSZ_i = \frac{1}{\sqrt{n_i}} \sum_{j=1}^{n_i} Z_{ij} \tag{2.6}$$

$$SSZ_i = \sum_{j=1}^{n_i} Z_{ij}^2. \tag{2.7}$$

Ein üblicher Beurteilungsschlüssel für den systematischen Fehler (Bias) des $i$ten Labors ist

$$\begin{aligned} |RSZ_{ij}| &\leq 2 \quad \text{"zufriedenstellend"} \\ 2 < |RSZ_{ij}| &\leq 3 \quad \text{"fraglich"} \\ |RSZ_{ij}| &> 3 \quad \text{"nicht zufriedenstellend".} \end{aligned} \tag{2.8}$$

Die Konstruktion von RSZ kann als Z-Transformation der Summe $SZ_i = \sum_j Z_{ij}$ aufgefasst werden, da der Erwartungswert von SZ_i gleich Null und (unter Auslassung von Kovarianztermen) die erwartete Varianz gleich n_i ist.

Die SSZ Statistik dagegen folgt einer Chi-Quadrat (χ^2)-Verteilung. In Anlehnung an MAFF (1993 [157]) werden die Schranken für die χ^2-Verteilung an den Beurteilungsschlüssel (2.8) angepasst. Die entsprechenden Schranken der χ^2-Verteilung ($\chi^2_{n_i, q_Z}$) werden unter Verwendung von $q_2 = 2[1 - \Phi(2)] = 0.0455$ und $q_3 = 2[1 - \Phi(3)] = 0.0027$ konstruiert (Tab. 2.1).

Tabelle 2.1. Schranken^a der χ^2-Verteilung für $q_2 = 0.0455$ und $q_3 = 0.0027$ zur Beurteilung der *SSZ*-Statistik.

Probenanzahl (n_i)	Schranke $\chi^2_{n_i, q_2}$	Schranke $\chi^2_{n_i, q_3}$
2	6.18008	11.82914
3	8.02489	14.15634
4	9.71563	16.25133
5	11.31386	18.20528
6	12.84884	20.06209
7	14.33711	21.84653
8	15.78909	23.57459
9	17.21182	25.25687
10	18.61034	26.90113

^{a}Berechnet mit Stata (StataCorp, 2001 [235]).

Die transformierten Einzelergebnisse Z_{ij} werden direkt an Hand eines Schlüssels analog zu (2.8) beurteilt, um gegebenenfalls einzelne "Problemproben" zu identifizieren. Verwendet man die Anzahl von nicht erfolgreich validierten Einzelproben ($|Z_{ij}| > 3$) im $i$ten Labor mit y_i, so kann die Wahrscheinlichkeit für "fehlerhafte Messungen" durch y_i/n_i geschätzt und die untere Grenze eines entsprechenden 95%-Vertrauensbereichs mit Standardmethoden angegeben werden (s. S. 55). Überschreiten die Summenstatistiken für das $i$te Labor die vorgegebenen Schranken, so wird dies als ein Indiz für systematische (RSZ_i) oder zufällige (SSZ_i) Fehler angesehen.

2.3.3 Hinweise zur Interpretation

Das hier vorgestellte Schema zur externen Qualitätssicherung trägt der Tatsache Rechnung, dass in der Infektionsserologie der "wahre" Analysewert nicht bekannt ist. Der Median (Gl. 2.2), auch als *Assigned value* bezeichnet, ist ein Konsensuswert, der ganz entscheidend von der "Qualität" der beteiligten Laboratorien abhängt und nicht mit einem "wahren" Wert gleichgesetzt werden darf. Die Interpretation von "Messfehlern" ist daher zu relativieren. Auch die aus den Daten geschätzte Präzision (Gl. 2.3) gibt in erster Linie die durchschnittliche Messgenauigkeit aller beteiligten Laboratorien wieder. Daher ist die Beurteilung von Messwerten vom "Umfeld" der beteiligten Untersuchungsstellen abhängig.

Die Qualitätsanforderungen, wie sie im Beurteilungsschema (2.8) zum Ausdruck kommen, sind eher am "analytisch Machbaren" und weniger an etwaigen Qualitätsanforderungen der Nachfrageseite orientiert. Dieses Vorgehen ist insofern praktikabel, als dass wesentlich engere Toleranzgrenzen methodisch problematisch und weitere Grenzen von labormedizinischer Sicht nicht wünschenswert sind. Im Rahmen einer Akkreditierung der beteiligten Laboratorien und durch strenge Beachtung der *Good laboratory practice* könnten die Voraussetzungen dafür geschaffen werden, dass die beobachtete Messwertstreuung tatsächlich als akzeptabel angesehen werden kann.

Bei einer Studie zur externen Qualitätssicherung im Bereich der klinischen Serologie fanden Troy et al. (1996 [243]) überdurchschnittliche Leistungen bei Untersuchungsstellen mit dem Status eines Referenzlabors.

Das oben vorgestellte Beurteilungsschema gilt für kontinuierliche Testergebnisse. Die Indizes *Accordance* und *Concordance* wurden von Langton et al. (2002 [147]) zur Beurteilung der Wiederholbarkeit und Reproduzierbarkeit von qualitativen Untersuchungsverfahren eingeführt.

2.4 Qualitätssicherung bei der Datenerhebung und -verarbeitung

Bei der Evaluierung und Anwendung von Diagnosetests fallen in großen Mengen Daten an, die in geeigneter Weise geprüft, dokumentiert und weiterverarbeitet werden müssen, bevor weitere Auswertungen möglich sind. Hierbei wird das Freisein von Fehlern der Erfassung, Dokumentation und Übertragung sowie eine ausreichende Datenvollständigkeit vorausgesetzt. Neben Identifikationsvariablen (Tier, Betrieb, Labor, Probe, Probendatum, Untersuchungsdatum, etc.) und den Ergebnissen von Diagnosetests umfassen die Beobachtungsvariablen insbesondere auch potenzielle biologische Einflussfaktoren wie beispielsweise Tierart, Rasse, Geschlecht, Alter und Nutzungstyp. Eine adäquate Datenqualität ist das Ergebnis einer systematischen und gut dokumentierten Erhebung, Eingabe und Verarbeitung von Daten[2].

In Anlehnung an Qualitätsmerkmale für epidemiologische Daten sind Validität (Richtigkeit des Beobachtungsbefunds), Reliabilität (Genauigkeit des Befunds bei Wiederholungs- oder Vergleichserhebung) sowie Relevanz (Daten sind zumindest potenziell für die Studienfragestellung von Nutzen), Identifizierbarkeit (Zurückverfolgbarkeit von Auswertungsbefunden auf eine Beobachtungseinheit) sowie Sicherheit (Daten sind gegen unbeabsichtigte Veränderungen und Verlust geschützt), Vertraulichkeit und Zugriffsmöglichkeit wichtige Qualitätsmerkmale von Daten. Hinweise zur Datenerhebung und -verarbeitung finden sich in den "Leitlinien und Empfehlungen zur Sicherung von Guter Epidemiologischer Praxis" der Deutschen Arbeitsgemeinschaft Epidemiologie (DAE, 2000 [50]). Zur Sicherung der Datenqualität tragen spezielle Maßnahmen in den einzelnen Phasen einer Studie bei (Tab. 2.2). Technische Lösungen für die Realisierung dieser Maßnahmen sind an anderer Stelle vorgeschlagen worden (Greiner et al., 2001 [89]).

---

[2] Abschnitt 2.4 basiert auf Arbeiten von Greiner et al. (2001 [89, 90]).

Tabelle 2.2. Qualitätsmerkmale bei der Erfassung und Verarbeitung von Daten (Greiner et al., 2001 [89]) (mit Fortsetzung auf den folgenden Seiten).

(i) *Planungsphase*
   a) Ein Operationshandbuch wird angefertigt, welches Vorgaben zu Zeitplan, Ablauf, Personaleinsatz, Stichprobenmethoden, Datenverarbeitung (Software, Datenbankstruktur, Datensicherung und Datenschutz, s. nachfolgende Punkte), Maßnahmen zur Qualitätssicherung, Methodik der Auswertung sowie verbindliche Untersuchungsprotokolle, bzw. Hinweise zu existierenden standardisierten Laborprotokollen enthält (modifiziert nach DAE, 2000 [50]).
   b) Die benötigten Beobachtungen werden unter Angabe der Beobachtungsmethodik, -einheit (Organ, Tier, Bestand) und erwarteter Präzision und Richtigkeit festgelegt.
   c) Variablen, Kodierungsschlüssel und Regeln zur Eingabevalidierung werden definiert.
   d) Untersuchungsmethoden und Methoden der Datenerfassung (einschließlich Fragebögen) werden vorgetestet.
   e) Ein Konzept zur Datenarchivierung wird erstellt, welches den Belangen der Datensicherheit und des Datenschutzes Rechnung trägt.
(ii) *Dateneingabe*
   a) Die Studiendaten werden zeitnah in eine elektronische Tabelle, vorzugsweise unter Verwendung eines Datenbankprogramms, eingegeben. Für jede Erfassungsebene (Tier, Bestand) wird eine separate Tabelle verwendet. Die Variablennamen sind sinnvoll, stilistisch einheitlich, kurz (max. 8 Buchstaben) und enthalten keine Sonderzeichen.
   b) Eine Zeile der Tabelle entspricht genau einer Beobachtungseinheit, eine Spalte der Tabelle entspricht einer Beobachtungsvariablen, wobei Daten zeilenweise oder spaltenweise eingegeben werden können. Zeilenorientierte Eingabemasken (Formulare) ermöglichen die Übersicht über eine größere Anzahl von Variablen (sinnvoll bei der Übertragung von Fragebögen).
   c) Jede Zelle der Datentabelle wird ausgefüllt. Querbeschriftungen oder Wiederholungszeichen dürfen nicht verwendet werden.
   d) Jedes Beobachtungselement (jede Zeile) ist eindeutig identifizierbar (z.B. Betrieb, Tiernummer).
   e) Notwendige Daten aus dem Kopf des Erhebungsbogens (Datum, Bestandsnummer, etc.) werden als Variablen behandelt.
   f) Kodierungsschlüssel für alle Variablen (inkl. Kodes für fehlende Werte) sind dokumentiert.
   g) Quantitative Beobachtungen werden unter Verwendung einer einheitlichen Messskala (z.B. Alter nur in Jahren) ohne Symbole oder Buchstabenzusätze eingegeben.

h) Kategoriale oder dichotome Variablen werden unter Verwendung eines konsistenten Kodierungsschemas eingegeben.

i) Fehlende Werte sollten unter Verwendung eines dokumentierten Kodes (ein zugelassener, für valide Beobachtungen aber nicht plausibler Eingabewert) eingegeben werden.

j) Bei Auswahllisten mit Mehrfachnennung wird eine Ja/Nein Variable für jede einzelne Kategorie verwendet.

k) Offene Auswahllisten sollten wenn möglich durch Zusammenfassen der freien Nennungen in die Kategorie "andere" behandelt werden. Alternativ kann ein Freitextfeld eingerichtet werden.

l) Elektronische Rohdaten (ER) sind strikt von numerischen oder graphischen Analysen zu trennen. In den ER werden keine automatischen Berechnungen vorgenommen.

m) Eingabe oder Korrekturen von Daten werden nur in den ER vorgenommen. Jede Korrektur oder Änderung in den ER ist zu dokumentieren.

n) Vor Weiterverarbeitung der Daten werden diese auf Plausibilität untersucht.

(iii) *Datenbearbeitung*

a) Alle Bearbeitungen werden durch Abfragen (*Queries*) realisiert. Die elektronischen Rohdaten bleiben unverändert.

b) Buchstaben (Alpha)-Kode wird in numerischen Kode umgewandelt.

c) Fehlende Werte der elektronischen Rohdaten müssen wiederum fehlende Werte in den hiervon abgeleiteten Sekundärdaten erzeugen.

d) Datenzusammenfassungen sowie Verknüpfungen von Daten verschiedener Beobachtungsebenen (relationale Datenbank) erfolgen nach einem im Operationshandbuch vorgegebenen Schema unter Berücksichtigung von fehlenden Werten in den Rohdaten.

(iv) *Datensicherheit und Datenpflege*

a) Nur eine Masterkopie der Datenbank wird als Referenz gehalten und für protokollgemäße Korrekturen oder Änderungen verwendet. Arbeits- und Sicherungskopien werden bei Änderungen erneuert.

b) Sicherungskopien der Datenbank werden räumlich getrennt gelagert.

c) Alle Datenänderungen werden (gegebenenfalls auch in den Erfassungsbögen) begründet und dokumentiert.

d) Nach Projektabschluss sollte die Erstellungssoftware archiviert oder die elektronischen Rohdaten und Sekundärdaten in software-unabhängige Dateien geschrieben werden.

Evaluierung diagnostischer Tests

Die Ergebnisse von Diagnosetests sind häufig Entscheidungsgrundlage für Interventionen bei Einzeltieren oder Tieraggregaten. Hierzu zählen kurative oder prophylaktische tierärztliche Tätigkeiten aber auch staatlich verordnete Maßnahmen im Zusammenhang mit der Tierseuchenbekämpfung. In anderen Fällen sind die Ergebnisse von diagnostischen Testungen nur auf Populationsebene von Interesse (z.B. Schätzung einer Prävalenz oder eines Risikofaktors), können hier aber Informationsgrundlage für Entscheidungen über weitere Studien, Interventionen oder Kontrollmaßnahmen darstellen. Da die genannten Entscheidungen in der Regel mit Kosten behaftet sind, erfolgt die diagnostische Testung unter einem Schadensrisiko. Hieraus ergibt sich die Notwendigkeit der Beurteilung der Qualitätseigenschaften diagnostischer Tests. Die Abschätzung der diagnostischen Richtigkeit (*Accuracy*) eines Diagnosetests wird als *Evaluierung* oder *Validierung* bezeichnet. Im engeren Wortsinn sind diese Begrifflichkeiten durchaus zu unterscheiden. "Evaluierung" beinhaltet zunächst eine Bemessung oder Abschätzung der Leistungsfähigkeit eines Diagnosetests, wohingegen der umfassendere Begriff "Validierung" eine Beurteilung der Leistungsfähigkeit in einem gegebenen Anwendungskontext einschließt. Diese Unterscheidung wird jedoch in der einschlägigen Literatur nicht konsequent eingehalten. In der vorliegenden Arbeit wird der Begriff "Evaluierung" bevorzugt, um dem möglichen Missverständnis vorzubeugen, eine "Validierung" eines Diagnosetests führe zu einer Verbesserung dessen diagnostischer Eigenschaften. In Kapitel 3 werden Ziele (3.1), Qualitätsaspekte (3.2), Methoden (3.3) und Verzerrungsfehler (Abschnitt 3.4) von Evaluierungsstudien diagnostischer Tests aus veterinärepidemiologischer Sicht erläutert[1].

---

[1] Kapitel 3 basiert auf einer Arbeit von Greiner und Gardner (2000 [99]).

3.1 Ziele der Evaluierung eines Diagnosetests

Die Evaluierung serologischer Diagnosetests in der Veterinärmedizin wurde als ein 5-stufiger Prozess beschrieben (OIE, 2000 [194][2]; Jacobson, 1998 [130]), der die Voruntersuchungen zur Methoden- und Reagenzienauswahl (Stufe 1), die Optimierung und Standardisierung der Untersuchungsmethode (Stufe 2), die Beschreibung der Präzision und diagnostischen Richtigkeit (Stufe 3) sowie die Aufrechterhaltung und Erweiterung der Validitätskriterien (Stufen 4 und 5) beinhaltet. Stufe 2 dieser OIE-Richtlinien umfasst auch eine Bestimmung der unteren Nachweisgrenze des Analyts (*"analytische Sensitivität"*) sowie Untersuchungen zu falsch positiven Ergebnissen ("Kreuzreaktionen") durch nicht-analysierte, (patho-) physiologische Probenkomponenten (*"analytische Spezifität"*). Studien zur Bewertung medizinischer Diagnosetests werden in ähnliche Phasen eingeteilt, allerdings mit dem Unterschied, dass hierbei explizit zwischen Voruntersuchungen bei ausgewählten Patienten (Phase II) und einer nachfolgenden kontrollierten diagnostischen Studie (Phase III) unterschieden wird (Jensen und Abel, 1999 [133]). Der in dieser Arbeit verwendete Begriff der *Evaluierung* bezieht sich ausschließlich auf die Abschätzung der *"diagnostischen"* Richtigkeit, wie sie in Stufe 3 (OIE-Definition), beziehungsweise Phase III (medizinische Terminologie) vorgenommen wird. Im Folgenden wird ein optimiertes und standardisiertes Vorgehen bei der Diagnose- und Referenzmethode vorausgesetzt.

Das Ziel einer veterinärepidemiologisch orientierten Evaluierung eines diagnostischen Tests ist die Abschätzung seiner diagnostischen Leistungsfähigkeit, welche durch die Güteparameter *Sensitivität* und *Spezifität* ausgedrückt wird (Abschnitt 3.3.1). Nicht berücksichtigt werden in den folgenden Ausführungen die Probleme des Methodenvergleichs (Haeckel und Passing, 1985 [111]; Bland und Altman, 1986 [21]; Ludbrook, 1997 [155]; Linnet, 1998 [152]) sowie der Vergleich zweier Diagnosetests hinsichtlich Sensitivität und Spezifität (Buck und Gart, 1966 [77]; Gart und Buck, 1966 [29]; Bennett, 1972 [17]; Obuchowski, 1997 [192]; Abschnitt 5.6.3).

Greiner und Gardner (2000 [99]) unterscheiden drei mögliche Zielvorgaben der Evaluierung eines Diagnosetests:

(i) die Abschätzung von *"standardisierten"* Güteparametern zur Charakterisierung eines Tests ohne Bezug auf eine spezifische Zielpopulation;
(ii) die Abschätzung von *"operationalen"* Güteparametern mit Bezug auf eine bestimmte Zielpopulation;
(iii) die Quantifizierung und Optimierung von *"Endpunkten"* der diagnostischen Testung mit Bezug auf eine Anwendungssituation.

---

[2] Die Bezeichnungen "OIE-Richtlinie" oder "OIE-Definitionen" beziehen sich auf diesen Text.

Offenbar steht bei Zielvorgabe (i) der Diagnosetest als solcher im Mittelpunkt. Eine kontextfreie Evaluierung könnte durch die Notwendigkeit einer *Zertifikation* des Diagnosetests begründet sein. Dies wäre z.B. denkbar, um im Rahmen von Zulassungsverfahren unerwünschte Einflüsse auszuschalten, die durch die Auswahl einer "natürlichen" Referenzpopulation zu erwarten sind. Eine Standardisierung bei der Abschätzung von Güteparametern könnte durch Verwendung von definierten Proben (für Status $S+$ und $S-$) einer Serumbank erreicht werden, die für bestimmte serodiagnostische Fragestellungen zentral angelegt werden müsste. Zu beachten wäre, dass die Ergebnisse eines solchen Evaluierungsansatzes auf reale Zielpopulationen nicht oder nur bedingt übertragbar wären. Die Ergebnisse könnten jedoch bei der Auswahl von Tests für eine anwendungsbezogene Evaluierung sowie bei einem Vergleich von Testverfahren von Interesse sein. Bislang ist ein solcher Ansatz auf Grund der hohen finanziellen und logistischen Aufwendungen noch nicht realisiert worden. Daher wird im methodischen Teil auf die Abschätzung standardisierter Güteparameter nicht näher eingegangen.

Vorgabe (ii) zielt auf eine effiziente und unverzerrte Abschätzung von Güteparametern an Hand einer natürlichen Tierpopulation ab. Hierbei wird die Verteilung von relevanten biologischen Einflussfaktoren (s. 2.2.3) in der Referenzpopulation berücksichtigt. Nur solche Güteparameter, die an Hand von epidemiologisch orientierten Studien geschätzt worden sind, können sinnvoll für eine weitergehende Interpretation von Testbefunden verwendet werden (daher *"operationale Güteparameter"*). Verschiedene Rahmenbedingungen bezüglich Prävalenz, Testkosten, Referenzmethode und Verfügbarkeit von Informationen erfordern eine gezielte Anwendung spezialisierter Studiendesigns (Abschnitt 3.3).

Bei Zielvorgabe (iii) wird der Diagnosetest auf Grund von Eignungskriterien bewertet, in die auch kontextspezifische Parameter wie Prävalenz des zu diagnostizierenden Status und Kosten und Nutzen von Testergebnissen eingehen (Berkson, 1947 [19]; Smith, 1993 [230]; Smith und Slenning, 2000 [232]; Abschnitt 5.3.5). Methodisch beruht dieser Ansatz zunächst auf einer Evaluierung nach Zielvorgabe (ii). Die notwendigen weiteren Parameter werden durch beobachtende Studien an der Zielpopulation (Prävalenz) bzw. durch Befragen von Experten (Kosten und Nutzen von Testergebnissen) gewonnen. Für die Erfassung von Expertenwissen wurden in der Veterinärmedizin sog. Delphipanels (Thorburn et al., 1999 [27]) und – zur Generierung von Verteilungen, die die Unsicherheit bei der Abschätzung einer quantitativen Größe wiedergeben – rechnergestützte Prozeduren (Horst et al., 1998 [119]) angewendet. Die Einbeziehung kontextspezifischer Parameter erlaubt eine Abschätzung der *Eintrittswahrscheinlichkeiten* von richtigen und falschen Testergebnissen (Konzept der prädiktiven Werte, Abschnitt 3.3.1) und deren ökonomische Bewertung. An dieser Stelle sei ausdrücklich auf die unterschiedlichen Rahmenbedingungen bei der Beurteilung des Nutzens diagnostischer Information hingewiesen. In der klinischen Diagnostik steht die Gesundheitsversorgung des Einzeltiers oder des Viehbestands eines Betriebs unter ethischen und wirtschaftlichen

Gesichtspunkten im Vordergrund. In der Tierseuchen- oder Zoonosenkontrolle kann der Nutzen von Diagnosetests nur unter epidemiologischen (Prävalenz und Inzidenz), medizinischen (Erfolgswahrscheinlichkeit einer Intervention) und wirtschaftlichen Gesichtspunkten abgeschätzt werden. Ähnlich ist die Situation bei Screening-Tests, die vorwiegend in der Humanmedizin zur Identifikation von Risikopatienten in asymptomatischen Probanden eingesetzt werden.

3.2 Qualitätskriterien einer Evaluierungsstudie

In Abschnitt 2.2.2 wurden zufällige und systematische Fehler im Zusammenhang mit den Primärergebnissen von Diagnosetests erläutert. Das Konzept zur Betrachtung dieser beiden Fehlertypen ist auch bei der Parameterschätzung gültig. Der wahre Populationsparameter θ (für Sensitivität, Spezifität und andere Parameter) sei durch den empirischen Stichprobenschätzer $\hat{\theta}$ zu schätzen. Das Dach "ˆ" kennzeichnet den Schätzer (die Funktion) sowie den geschätzten Wert des jeweiligen Parameters. Auf Grund von zufälligen und systematischen Fehlern wird $\hat{\theta}$ meist zu einem Schätzwert führen, der nicht dem wahren Wert θ entspricht. Zufallsfehler bei der Schätzung von θ werden durch die Varianz (Var) von $\hat{\theta}$ zum Ausdruck gebracht. Hat der Schätzer die Form einer einfachen Proportion $\hat{\theta} = y/n$ mit der Anzahl beobachteter Merkmalsausprägungen y und einem gegebenen Stichprobenumfang n so gilt

$$\mathrm{Var}\,(\hat{\theta}) = \theta(1-\theta)/n.$$

Da der wahre Parameter θ unbekannt ist, kann in der Praxis nur mit der geschätzten Varianz

$$\widehat{\mathrm{Var}}\,(\hat{\theta}) = \hat{\theta}(1-\hat{\theta})/n \qquad (3.1)$$

gearbeitet werden. Zur Vereinfachung der Notation wird das Dach bei der Angabe einer Varianzschätzung oft vernachlässigt. Ist die Schätzung von θ nur mit einem Zufallsfehler belastet, so gilt, dass der Erwartungswert des Schätzers $\mathrm{E}\,(\hat{\theta})$ gleich dem Populationsparameter θ ist. In diesen Fällen wird $\hat{\theta}$ als erwartungstreu (unverzerrt, *unbiased*) bezeichnet. Für systematische Fehler (*Bias*) dagegen gilt $\mathrm{E}\,(\hat{\theta}) \neq \theta$ und der Bias (Bias) beträgt

$$\mathrm{Bias}\,(\hat{\theta}) = \mathrm{E}\,(\hat{\theta}) - \theta.$$

Da eine Bias-Korrektur oftmals mit einer Vergrößerung der Varianz einhergeht, ist es angezeigt, den mittleren quadratischen Fehler (*Mean square error*, MSE) eines Schätzers,

$$\text{MSE}\,(\hat{\theta}) = \text{Var}\,(\hat{\theta}) + (\text{Bias}\,(\hat{\theta}))^2,$$

als Ausdruck des Gesamtfehlers zu untersuchen. Ein Beispiel hierfür wird in Abschnitt 6.2 und Anhang C.3 vorgestellt. In Abschnitt 3.3 werden Implikationen des Zufallsfehlers (Variabilität, Vertrauensbereich von Parametern, Stichprobenumfänge) sowie typische systematische Fehler im Zusammenhang mit den jeweiligen Studiendesigns diskutiert. Es wird dort aufgezeigt, dass sich Verzerrungsfehler vornehmlich aus einer Verletzung bestimmter Annahmen bezüglich der Stichprobengewinnung, mitunter aber auch aus der formalen Konstruktion der Schätzer ergeben.

Eine wichtige Qualitätsanforderung an Evaluierungsstudien ist deren *interne Validität*, welche die Gültigkeit der Studienergebnisse für die jeweilige Fragestellung beschreibt (Kreienbrock und Schach, 2000 [143]). Da wahre Populationsparameter wie Sensitivität und Spezifität unbekannt sind, können Fehler in der Parameterschätzung – sofern sie nicht auf der Auswahl eines ungeeigneten Schätzers beruhen – nicht quantifiziert werden. Allerdings gibt es eine Reihe von konkreten Qualitätsmerkmalen von Evaluierungsstudien, mit deren Hilfe das abstrakte Konzept der internen Validität praktisch umgesetzt werden kann. So haben Mulrow et al. (1989 [183]) durch eine Expertenbefragung kritische Aspekte der Qualitätsüberprüfung von Evaluierungsstudien in der medizinischen Diagnostik zusammengestellt. Jaeschke et al. (1994 [131]) geben dem Anwender Hinweise zur Beurteilung publizierter Informationen über medizinische Diagnoseverfahren. Eine "Checkliste" für die Durchführung von Evaluierungsstudien in der Medizin wurde von Jensen und Abel (1999 [133]), in der Veterinärmedizin von Greiner und Gardner (2000 [99]) vorgeschlagen. Der eingangs unter Abschnitt 3.1 erwähnte Prozesscharakter der Evaluierung erfordert eine Einbeziehung von Informationen und Entscheidungen aus Voruntersuchungen (z.B. Stufe 1 und 2 nach OIE-Richtlinie) in die Planung einer weiterführenden Evaluierungsstudie (Stufe 3). Eine zusammenfassende Darstellung von Verzerrungsfehlern bei Evaluierungsstudien ist unter Abschnitt 3.4 zu finden. Der Versuch einer Synthese der oben zitierten methodischen Anmerkungen zur Durchführung und Beurteilung von Evaluierungsstudien, ergänzt durch weitere Aspekte, ist in Tabelle 3.1 wiedergegeben.

Tabelle 3.1. Qualitätskriterien bei der Evaluierung von Diagnosetests unter besonderer Berücksichtigung serologischer Verfahren (mod. n. Greiner und Gardner, 2000 [99]) (mit Fortsetzung auf folgenden Seiten). Abschnitte mit weiterführenden Erklärungen sind in eckigen Klammern angegeben.

(i) *Allgemeines*
  a) Testzweck und analytische Einheit sind definiert.
  b) Informationen aus Voruntersuchungen (untere analytische Nachweisgrenze, Kreuzreaktionsprofil, Präzision, Robustheit, vorläufige Schätzungen von Sensitivität und Spezifität liegen vor und werden adäquat berücksichtigt).
  c) Ein verbindliches Studienprotokoll wurde erstellt.
  d) Gegebenenfalls wird die Einbettung des Diagnosetests in eine Teststrategie (multipler Test) berücksichtigt [Abschnitt 1.1.4].
(ii) *Diagnosetest*
  a) Die Interpretation des Diagnosetests (einschließlich der Auswahl eines Grenzwerts (*Cut-off*) bei quantitativen Diagnosetests) ist für das diagnostische Problem adäquat [Abschnitt 5.1].
  b) Der Datensatz zur Bestimmung des Grenzwerts bei quantitativen Diagnosetests ist nicht identisch mit dem Datensatz der Evaluierungsstudie [Abschnitt 5.4].
(iii) *Referenzmethode*
  a) Die Referenzmethode ist wissenschaftlich anerkannt und adäquat für das diagnostische Problem.
  b) Die Referenzmethode lässt eine bessere diagnostische Leistungsfähigkeit erwarten als der Diagnosetest[Abschnitt 4.3].
  c) Die Ergebnisse des Diagnosetests sind nicht Teil der Definition der Referenzmethode.
(iv) *Referenzpopulation*
  a) Die Referenzpopulation ist genau definiert in Bezug auf Zeit, Ort, Tierart, Rasse, Alter, Geschlecht, Gesundheitszustand und andere potenzielle Einflussfaktoren.
  b) Die Referenzpopulation ist mit der Zielpopulation identisch (oder)
  c) Die Referenzpopulation hat eine ähnliche Struktur wie die Zielpopulation in Hinblick auf das Untersuchungsmerkmal und biologische Einflussfaktoren.
(v) *Stichprobenverfahren*
  a) Die Auswahlpopulation (*Sampling frame*) ist eine unverzerrte Abbildung der Referenzpopulation.
  b) Ein- und Ausschlusskriterien sind angegeben und lassen eine Verzerrung nicht erwarten.

c) Der Stichprobenplan ist angegeben und lässt eine Verzerrung nicht erwarten oder ermöglicht eine Adjustierung, wie etwa bei der Querschnittsuntersuchung mit unvollständiger Verifikation [Abschnitt 3.3.3].

d) Stichprobenumfänge sind angegeben und an der notwendigen Präzision sowie an der erwarteten Verteilung des Untersuchungsmerkmals orientiert.

e) Die Stichprobengewinnung erfolgt nach Zufallsauswahl oder einer nichtverzerrenden systematischen Auswahl.

(vi) *Durchführung des Diagnose- und Referenztests*

a) Die Durchführung folgt entsprechenden SOPs und unterliegt einer angemessenen Qualitätskontrolle.

b) Soweit möglich werden Blindtestungen durchgeführt.

c) Die "Intensität der Durchführung" oder Beurteilung des Referenz- und Diagnoseverfahrens sind unabhängig von jeglicher Vorinformation über die Untersuchungseinheit.

(vii) *Auswertung und Präsentation*

a) Wichtige Merkmale der Studiendaten werden durch eine deskriptive Datenanalyse mittels numerischer und/oder grafischer Methoden veranschaulicht.

b) Die Häufigkeit und Behandlung von nicht verwertbaren, intermediären oder anderweitig fehlenden Werten wird angegeben (gegebenenfalls wird die Befundmatrix entsprechend erweitert).

c) Sensitivität, Spezifität, sowie andere Güteparameter nach Bedarf werden gegebenenfalls geschichtet für verschiedene Subpopulationen (Einflussfaktoren) berechnet.

d) Berechnungsformeln werden angegeben oder durch Zitate von Standardarbeiten ausgewiesen.

e) Varianz, Vertrauensbereich und Stichprobenumfänge bei Parameterschätzungen werden angegeben.

f) Adjustierte Gütemaße werden verwendet, sofern dies durch das Stichprobenverfahren geboten ist (z.B. bei Querschnittsstudien mit unvollständiger Verifikation [Abschnitt 3.3.3]).

g) Quelldaten der Parameterschätzungen (z.B. Befundmatrizen) werden angegeben.

h) Prävalenzabhängige Gütemaße werden nur berechnet, sofern das Stichprobendesign dies zulässt (z.B. bei Querschnittsstudien [Abschnitt 3.3.2]).

(viii) *Interpretation und Diskussion*

a) Studienergebnisse werden kritisch in Hinblick auf das Ziel der Evaluierung und das verwendete Studiendesign interpretiert.

b) Die diagnostische Eignung der Referenzmethode wird kritisch gewürdigt.

c) Die Möglichkeit zur Extrapolierung der Studienergebnisse wird kritisch diskutiert.

d) Hinweise auf biologische Einflussfaktoren werden diskutiert.

  e) Unbegründete Verallgemeinerungen oder Übertragungen auf nicht
     untersuchte Tierpopulationen werden vermieden.
  f) Die Eignung des Tests für den angegebenen Testzweck wird an Hand
     der Studienergebnisse diskutiert.

3.3 Methoden der Evaluierung

Die Abschätzung der Güteparameter Sensitivität und Spezifität (Yerushalmy,
1947 [260]) steht im Zentrum der Evaluierung von Diagnosetests. In Abschnitt
3.3.1 wird die Notation für diese und andere wichtige Parameter angegeben.
Folgende Voraussetzungen für eine Evaluierung müssen erfüllt sein.

- Das Ziel der Evaluierung muss definiert sein.
- Ein Studiendesign muss entsprechend dem Studienziel festgelegt sein.
- Eine ausreichende Anzahl von $S+$ und $S-$ klassifizierten Analyseeinheiten
  muss zur Verfügung stehen.
- Die Klassifikationsregel (bei Diagnosetest mit kontinuierlichen Pimärer-
  gebnissen ein *Grenzwert*) zur Definition von $T+$ und $T-$ Testergebnissen
  muss durch eine begründete Auswahl festgelegt werden.

Der erste Schritt bei einer Evaluierung ist die exakte Beschreibung des
Diagnosetests (Methodenbeschreibung), der Analyseeinheit (Tier, Herde, etc.)
und der Studienfragestellung im Sinn der in Abschnitt 3.1 aufgeführten
Vorgaben. Im Folgenden wird auf die Abschätzung operationaler Testgüteparameter Bezug genommen. In diesem Fall ist die Zielpopulation, bei der
der Diagnosetest angewendet werden soll, anzugeben. Bei bekannten biologischen Einflussfaktoren sollte eine stratifizierte Parameterschätzung angestrebt
werden (s. 3.3.2).

Rahmenbedingungen epidemiologischer (Verteilung des Zielmerkmals S
in den relevanten Strata der Zielpopulation), veterinärmedizinischer (Inva-
sivität der Untersuchungsmethoden für S und T, relative Wichtigkeit der
Güteparameter Sensitivität und Spezifität) und finanzieller Art (Kosten für
Untersuchung von S und T) spielen eine wichtige Rolle bei der Festlegung
eines Studiendesigns. Im Wesentlichen handelt es sich hierbei um verschiedene
Optionen der *Stichprobengewinnung*, die in den Abschnitten 3.3.2 bis 3.3.4
vorgestellt werden.

Die Evaluierung eines neuen Diagnosetests erfordert eine Klassifikation von
Untersuchungselementen an Hand eines Referenzverfahrens (*Goldstandard*)
zur Bestimmung des Status S. Der Goldstandard wurde als die "beste
verfügbare Methode zum Zeitpunkt der Evaluierungsstudie" (Martin, 1988
[166]) bezeichnet. Fehlerhafte Klassifikationen seitens der Referenzmethode
ergeben Verzerrungsfehler bei der Schätzung von Sensitivität und Spezifität,

für die unter bestimmten Voraussetzungen adjustiert werden kann (s. Abschnitt 4.3). Die Anzahl der zu testenden Tiere hängt von der gewünschten Präzision der Schätzungen ab. Da die Stichprobenplanung eng mit dem Studiendesign verknüpft ist, sind Angaben zur Berechnung von Stichprobenumfängen in den jeweiligen Abschnitten zu finden.

Schließlich muss gegebenenfalls ein Grenzwert für die Dichotomisierung $(T+, T-)$ kontinuierlicher Primärergebnisse (z.B. ELISA Messwerte) ausgewählt werden. Der Grenzwert sollte in der Arbeitsanleitung (SOP) fixiert sein. Dies schließt jedoch nicht aus, dass bei Anwendung des Tests in einer anderen Population ein anderer Grenzwert verwendet werden könnte (Abschnitt 5.1).

Eine epidemiologisch orientierte Evaluierung zielt auf eine Schätzung von *operationalen* (Abschnitt 3.1) Güteparametern ab. Die verschiedenen Studiendesigns, die hierbei zur Anwendung gelangen, unterscheiden sich hauptsächlich durch das verwendete Stichprobenverfahren zur Generierung einer Vierfeldertafel (Abb. 1.2). Im Folgenden wird zunächst eine allgemeine Notation für die Berechnung von Güteparametern eingeführt (Abschnitt 3.3.1). Danach werden spezifische Aspekte der verschiedenen Studiendesigns näher erörtert (Abschnitte 3.3.2–3.3.4). Es sei angemerkt, dass die für die komplexeren Studiendesigns angegebenen Verfahren insgesamt recht selten oder, wo Literaturhinweise nicht gegeben werden, nach dem Kenntnisstand des Autors noch nicht im Zusammenhang mit Evaluierungsstudien publiziert worden sind.

3.3.1 Notation

Bei der Notation der verschiedenen Parameter in Abschnitt 3.3.1 wird zwischen den Definitionsformeln (Schreibweise ohne Dach) und den Stichprobenschätzern (Schreibweise mit Dach) unterschieden. Die Information aus der Stichprobe ist bei allen Schätzern durch die beobachteten Häufigkeiten a, b, c, d der Vierfeldertafel (Abb. 1.2) gegeben.

Sensitivität und Spezifität

Die *Sensitivität* (*Se*) ist definiert als Wahrscheinlichkeit für ein positives Testresultat $(T+)$ bei einem Tier[3] mit einer positiven Ausprägung des zu diagnostizierenden Merkmals $(S+)$. Die *Spezifität* (*Sp*) ist definiert als Wahrscheinlichkeit für ein negatives Testresultat $(T-)$ bei einem Tier mit negativer Ausprägung des Merkmals $(S-)$. Die Quantifizierung der Güte des Testverfahrens an Hand vorgegebener, wahrer Merkmalsausprägungen wurde im medizinischen Bereich als eine *nosologische* Betrachtungsweise bezeichnet (Jensen und Abel, 1999 [133]), im Gegensatz zur *diagnostischen* Bedeutung der

---

[3] Statt "Tier" kann jeweils auch eine andere Analyseeinheit eingesetzt werden, beispielsweise eine "Herde" (Abschnitt 4.1.1).

weiter unten erläuterten prädiktiven Werte. Sensitivität und Spezifität werden an Hand der beobachteten Häufigkeit richtig positiver (a), falsch positiver (b), falsch negativer (c) und richtig negativer (d) Ergebnisse geschätzt, die üblicherweise in einer Vierfeldertafel (Abb. 1.2) dargestellt werden. In Formeln ist

$$Se = \Pr(T+ \mid S+)$$
$$\widehat{Se} = a/(a+c) \tag{3.2}$$

$$Sp = \Pr(T- \mid S-)$$
$$\widehat{Sp} = d/(b+d), \tag{3.3}$$

wobei der senkrechte Strich "$\mid$" in dem Ausdruck für die Wahrscheinlichkeit (Pr) eine Einschränkung auf die nachfolgend bezeichneten Analyseeinheiten bedeutet. Hieraus folgt, dass Se und Sp bedingte Wahrscheinlichkeiten (*Conditional probabilities*) sind. Da in vielen Fällen die Schätzung von Se und Sp und anderer Binomialparameter analog erfolgt, werden diese Parameter im Folgenden häufig durch die allgemeine Schreibweise θ ersetzt. Die Symbole y und n im Schätzer $\hat{\theta} = y/n$ nehmen dann Bezug auf die entsprechenden beobachteten Häufigkeiten und Stichprobenumfänge.

Kombinierte Güteindizes

Eine Zusammenfassung der Parameter Se und Sp wird häufig in Form des Youden-Index (Y) vorgenommen, welcher unabhängig von der Prävalenz ist, wie aus

$$Y = 1 - [(1 - Se) + (1 - Sp)] = Se + Sp - 1$$
$$\widehat{Y} = \widehat{Se} + \widehat{Sp} - 1 \tag{3.4}$$

zu sehen ist (Youden, 1950 [261]). Die mit der Prävalenz (P) gewichtete Summe aus Sensitivität und Spezifität wurde von Galen (1982 [70]) als Effizienz (Ef) bezeichnet und entspricht der Wahrscheinlichkeit für einen korrekten Testbefund in einer Population mit der Prävalenz P. Aus Abb. 3.1 lässt sich ableiten, dass Ef im Gegensatz zu Y ein prävalenzabhängiges Gütemaß ist, dessen Schätzung als einfache Proportion nach (3.5) nur bei einem Querschnittsstudiendesign zulässig ist (Abschnitt 3.3.2). In anderen Stichprobendesigns wird (3.6) verwendet, d.h. die Schätzung $\widehat{P}$ beruht nicht auf den Tafelwerten a, b, c und d.

$$Ef = \Pr(S+)\Pr(T+ \mid S+) + \Pr(S-)\Pr(T- \mid S-)$$
$$= P\,Se + (1-P)\,Sp$$

$$\widehat{Ef} = (a+d)/(a+b+c+d) \tag{3.5}$$
$$= \widehat{P}\,\widehat{Se} + (1-\widehat{P})\,\widehat{Sp} \tag{3.6}$$

		Wahrer Status		
		$S+$	$S-$	Gesamt
Testergebnis	$T+$	$P\,Se$	$(1-P)(1-Sp)$	AP
	$T-$	$P\,(1-Se)$	$(1-P)\,Sp$	$1-AP$
Gesamt		P	$1-P$	1

Abb. 3.1. Eintrittswahrscheinlichkeiten der Befundmatrix. Se=Sensitivität, Sp=Spezifität, P=Prävalenz, AP=apparente Prävalenz.

Neben den summarischen Indizes gibt es weitere Kombinationsmöglichkeiten der Parameter Sensitivität und Spezifität wie zum Beispiel das Odds-Ratio der Befundmatrix (Abschnitt 4.4.3), die Fläche unter der ROC-Kurve (Abschnitt 5.6.1) und die Likelihood-Ratio für dichotome Testbefunde (Abschnitt 6.1.1).

Prävalenz

Unter Verwendung der absoluten Häufigkeiten $a, \ldots, d$ können Parameter der Prävalenz definiert werden. Zu unterscheiden ist die ("wahre") Prävalenz (P), die die Wahrscheinlichkeit für das Vorliegen des Status $S+$ beschreibt und die apparente Prävalenz (AP), die als Wahrscheinlichkeit für ein positives Testresultat $T+$ aufzufassen ist,

$$P = \Pr(S+)$$
$$\widehat{P} = (a+c)/(a+b+c+d) \tag{3.7}$$

$$AP = \Pr(T+)$$
$$\widehat{AP} = (a+b)/(a+b+c+d). \tag{3.8}$$

Die Schätzung der Prävalenzen ist nur dann sinnvoll, wenn diese nicht durch das Verfahren der Stichprobengenerierung festgelegt wurden (s. Hinweis zur

Validität der Schätzer). Durch Einsetzen der Wahrscheinlichkeiten aus Abb.
3.1 in (3.8) ergibt sich die AP als Prävalenz-gewichtete Summe aus Se (*"True-positive rate"*) und $(1 - Sp)$ (*"False-positive rate"*),

$$AP = P\,Se + (1 - P)(1 - Sp). \tag{3.9}$$

Prädiktive Werte

Im diagnostischen Kontext ist eine "zeilenweise" Betrachtung der Befundma-trix (Abb. 1.2) durch das vorliegende Testergebnis ($T+$ oder $T-$) sinnvoll
und es stellt sich die Frage nach der Wahrscheinlichkeit für die Richtigkeit
des beobachteten Testergebnisses. Einem von Galen und Gambino (1975 [71])
eingeführten Konzept folgend wäre der *positive prädiktive Wert* (PPW) als
die Wahrscheinlichkeit für das Vorliegen des Merkmals ($S+$) bei einem Tier
mit positivem Testbefund ($T+$) zu definieren. Die Schätzung des PPWs durch
den Anteil der richtig positiven (a) von allen positiven ($a + b$) Testergebnissen
(3.10) ist nur für die in der Befundmatrix wiedergegebene Prävalenz gültig.
In analoger Weise bezeichnet der *negative prädiktive Wert* (NPW) die Wahr-scheinlichkeit für den Status ($S-$) bei einem Tier mit negativem Testbefund
($T-$)[4]. Wie beim PPW ist auch hier die Schätzung als einfache Proportion
(3.11) nur für die gegebene Prävalenz gültig,

$$PPW = \Pr(S+ \mid T+)$$
$$\widehat{PPW} = a/(a + b) \tag{3.10}$$

$$NPW = \Pr(S- \mid T-)$$
$$\widehat{NPW} = d/(c + d). \tag{3.11}$$

Unter Anwendung des Bayes Theorems können jedoch die prädiktiven Werte
als eine Funktion von Se, Sp und P angegeben werden (Anhang C.1). Die
hieraus abgeleitete und generell gültige Form der prädiktiven Werte kann auch
durch Ersetzen der beobachteten Häufigkeiten ($a, \dots, d$) in (3.10) und (3.11)
durch die entsprechenden Eintrittswahrscheinlichkeiten (Abb. 3.1) hergeleitet
werden. So können die prädiktiven Werte für eine bekannte oder festgelegte
Prävalenz bei gegebener Testleistung ($\widehat{Se}$ und $\widehat{Sp}$) geschätzt werden (3.12 und
3.13).

---

[4] Die sinngemäße Definition von PPW (NPW) lautet: "Wahrscheinlichkeit für
die Richtigkeit eines positiven (negativen) Testbefunds für eine gegebene
Prioriwahrscheinlichkeit der Krankheit".

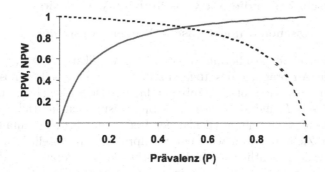

Abb. 3.2. Funktion des positiven (PPW, durchgezogene Linie) und negativen prädiktiven Werts (NPW, gestrichelte Linie) von der Prävalenz (P) bei einem Diagnosetest mit $Se = Sp = 0.9$.

$$\widehat{PPW} = \frac{P\,\widehat{Se}}{P\,\widehat{Se} + (1 - P)(1 - \widehat{Sp})} \tag{3.12}$$

$$\widehat{NPW} = \frac{(1 - P)\,\widehat{Sp}}{(1 - P)\,\widehat{Sp} + P\,(1 - \widehat{Se})} \tag{3.13}$$

Eine grafische Darstellung soll die Abhängigkeit der prädiktiven Werte von der Prävalenz unterstreichen (Abb. 3.2). Für den Spezialfall $Se = Sp = \theta$ tritt $PPW = NPW = \theta$ bei einer Prävalenz von $P = 1/2$ ein. Generell kann bei Kenntnis der Werte für Se und Sp die Prävalenz berechnet werden, für die $PPW = NPW$ gilt (Anhang C.1).

Validität der Schätzer

Bei den oben vorgestellten Schätzern handelt es sich um empirische Proportionen, deren Aussagekraft vom Stichprobendesign abhängt. Die angeführten Schätzer sind nur dann erwartungstreu, wenn das Verhältnis zwischen den Häufigkeiten a, b, c und/oder d im Nenner nicht durch das Stichprobenverfahren fixiert worden sind. In den folgenden Abschnitten werden die drei möglichen Stichprobendesigns, nämlich Ziehung von Stichproben ohne fixierte Spalten- und Reihensummen (Abschnitt 3.3.2), Fixierung der Reihensummen (Abschnitt 3.3.3) und Fixierung der Spaltensummen (Abschnitt 3.3.4), detailliert behandelt.

3.3.2 Querschnittsstudie mit vollständiger Verifikation

Untersuchungsschema und typische Verzerrungsfehler

Bei einer Querschnittsstudie mit vollständiger Verifikation (QVV) wird von n Tieren die Ausprägung des Referenzstatus S und des Diagnosetests T ermittelt. Nur der Gesamtstichprobenumfang n ist vorgegeben; die Randverteilungen von T und S (Zeilen- und Spaltensummen in Abb. 3.3) sowie deren gemeinsame Verteilung (Zellen der Befundmatrix) sind zufällig. Nach Auswahl der Zielpopulation wird ein Stichprobenplan erstellt, der gewährleistet, dass alle wesentlichen Strukturmerkmale der Population durch die Stichprobe unverzerrt abgebildet werden. Aus diesem Grund wurde dieses Design auch als "*Naturalistic sampling*" (Fleiss, 1981 [65]; Kraemer, 1992 [142], S. 34) bezeichnet. Gewissermaßen stellt das QVV-Design den Idealfall einer epidemiologisch fundierten Evaluierungsstudie dar. Eine Notwendigkeit zur Abweichung von diesem Design ergibt sich jedoch häufig aus praktischen, finanziellen oder ethischen Gründen. Da in der Regel die Referenzpopulation durch geografische, administrative und biologische Strata sowie durch haltungstechnische Aggregationen (Herden) strukturiert ist, müssen verschiedene Optionen bei der Stichprobengewinnung berücksichtigt werden.

QVV		Wahrer Status		Gesamt
		$S+$	$S-$	
Testergebnis	$T+$	a	b	n_1
	$T-$	c	d	n_2
Gesamt		m_1	m_2	$\boxed{n}$

Abb. 3.3. Schematische Darstellung einer Querschnittsstudie mit vollständiger Verifikation (QVV). Nur der Gesamtstichprobenumfang n ist festgelegt.

Das Stichprobenverfahren ist im einfachsten Fall eine einstufige, einfache Zufallsauswahl (*Simple random sampling, srs*). Das Verhältnis von Stichprobenumfang n zur Größe der Gesamtpopulation N wird auch als Auswahlsatz oder Stichprobenfraktion ($f = n/N$) bezeichnet. Eine Stratifikation nach räumlichen Gesichtspunkten (z.B. administrative Einheiten) oder nach potenziellen biologischen Einflussfaktoren (z.B. Altersklassen), nicht jedoch nach der Merkmalsausprägung S oder dem Testergebnis T, ist möglich. Hierbei wird innerhalb der a priori festgelegten Strata ein *srs*-Schema angewendet. In jedem Fall sollten Daten zu potenziellen Einflussfaktoren aufgenommen werden, um gegebenenfalls eine post hoc stratifizierte (d.h. geschichtete) Schätzung von Se und Sp zu ermöglichen.

Beispiel 3.1 (Evaluierungsstudie mit einfachem QVV-Design)
Zur Evaluierung eines Antikörper-ELISAs zum Nachweis von Trypanosoma-*Infektionen bei Rindern in Mukono County, Uganda, wurden* $n = 457$ *Rinder aus dem Untersuchungsgebiet mit dem fraglichen Test untersucht. Als Referenzdiagnostik wurde ein parasitologischer Direktnachweis von Trypanosomen verwendet (Greiner et al., 1997 [91]). An Hand der erhobenen Daten wurden Sensitivität und Spezifität des ELISAs sowie Prävalenz, apparente Prävalenz und Voraussagewerte geschätzt. Die wichtigsten Ergebnisse sind in Anhang A.1 angegeben.*

Häufig wird auch ein zweistufiges Auswahlschema (*Two-stage cluster-sampling* oder kurz, *cs*-Design) notwendig sein, nach dem zunächst Tieraggregate, wie z.B. Herden, hier als primäre Erhebungseinheiten (*Primary sampling units*, PSUs) anzusprechen, und innerhalb der PSUs Tiere (*Secondary sampling units*, SSUs) ausgewählt werden. Der Begriff "*Cluster*" bezieht sich auf die Auswahleinheiten der ersten Stufe (PSUs). Soweit möglich erfolgt die Auswahl von PSUs und SSUs durch ein *srs*-Schema an Hand einer vollständigen Auflistung der Auswahlpopulation (*Sampling frame*). Realisiert wird das *srs*-Schema durch Verwendung von Zufallszahlen (Thrusfield, 1995 [241], S. 370f; Levy und Lemeshow, 1999 [150], S. 48f). Wenn die Auswahlpopulation nicht bekannt ist, wird häufig ein systematisches Auswahlverfahren angewendet. Bei der systematischen Auswahl von SSUs beispielsweise wird vorausgesetzt, dass sämtliche Tiere der Auswahlpopulation einer Herde mit der bekannten oder geschätzten Größe N in zufälliger Reihenfolge dem Untersucher zur Auswahl präsentiert werden. Der erforderliche Stichprobenumfang n wird realisiert, indem jedes $k$te Tier in die Stichprobe gelangt, beginnend mit einem von den ersten k Tieren zufällig ausgewählten Tier. Das Stichprobenintervall k ist die größte Ganzzahl kleiner als N/n und entspricht daher näherungsweise der inversen Stichprobenfraktion f (Levy und Lemeshow, 1999 [150], S. 81f; auf die Stichprobenfraktion der zweiten Auswahlstufe wird unten genauer eingegangen). Ein analoges Schema kann bei der Auswahl von PSUs angewendet werden.

Beispiel 3.2 (Evaluierungsstudie mit komplexem QVV-Design)
In Anhang A.2 werden die Daten und die Auswertung einer hypothetischen Evaluierungsstudie mit einem zweistufigen (cs) Stichprobenschema vorgestellt. Während die Parameterschätzung der Güteindizes bei diesem cs-Design gegenüber einem srs-Schema nur geringfügig verändert ist, kommt es zu einer Vergrößerung der Varianz.

Die Bezeichnung "vollständige Verifikation" besagt, dass alle Elemente der Stichprobe sowohl mit Hilfe der Referenzdiagnostik S als auch mit dem zu evaluierenden Diagnosetest T untersucht werden. Die zeitliche Abfolge der Untersuchungen ist unbedeutsam. Wichtig ist, dass die Auswahl der n Tiere unabhängig vom Status S oder T erfolgt. Wo dies nicht gegeben ist, muss mit einem *Verifikationsbias* (Abschnitt 3.3.3) gerechnet werden.

Auch sollte die Etablierung der beiden diagnostischen Merkmale S und T voneinander unabhängig sein, was in der Praxis durch eine Blindtestung leicht bewerkstelligt werden kann. Die Kenntnis des Status S bei Klassifikation von T (und umgekehrt) kann einen durch subjektive Entscheidungsspielräume ermöglichten *Diagnostic-review Bias* verursachen, der zu einer Überschätzung der Testgüte führt. Auch die "Gründlichkeit" der referenzdiagnostischen Abklärung des Status S sollte unabhängig vom Testergebnis T sein, um einen *Workup-Bias* zu vermeiden, der ebenfalls zu einer Überschätzung der Testparameter führt. Auf eine besondere Form des Workup-Bias machen Greiner und Gardner (2000 [99]) aufmerksam mit dem Hinweis, dass bei einem "unerwarteten" (in Hinblick auf den Status S) Ergebnis von T eine Wiederholungsuntersuchung bis zum Eintreffen des erwarteten Ergebnisses zu einer Verfälschung von T führt (Rejektionsbias) und zu unterlassen ist, sofern ein systematischer Messfehler ausgeschlossen werden kann. Ist letzteres nicht der Fall, müssen selbstverständlich auch alle anderen Ergebnisse der betreffenden Testserie wiederholt werden, selbst wenn diese dem "erwarteten" Ergebnis entsprechen.

Ein problematischer Verzerrungsfehler ist der *Informationsbias*, der dadurch entsteht, dass die Referenzdiagnostik zur Etablierung von S selbst fehlerbehaftet ist. Bei Querschnittsstudien beruht die Klassifikation von S ausschließlich auf einem diagnostischen Verfahren und wird nicht, wie im Fall der Prästratifizierung (Abschnitt 3.3.4), durch eine gezielte Rekrutierung von Elementen mit bekanntem Status S durchgeführt. Aus diesem Grund kann Querschnittsstudien eine besondere Anfälligkeit für einen Informationsbias unterstellt werden, der zu einer Unter- oder Überschätzung der diagnostischen Testgüte führt. An anderer Stelle wird auf Lösungsansätze für das Problem des fehlenden Goldstandards hingewiesen (Abschnitt 4.3).

Bei einer unverzerrten Stichprobenziehung und bei Vermeidung der oben genannten Verzerrungsfehler kann bei einem QVV-Design weitgehend eine *interne Validität* der geschätzten Parameter unterstellt werden. Schwieriger ist eine Einschätzung der *externen Validität*. Hierbei wird das Problem der Übertragbarkeit von Aussagen auf andere Zielpopulationen angesprochen. Die OIE-Richtlinien empfehlen eine Re-Evaluierung bei Veränderungen der Zielpopulation (OIE, 2000 [194]). Wichtige Elemente zur Untersuchung der externen Validität sind multizentrische Evaluierungsstudien (s. Abschnitt 4.4) und eine Untersuchung über die Verteilung von Einflussfaktoren in der Evaluierungs- und Zielpopulation. Abel (1993 [1], S. 89ff) verwendet geschichtete Testgüteparameter und die Verteilung der betreffenden Subpopulationen in der Zielpopulation zur Konstruktion eines gewichteten Schätzers für Sensitivität und Spezifität (s. unten). Im Folgenden werden die Spezifika der Schätzungen von Parametern, Varianzen und Vertrauensbereichen vorgestellt sowie Angaben zur Stichprobenplanung gemacht.

Parameterschätzung

Die Parameterschätzung für Sensitivität und Spezifität im unstratifizierten Fall erfolgt nach (3.2) und (3.3). Im Fall der Stratifikation sei angenommen, dass der diagnostische Parameter durch $\hat{\theta}_i = y_i/n_i$, $i = 1, \ldots, p$, an Hand von p Subpopulationen einer Referenzpopulation (R) mit den relativen Anteilen (geschichtet für den Status S) ω_{Ri}, $\sum_i \omega_{Ri} = 1$, geschätzt wurde. Die Subpopulationen seien durch p Ausprägungen eines biologischen Einflussfaktors für θ gegeben. Der für die Referenzpopulation R intern gültige, gepoolte Schätzer des "Durchschnittswerts" von θ ist $\hat{\theta}_R = (\sum_i y_i)/(\sum_i n_i) = \sum_i \omega_{Ri} \hat{\theta}_i$. Er ist für eine Zielpopulation Z mit der Verteilung des Einflussfaktors ω_{Zi}, $\sum_i \omega_{Zi} = 1$, nur bei Strukturgleichheit ($\omega_{Ri} = \omega_{Zi}$ für alle i) gültig. Bei bekannter Struktur der Zielpopulation ist jedoch ein extern gültiger Schätzer durch

$$\hat{\theta}_Z = \sum_i \omega_{Zi}\, \hat{\theta}_i \tag{3.14}$$

gegeben (Abel, 1993 [1]). Bei der Adjustierung für einen einzelnen Einflussfaktor sollte nicht übersehen werden, dass die Schätzungen $\hat{\theta}_i$ möglicherweise wiederum als "Durchschnittswerte" für Tiere mit einer latenten multivariaten Verteilung weiterer, nicht identifizierter Einflussfaktoren angesehen werden müssen.

Zweistufige Zufallsauswahl

Unter einem zweistufigen cs-Design mit ungleicher Größe der Cluster (im Folgenden wird der Begriff "Herden" verwendet) ist der einfache gepoolte Schätzer (3.2) und (3.3) nicht mehr als unverzerrt zu betrachten. Zur Verdeutlichung sei angenommen, dass für eine Evaluierungsstudie insgesamt n Tiere aus m Herden ausgewählt worden sind. Die Auswahl der m Herden erfolgt zufällig unter Verwendung eines Auswahlrahmens von M Herden. Hierdurch ist eine Auswahlwahrscheinlichkeit in der ersten Stufe (Herden) des cs-Verfahrens von $f_1 = m/M$ gegeben. Die in Abb. 3.3 verwendeten Bezeichnungen können um den Index i, $i = 1, \ldots, m$ ergänzt werden und geben nun die entsprechenden Werte für die $i$te Herde an. In den m ausgewählten Herden ist eine (zufällige) Gesamttierzahl von $N_S = \sum_i^m N_i$ enthalten. Nun sei die Anzahl der zu untersuchenden Tiere n durch eine Stichprobenplanung (oder finanzielle Obergrenze) festgelegt, wodurch sich die Auswahlwahrscheinlichkeit der zweiten Auswahlstufe (Tiere) von $f_2 = n/N_S$ ergibt. Demzufolge wird nun von jeder ausgewählten Herde eine Stichprobe des Umfangs n_i gezogen, wobei n_i die naheste Ganzzahl zu $f_2 N_i$ ist. In der Regel ergibt sich hierbei (durch unterschiedliche Herdengrößen, N_i), dass die Auswahlwahrscheinlichkeit der zweiten Stufe einen Herden-spezifischen Wert, und zwar $f_{2i} = n_i/N_i$, annimmt. Nun sei die wahre Gesamtanzahl von richtig positiv ($T+$ und $S+$) klassifizierten Tieren in der Population mit A bezeichnet und die wahre Gesamtanzahl von Status-positiven in der Population mit M_1. Die wahre Populations-Sensitivität ist dann

$$Se = A/M_1.$$

Die Schätzungen der Gesamtanzahlen A und M_1 im zweistufigen cs-Verfahren sind gegeben durch

$$\widehat{A} = \frac{1}{f_1} \sum_i \frac{1}{f_{2i}} a_i$$

$$\widehat{M_1} = \frac{1}{f_1} \sum_i \frac{1}{f_{2i}} m_{1i},$$

woraus sich der Sensitivität-Schätzer für das cs-Verfahren von

$$\widehat{Se}_{cs} = \widehat{A} \Big/ \widehat{M_1}$$

$$= \sum_i \frac{1}{f_{2i}} a_i \Big/ \sum_i \frac{1}{f_{2i}} m_i \,,$$

ergibt (s. hierzu Levy und Lemeshow, 1999 [150], S. 305).

Die Parameterschätzung, die hier exemplarisch für die Sensitivität angeführt wurde, kann analog auch für die Schätzung der Spezifität verwendet werden. Zu betonen ist, dass *alle* in Abschnitt 3.3.1 vorgestellten Schätzer unter einem komplexen Stichprobendesign als *verzerrt* anzusehen sind.

Die Besonderheit des QVV-Designs ist darin zu sehen, dass auch prävalenzabhängige Maße, wie Effizienz (3.5) und prädiktive Werte (3.10 und 3.11) hier als einfache Proportionen, bzw. als Quotienten bei einem cs-Verfahren, geschätzt werden können.

Varianzschätzung

Die Schätzung der Varianz hängt von der tatsächlich angewendeten Stichprobentechnik ab. Im einstufigen *srs*-Fall bei großem n und $f < 0.05$ (Sachs, 1992 [215]) darf vereinfachend eine einfache Zufallsauswahl "mit Zurücklegen" (*Simple random sampling with replacement, srswr*) angenommen werden. Dies führt zu einem Binomialverteilungsmodell und es gilt dann nach (3.1)

$$\widehat{\mathrm{Var}}_{srswr}(\widehat{Se}) = \frac{\widehat{Se}\,(1-\widehat{Se})}{m_1} \tag{3.15}$$

$$\widehat{\mathrm{Var}}_{srswr}(\widehat{Sp}) = \frac{\widehat{Sp}\,(1-\widehat{Sp})}{m_2}, \tag{3.16}$$

wobei die fehlende stochastische Unabhängigkeit zwischen $\widehat{Se}$ und $\widehat{Sp}$ sowie die Tatsache, dass m_1 und m_2 Zufallsgrößen sind, vernachlässigt wird (s. hierzu Abel, 1993 [1], S. 70ff). Ist $f \geq 0.05$, so sollte eine Korrektur für die endliche Grundgesamtheit N durchgeführt werden, was zum Modell der einfachen Zufallsauswahl "ohne Zurücklegen" (*Simple random sampling without replacement, srswor*) führt. Nach Levy und Lemeshow (1999 [150]) wird (in allgemeiner Notation) der Korrekturfaktor $fpc = (N-n)/(N-1)$ angewendet, was im Kontext der QVV zu (3.17) und (3.18) führt (vgl. Levy und Lemeshow, 1999 [150], S. 66f). Es sei darauf hingewiesen, dass die Stichprobenfraktion f für die Sensitivität durch $m_1/N\widehat{P}$ geschätzt werden kann. Für die Spezifität wird entsprechend verfahren.

$$\widehat{\mathrm{Var}}_{srswor}(\widehat{Se}) = \left(\frac{N\widehat{P} - m_1}{N\widehat{P}}\right) \frac{\widehat{Se}\,(1-\widehat{Se})}{m_1 - 1} \tag{3.17}$$

$$\widehat{\mathrm{Var}}_{srswor}(\widehat{Sp}) = \left(\frac{(N(1-\widehat{P}) - m_2}{N(1-\widehat{P})}\right) \frac{\widehat{Sp}\,(1-\widehat{Sp})}{m_2 - 1} \tag{3.18}$$

Im Fall der Stratifikation (s) mit den als bekannt vorausgesetzten relativen Anteilen der Subpopulationen ω_i ergibt sich entsprechend des in den Strata angewendeten Stichprobendesigns (d) die Varianz des zu schätzenden Parameters θ durch Einsetzen von $\widehat{\mathrm{Var}}_d$, $d = srswr, srswor$ (unter Berücksichtigung von $\hat{f}_i$), in

$$\widehat{\mathrm{Var}}_{s,d}(\hat{\theta}) = \sum_i \omega_i^2\, \widehat{\mathrm{Var}}_d(\hat{\theta}_i). \tag{3.19}$$

Bei einem Cluster-Sampling (cs) kommt es zu einer *Inflation* der Stichprobenvarianz bedingt durch Korrelation der Merkmalsausprägung innerhalb einer PSU (McDermott et al., 1994 [171]). Da Se und Sp bedingte Wahrscheinlichkeiten sind, ist die Korrelation in diesem Fall inhaltlich durch eine Intracluster-Korrelation von Einflussfaktoren für die Sensitivität bei Tieren mit dem Status $S+$ und durch eine entsprechende Korrelation bei Tieren mit Status $S-$ zu erklären. Als Beispiel sei der Einflussfaktor "Infektionsstadium" genannt. Bedingt durch die Kontagiosität des infektiösen Agens ist mit einer gewissen Homogenität des Infektionsstadiums innerhalb einer PSU zu rechnen. Die Folge ist, dass der Populationsparameter Se kein konstanter Wert ist, sondern selbst einer Verteilung folgt, die (unter anderem) wiederum von der Verteilung des besagten Einflussfaktors in der Population abhängt. Die Varianz unter einem zweistufigen cs-Verfahren sei wiederum an Hand der Sensitivität verdeutlicht. Benötigt werden die im Folgenden aufgeführten Mittelwerte, Varianzen und die Kovarianz der Tafelwerte a und m_1,

$$\bar{a} = \frac{1}{m} \sum_i a_i$$

$$\widehat{\mathrm{Var}}\,(a) = \frac{1}{m-1} \sum_i (a_i - \bar{a})^2$$

$$\bar{m}_1 = \frac{1}{m} \sum_i m_{1i}$$

$$\widehat{\mathrm{Var}}\,(m_1) = \frac{1}{m-1} \sum_i (m_{1i} - \bar{m}_1)^2$$

$$\widehat{\mathrm{Cov}}\,(a, m_1) = \frac{1}{m-1} \sum_i (a_i - \bar{a})(m_{1i} - \bar{m}_1)$$

für die Varianz von Se unter dem cs-Verfahren,

$$\widehat{\mathrm{Var}}_{cs}(\widehat{Se}_{cs}) = \left(\tfrac{N-n}{N}\right) \frac{\widehat{Se}_{cs}}{m} \left[\frac{\widehat{\mathrm{Var}}\,(a)}{\bar{a}^2} - 2\frac{\widehat{\mathrm{Cov}}\,(a,m_1)}{\bar{a}\,\bar{m}_1} + \frac{\widehat{\mathrm{Var}}\,(m_1)}{\bar{m}_1^2} \right]. \quad (3.20)$$

Das Ausmaß der Varianzinflation wird numerisch durch das Verhältnis der Varianz unter dem gegebenen Stichprobenverfahren (Var $_{cs}$, hier Varianz unter Cluster-Sampling) und der Varianz unter srs-Verfahren (ohne Zurücklegen) angegeben und in Form des Design-Effekts

$$\widehat{\mathit{deff}} = \widehat{\mathrm{Var}}_{cs}(\hat{\theta}) / \widehat{\mathrm{Var}}_{srswor}(\hat{\theta})$$

geschätzt und steht in einem funktionalen Zusammenhang mit der Intra-cluster-Korrelation $\rho = (\mathit{deff}-1)/(\bar{n}-1)$, wobei $\bar{n}$ die durchschnittliche Cluster-Stichprobengröße bezeichnet (Kish, 1965 [140]). Böhning und Greiner (1998 [24]) haben im Zusammenhang mit Prävalenzschätzungen unter cs

darauf hingewiesen, dass extra-binomiale Varianz auch durch eine Parameterheterogenität bedingt sein kann und in diesem Fall durch die Intracluster-Korrelation allein nicht adäquat behandelt wird. Auch bei Evaluierungsstudien sollte der Versuch unternommen werden, deutliche Unterschiede der Testgüte zwischen Herden oder Subpopulationen von Tieren inhaltlich zu erklären.

Vertrauensbereiche

Entsprechend der in Tab. 3.1 (S. 40) gegebenen Empfehlung vii(e) sollten Vertrauensbereiche für die geschätzten Parameter angegeben werden. Bei Schätzern der Form $\hat{\theta} = y/n$ kann ein exakter $100(1-\alpha)\%$-Vertrauensbereich für $\hat{\theta}$ basierend auf der binomial-verteilten Zufallsvariable y verwendet werden. Die untere ($\hat{\theta}_u$) und obere Grenze ($\hat{\theta}_o$) des exakten Vertrauensbereichs kann auch durch

$$
\hat{\theta}_u = y/[y + (n - y + 1)F_{2(n-y+1),2y}(\alpha/2)]
$$
$$
\hat{\theta}_o = (y + 1)/[y + 1 + (n - y)/F_{2(y+1),2(n-y)}(\alpha/2)]
$$
(3.21)

angegeben werden, wobei $F_{\nu_1,\nu_2}(\alpha/2)$ der obere $(100\alpha/2)\%$–Punkt der F-Verteilung mit ν_1 und ν_2 Freiheitsgraden ist (Collett, 1999 [46], S. 24). Ein entsprechender Algorithmus ist z.B. auch im Programm EpiInfo (Dean et al., 1994 [52]; Prozedur unter Version 6.04: EpiTable, Describe, Proportion, Simple random sampling) implementiert. Für die Berechnungen exakter Vertrauensbereiche für aufgelistete Werte für y und n können benutzerdefinierte Funktionen in Tabellenkalkulationsprogrammen oder Statistik-Programmpaketen (Microsoft-EXCEL und Stata; erhältlich vom Autor) verwendet werden.

Im Fall der komplexen Stichprobendesigns stehen in der Regel nur approximative Verfahren zur Verfügung. Dies soll am Beispiel der Sensitivitätsschätzung in einem zweistufigen cs-Verfahren verdeutlicht werden. Unter Verwendung der Varianz aus (3.20) ist ein $100(1-\alpha)\%$-Vertrauensbereich für $\widehat{Se}_{cs}$ gegeben als

$$
\widehat{Se}_{cs} \pm t_{m-1,\alpha/2}\sqrt{\widehat{\text{Var}}_{cs}(\widehat{Se}_{cs})},
$$

wobei sich $t_{m-1,\alpha/2}$ auf die t-Verteilung mit $m-1$ Freiheitsgraden bezieht. Ist $m > 30$ so kann an Stelle des t-Quantils das Quantil der Standardnormalverteilung $z_{\alpha/2}$ verwendet werden.

Stichprobenumfang

Im QVV-Design besteht die Problematik, dass meist die Prävalenz in der Population unbekannt ist und damit auch die zu erwartende Anzahl von Tieren mit dem Status $S+$ und $S-$ in der Stichprobe. Bei einer angenommenen

Prävalenz unter 50% sollte beispielsweise diese eher weiter unterschätzt werden, um eine Mindestanzahl von Tieren mit dem Status $S+$ in der Stichprobe sicherzustellen. Die zur Berechnung des Stichprobenumfangs angenommene Prävalenz sei mit $\tilde{P}$ bezeichnet und sollte sich auf Informationen aus Vorstudien stützen. Eine Vorabschätzung der Größenordnung des diagnostischen Parameters sei mit $\tilde{\theta}_i$, $i = 1$ bei der Se-Schätzung und $i = 2$ bei der Sp-Schätzung. Die Berechnung des notwendigen Stichprobenumfangs n erfordert darüber hinaus die Angabe einer gewünschten Genauigkeit absolute (d_i) und Abdeckungswahrscheinlichkeit des Vertrauensbereichs $(1 - \alpha)$ und muss für die verschiedenen Stichprobenverfahren gesondert betrachtet werden.

Der notwendige Stichprobenumfang unter $srswr$-Annahme ist die kleinste Ganzzahl n für die gilt, dass

$$
n > \max \left(\frac{\tilde{\theta}_1(1 - \tilde{\theta}_1) \left(\frac{z_{\alpha/2}}{d_1} \right)^2}{\tilde{P}}, \frac{\tilde{\theta}_2(1 - \tilde{\theta}_2) \left(\frac{z_{\alpha/2}}{d_2} \right)^2}{1 - \tilde{P}} \right)
$$

ist. Der notwendige Stichprobenumfang unter $srswor$-Annahme bei bekanntem Gesamtumfang der Population N ist die kleinste Ganzzahl n für die gilt, dass

$$
n > \max \left(\begin{array}{c} \left[\frac{1}{N} + \left(\frac{d_1}{z_{\alpha/2}} \right)^2 \frac{N\tilde{P}-1}{N\tilde{\theta}_1(1-\tilde{\theta}_1)} \right]^{-1}, \\ \left[\frac{1}{N} + \left(\frac{d_2}{z_{\alpha/2}} \right)^2 \frac{N(1-\tilde{P})-1}{N\tilde{\theta}_2(1-\tilde{\theta}_2)} \right]^{-1} \end{array} \right)
$$

ist. Bei stratifizierter Stichprobenziehung wird entsprechend in den einzelnen Schichten vorgegangen.

Bei einem cs-Verfahren muss der Verlust an Präzision durch eine Multiplikation der Stichprobengröße mit dem Faktor *deff* kompensiert werden. Von besonderer Bedeutung ist eine optimale Abwägung der Anzahl von ausgewählten PSUs (m) und der durchschnittlichen Anzahl ($\bar{n}$) von ausgewählten SSUs pro PSU unter Beachtung der Untersuchungskosten für eine PSU und eine SSU (Levy und Lemeshow, 1999 [150], S. 292ff).

3.3.3 Querschnittsstudie mit unvollständiger Verifikation

Untersuchungsschema und typische Verzerrungsfehler

Bei einer geringen Prävalenz wären bei einem QVV-Untersuchungsdesign eine große Anzahl von Tieren mit dem Status $S-$ mit dem Referenztest zu untersuchen. Aus ethischen und/oder finanziellen Gründen ist dieses Design obsolet, wenn der Referenztest sehr invasiv, riskant, aufwändig oder teuer ist. In solchen Fällen ist die Querschnittsstudie mit unvollständiger Verifikation (QUV) eine sinnvolle Alternative (Abb. 3.4). Beim QUV-Verfahren wird zunächst der Diagnosetest bei allen n Tieren der Stichprobe durchgeführt. Der erste Schritt der Untersuchung liefert die Anzahl n_1 der Tiere mit Status $T+$ und die Anzahl n_2 der Tiere mit Status $T-$. Im zweiten Schritt der Untersuchung wird nun eine Anzahl (e) von positiven Testbefunden und eine Anzahl (f) von negativen Testbefunden von der Referenzdiagnostik ausgeschlossen. Der Anteil der durch die Referenzdiagnostik verifizierten Testresultate sei $c_1 = (a + b)/n_1$ für Tiere mit dem Status $T+$ und $c_2 = (c + d)/n_2$ für Tiere mit dem Status $T-$. Entsprechend des oben skizzierten Kontexts wird häufig $c_1 > c_2$ sein. Mitunter werden alle $T+$ Tiere verifiziert ($e = 0$, $c_1 = 1$). Durch einen zweistufigen Auswahlprozess mit $c_1 = c_2 < 1$ können ebenfalls Einsparungen von Untersuchungskosten erzielt werden, jedoch ohne Nutzung der Vorteile des QUV-Designs.

Beispiel 3.3 (Evaluierungsstudie mit QUV-Design)
In einem hypothetischen Beispiel einer Evaluierungsstudie mit unvollständiger Referenzdiagnostik wurden alle Tiere mit Status $T+$, aber nur 30.7% der Tiere mit Status $T-$ der Referenzuntersuchung (Goldstandard) unterzogen (Greiner und Gardner, 1997 [99]). An Hand der vorliegenden Daten können adjustierte Schätzungen der Sensitivität und Spezifität und weiterer Parameter vorgenommen werden, wie in Abschnitt A.3 weiter ausgeführt wird.

Die naiven Schätzer der Sensitivität und Spezifität nach (3.2) und (3.3) sind verzerrt wenn $c_1 \neq c_2$ ist, weil sich Zähler und Nenner auf Zellen der Befundmatrix mit unterschiedlichen Auswahlwahrscheinlichkeiten beziehen (*Verifikationsbias*). Für diesen Fehler kann jedoch einfach adjustiert werden, wie unten ausgeführt wird. Eine kritische Betrachtung des QUV-Studientyps findet sich bei Abel (1993 [1], S. 100). Zu beachten ist, dass die Auswahlwahrscheinlichkeit für die Verifikation *unabhängig* vom Status S ist. Zu fordern sind also folgende Identitäten der zwei Auswahlwahrscheinlichkeiten,

$$\Pr(\text{Verifikation} \mid T+, S+) = \Pr(\text{Verifikation} \mid T+, S-)$$
$$\Pr(\text{Verifikation} \mid T-, S+) = \Pr(\text{Verifikation} \mid T-, S-),$$

die proportional zu c_1 und c_2 sind (Greiner und Gardner, 2000 [99]). Bei Abweichungen von dieser bedingten Unabhängigkeit kommt es zu einer Verzerrung, die nicht wie unten angegeben korrigiert werden kann (Zhou, 1994 [263]).

QUV		Wahrer Status		nicht	
		$S+$	$S-$	verifiziert	Gesamt
Testergebnis	$T+$	a	b	$\boxed{e}$	n_1
	$T-$	c	d	$\boxed{f}$	n_2
	Gesamt	m_1	m_2	m_3	$\boxed{n}$

Abb. 3.4. Schematische Darstellung einer Querschnittsstudie mit unvollständiger Verifikation (QUV). Der Gesamtstichprobenumfang n, sowie die Anteile der nicht-verifizierten Ergebnisse sind festgelegt.

Parameterschätzung

Zunächst ist festzuhalten, dass beim QUV-Verfahren eine unverzerrte Schätzung der prädiktiven Werte nach (3.10) und (3.11) möglich ist. Dies kann, wie unten gezeigt, für eine korrigierte (mit κ gekennzeichnete) Schätzung der Sensitivität und Spezifität verwendet werden. Eine Korrektur ist außerdem durch Teilen der Tafelwerte durch die jeweiligen Verifikationsfraktionen c_1 und c_2 möglich (Greiner und Gardner, 2000 [99]),

$$\widehat{Se}_\kappa = \frac{n_1 \widehat{PPW}}{n_1 \widehat{PPW} + n_2(1 - \widehat{NPW})} = \frac{a/c_1}{a/c_1 + c/c_2} \tag{3.22}$$

$$\widehat{Sp}_\kappa = \frac{n_2 \widehat{NPW}}{n_2 \widehat{NPW} + n_1(1 - \widehat{PPW})} = \frac{d/c_2}{d/c_2 + b/c_1}. \tag{3.23}$$

Varianzschätzung

Unter Vernachlässigung der stochastischen Eigenschaften der Tafelwerte a, $\dots, d$ wurde von Greiner und Gardner (2000 [99]) die Varianz der korrigierten Güteparameter geschätzt durch

$$\widehat{\mathrm{Var}}\,(\widehat{Se}_\kappa) = \frac{\widehat{Se}_\kappa(1 - \widehat{Se}_\kappa)}{a + c} \tag{3.24}$$

$$\widehat{\mathrm{Var}}\,(\widehat{Sp}_\kappa) = \frac{\widehat{Sp}_\kappa(1 - \widehat{Sp}_\kappa)}{b + d}. \tag{3.25}$$

Vertrauensbereiche

Unter Verwendung der Normalverteilungsapproximation könnte ein $100(1 - \alpha)\%$-Vertrauensbereich für die Schätzung $\hat{\theta}_\kappa$ angegeben werden als

$$\hat{\theta}_c \pm z_{\alpha/2}\sqrt{\widehat{\mathrm{Var}}\,(\hat{\theta}_\kappa)}.$$

Im Anhang werden unter Abschnitt A.3 diese Berechnungen exemplarisch durchgeführt sowie Design-basierte Parameter- und Varianzschätzungen angegeben, die (3.24) und (3.25) ersetzen sollten.

Stichprobenumfang

Zur Kalkulation des benötigten Stichprobenumfangs n liegen keine publizierten Vorschläge vor. Dies mag damit begründet sein, dass die erwartete Anzahl von verifizierten Testresultaten nicht nur von den willkürlich gewählten Anteilen c_1 und c_2, sondern auch von der Populationsprävalenz, sowie der Sensitivität und Spezifität des Diagnosetests abhängen.

3.3.4 Prästratifiziertes Design

Untersuchungsschema und typische Verzerrungsfehler

Bei einem prästratifizierten (PS) Design werden zwei unabhängige Stichproben mit den vom Untersucher festgelegten Stichprobenumfängen m_1 und m_2 für Tiere mit der Ausprägung des Referenzstatus $S+$ und $S-$ zur Beurteilung eines Diagnosetests herangezogen (Abb. 3.5). Häufig folgen Vorstudien, die im Rahmen des Validierungsprozesses zur Optimierung von Grenzwerten oder zur vorläufigen Schätzung der diagnostischen Leistung von Tests durchgeführt werden (Phase II Studien, s. Jensen und Abel, 1999 [133]), einem PS-Ansatz. Innerhalb bestimmter Plausibilitätsgrenzen, die im Wesentlichen durch die externe Validität der Studienergebnisse gegeben sind, ist jedoch auch eine Interpretation von Schätzwerten solcher Studien im Sinn operationaler Testeigenschaften möglich.

Zunächst sei $\mathcal{M}_1$ als eine Schicht der Population mit einer Anzahl von M_1 Tieren mit Status $S+$ und $\mathcal{M}_2$ als Schicht mit einer Anzahl von M_2 Tieren mit Status $S-$ definiert. Ein PS-Design liegt vor, wenn von M_1 Tieren der Schicht $\mathcal{M}_1$ zufällig m_1 Tiere und von M_2 Tieren der Schicht $\mathcal{M}_2$ zufällig m_2 Tiere für die Evaluierung ausgewählt werden. Ein zweistufiges Auswahlschema dürfte im Kontext des PS-Verfahrens selten anzutreffen sein.

Die Repräsentativität der Stichproben für eine natürliche Referenzpopulation hängt von den Auswahlprozessen ab, die zu $\mathcal{M}_i$ und den "Auswahlpopulationen" der Umfänge M_i führen. Allgemeine Angaben zur Repräsentativität des PS-Verfahrens können daher nicht gemacht werden. Die Schichten sind häufig nicht im demographischen Sinn definiert, sondern werden durch "Referenzpanels" der Umfänge M_1 und M_2 ersetzt. Obwohl dieses Vorgehen mit dem Grundschema des PS-Designs konsistent ist, ergeben sich hieraus unter epidemiologischen Gesichtspunkten wesentliche Einschränkungen der

Verallgemeinerungs- oder Übertragungsfähigkeit von Ergebnissen dieses Studientyps. Die Repräsentativität von "verfügbaren Referenzpanels" (*Convenience samples*) im Sinn des PS-Designs ist stets kritisch zu hinterfragen. Greiner und Gardner (2000 [99]) problematisieren in diesem Zusammenhang alle Zusammenstellungen von Untersuchungsmaterialen oder Tieren, die nicht mit dem Ziel erfolgten, eine reale Tierpopulation zu repräsentieren und schließen hier explizit auch durch eine experimentelle Erzeugung von Krankheits- oder Infektionszuständen gewonnene Proben (Tiere oder Untersuchungsmaterial) ein. Obgleich die OIE-Richtlinien ausdrücklich experimentell gewonnene Untersuchungsmaterialien für die Evaluierung von serologischen Tests empfehlen (OIE, 2000 [194]), müssen hier die grundsätzlichen Vorbehalte hinsichtlich der Repräsentativität aufrechterhalten werden. Eine andere Form von verfügbaren Referenzpanels entsteht durch die Auswahl von Tieren oder Untersuchungsmaterial aus tierärztlichen Kliniken. Für den medizinischen Bereich weisen Knottnerus und Leffers (1992 [141]) darauf hin, dass bereits in den Gründen zur Einweisung eines Patienten in ein Krankenhaus ein Auswahlbias der Evaluierungsstudie angelegt sein kann.

Die Rekrutierung von Tieren mit dem Status $S-$ durch Beprobung einer Herde oder Population mit dem Status "spezifiziert pathogenfrei" (SPF), beziehungsweise die Rekrutierung von Tieren mit dem Status $S+$ aus einem Bestand mit nahezu vollständiger Durchseuchung mit einem Infektionserreger, stellt ein übliches Verfahren bei der Evaluierung serologischer Verfahren dar. Solche Evaluierungsstichproben sind jedoch oft nicht für solche Tiere repräsentativ, für die eine Indikationsstellung für das Testverfahren besteht. Hieraus ergibt sich der für diesen Studientyp typische Auswahlbias (*Selection bias*).

Plausibel erscheint auch die Möglichkeit, in einer Querschnittsstudie die gesamte Stichprobe der Referenztestung zu unterziehen und dann die Anteile d_1 von m_1 und d_2 von m_2 der diagnostischen Testung zu unterziehen ("Querschnittsstudie mit unvollständiger Testung", QUT). Dieses Design wäre die "epidemiologisch fundierte" Variante der üblichen willkürlichen Zusammenstellung von Referenzpanels und könnte vor allem dort praktische Anwendung finden, wo der Diagnosetest "teurer" als der Referenztest ist. Bei der Parameterschätzung würde man das zweistufige Auswahlschema beachten.

Parameterschätzung

Der beachtliche Vorteil des PS-Verfahrens liegt in der relativen Einfachheit der Auswertung. So können die diagnostischen Parameter Sensitivität und Spezifität direkt durch (3.2) und (3.3) geschätzt werden. Eine Schätzung der prädiktiven Werte ist grundsätzlich nicht möglich, es sei denn (3.12) und (3.13) werden verwendet.

PS		Wahrer Status		Gesamt
		$S+$	$S-$	
Testergebnis	$T+$	a	b	n_1
	$T-$	c	d	n_2
Gesamt		$\boxed{m_1}$	$\boxed{m_2}$	n

Abb. 3.5. Schematische Darstellung einer prästratifizierten (PS) Stichprobenplanung zur Evaluierung eines Diagnosetests.

Varianzschätzung

Die Schätzung der Varianz der Güteparameter Sensitivität (θ_1) und Spezifität (θ_2) erfolgt unter *srswr*-Annahme nach (3.15) und (3.16), unter *srswor* nach

$$\widehat{\mathrm{Var}}_{srswor}(\hat{\theta}_i) = \left(\frac{M_i - m_i}{M_i}\right) \frac{\hat{\theta}_i(1-\hat{\theta}_i)}{m_i - 1},$$

wobei M_i und m_i die Größe der Auswahlpopulation und Stichprobe für Tiere des Status $S+$ ($i=1$) und $S-$ ($i=2$) bezeichnen.

Vertrauensbereiche

Beim PS-Verfahren können exakte binomiale Vertrauensbereiche für die Sensitivität und Spezifität verwendet werden (3.21).

Stichprobenumfang

Beim PS-Verfahren werden die Stichprobenumfänge m_1 und m_2 gesondert behandelt. Unter Annahme von *srswr* (Abschnitt 3.3.2) ist der notwendige Stichprobenumfang für die Bestimmung der Parameter θ_i mit Präzision d_i und Abdeckungswahrscheinlichkeit $(1-\alpha)$ unter Verwendung der Vorabschätzungen $\tilde{\theta}_i$ die kleinste Ganzzahl m_i, für die gilt, dass

$$m_i > \tilde{\theta}_i(1-\tilde{\theta}_i)\left(\frac{z_{\alpha/2}}{d_i}\right)^2$$

ist. Unter *srswor* mit bekanntem Umfang der Referenzschicht M_i gilt

$$m_i > \left[\frac{1}{M_i} + \left(\frac{d_i}{z_{\alpha/2}}\right)^2 \frac{M_i - 1}{M_i\,\tilde{\theta}_i(1-\tilde{\theta}_i)}\right]^{-1}.$$

3.4 Verzerrungsfehler bei Evaluierungsstudien

In diesem Abschnitt sollen nochmals die wichtigsten Verzerrungsfehler bei der Evaluierung von Diagnosetests zusammengefasst werden. In der (veterinär-) medizinischen Literatur gibt es keine verbindliche Terminologie der Verzerrungsfehler. In der folgenden Übersicht werden die Wortteile "fehler" oder "verzerrung" in teilweise gebräuchlichen deutschen zusammengesetzten Begriffen durch "bias" ersetzt, um eine sprachliche Konsistenz zu erreichen. Auch wurde der Versuch unternommen, passende deutsche Begriffe zu formulieren in Fällen, in denen solche bisher nicht üblich sind. Für die Zusammenstellung wurden außer den in der Tabelle genannten Quellen Ausführungen von Abel (1993 [1], Kapitel IV.2) verwendet.

Tabelle 3.2. Wichtige Verzerrungsfehler bei der Evaluierung von Diagnosetests unter besonderer Berücksichtigung von serologischen Verfahren zur Diagnose von Infektionskrankheiten bei Tieren[a] (mit Fortsetzung auf den folgenden Seiten).

Auswahlbias: *Selection bias.* Stichprobe ist nicht repräsentativ für die Zielpopulation bedingt durch eine ungeeignete Auswahlpopulation (*Sampling frame*), Spektrumbias (s.u.), Non-Response Bias (s.u.) oder Fehler der Stichprobengewinnung.

B: Typischer Fehler bei prästratifizierten Stichproben mit "extremen" Ausprägungen des Referenzstatus und bei verfügbaren Referenzpanels unklarer Repräsentativität.

M: Adäquate Stichprobenplanung und -durchführung.

L: Baldock, 1988 [10]; Swets, 1988 [238]; Knottnerus und Leffers, 1992 [141]; Ellenberg, 1994 [61]; Abschnitt 3.3.4.

Spektrumbias: *Spectrum-of-disease bias.* Die Evaluierungsstichprobe enthält eine für die Zielpopulation nicht repräsentative Verteilung von Krankheitsstadien.

B: Klinikpatienten mit fortgeschrittener Symptomatik.

M: s. Auswahlbias.

L: Ransohoff und Feinstein, 1978 [204]; Ridge et al., 1991 [209]; Sockett et al., 1992 [233]; Abschnitt 3.3.4.

Non-response Bias: *Non-response bias.* Eine Verzerrung der Stichprobe durch ein nicht-neutrales (informatives) Fehlen von Untersuchungsergebnissen aufgrund eines Umstands, der mit einer Studienvariable korreliert ist.

B: Tierbesitzer lehnt invasive Untersuchung bei kranken, wertvollen oder sensiblen Tieren ab oder Serumproben von Tieren aus entfernten Untersuchungsgebieten gehen wegen Unterbrechung der Kühlkette auf dem Transport durch Verderb verloren.

M: Untersuchung von Strukturvariablen (Alter, Geschlecht, Rasse, Herkunft etc.) der ausgewählten aber nicht untersuchten Tiere hinsichtlich der

Verteilung von Einflussfaktoren, Nachuntersuchung einer für die fehlenden Untersuchungsobjekte repräsentativen Kontrollstichprobe, möglicherweise Adjustierung.

L: Levy und Lemeshow, 1999 [150].

Aufarbeitungsbias[b]: *Work-up bias.* Überschätzung der Testgüte (hauptsächlich Sensitivität) durch eine intensivere referenzdiagnostische Abklärung bei Tieren mit positivem Testbefund. Verifikationsbias (s.u.) kann als eine extreme Form des Aufarbeitungsbias angesehen werden.

B: Typischer Fehler bei Referenzdiagnosen, die auf pathologisch-anatomischen Untersuchungen beruhen.

M: Blinduntersuchung.

Verifikationsbias: *Verification bias.* Werden unterschiedliche Anteile von negativen und positiven Testbefunden referenzdiagnostisch abgeklärt (verifiziert), so sind nicht-adjustierte ("naive") Schätzer der Sensitivität und Spezifität verzerrt (Vorhersagewerte dagegen unverzerrt).

B: Bei einer invasiven Referenzdiagnostik wird ein kleinerer Anteil von negativen Testbefunden abgeklärt als bei den positiven Testbefunden.

M: Strenge Zufallsauswahl der (unterschiedlichen) Anteile von negativen und positiven Testbefunden zur Verifikation und Adjustierung der naiven Schätzer für die unterschiedlichen Auswahlwahrscheinlichkeiten.

L: Begg und Greenes, 1983 [16]; Begg, 1987 [15]; Zhou, 1994 [263]; Abschnitt 3.3.3.

Subjektivitätsbias in der Referenzdiagnostik[b]: *Diagnostic-review bias.* Die Referenzdiagnostik enthält eine subjektive Komponente, die bei Kenntnis des Testergebnisses zu einer Überschätzung der Testgüte führt. Spezialfall des Aufarbeitungsbias.

B: s. Aufarbeitungsbias.

M: Blinduntersuchung.

L: Ransohoff und Feinstein, 1978 [204]; Mulrow et al., 1989 [183].

Subjektivitätsbias des Diagnosetests[b]: *Test-review bias.* Der Diagnosetest enthält eine subjektive Komponente, die bei Kenntnis des Referenzstatus zu einer Überschätzung der Testgüte führt.

B: Abweichung vom Testprotokoll (z.B. verlängerte Inkubationszeiten) bei Proben mit positivem Referenzstatus.

M: Blinduntersuchung.

L: Ransohoff und Feinstein, 1978 [204]; Mulrow et al., 1989 [183].

Rejektionsbias[b]: *Rejection bias[b].* Überschätzung der Testgüte durch unzulässige Wiederholungsuntersuchung eines einzelnen, aufgrund des Referenzstatus unerwarteten Testergebnisses bis ein "passendes" Ergebnis vorliegt. Spezialfall des Subjektivitätsbias des Diagnosetests.

B: Selektive Nachuntersuchung von Ausreißerwerten.

M: Rejektion von Messwerten nur nach Maßgabe der in der SOP festgelegten Qualitätskontrollregeln sowie Blindtestung.

L: Greiner und Gardner, 2000 [99].

Einbeziehungssbias: *Incorporation bias.* Überschätzung der Testgüte durch
unzulässige definitorische Einbeziehung des Testergebnisses in die Re-
ferenzdiagnostik. Kann als extreme Form des Subjektivitätsbias in der
Referenzdiagnostik aufgefasst werden.
B: Das Testergebnis ist eine Variable eines linearen diagnostischen Scores.
M: Vermeidung durch kritische Überprüfung des Untersuchungsplans.

Informationsbias: *Information bias.* Durch Missklassifikationen in der Referenzdiagnostik verursachte Schätzfehler der Gütemaße.
B: Mit diesem Fehler muss generell gerechnet werden, wenn ein Testverfahren als Referenzdiagnostik dient.
M: Berücksichtigung des relativen Charakters der Gütemaße, Adjustie-
rungen sind möglich, wenn *Se* und *Sp* der Referenzdiagnostik bekannt sind
oder unter bestimmten Voraussetzungen durch Latente-Klasse-Modelle
geschätzt werden können.
L: Hui und Walter, 1980 [120]; Deutschmann und Guggenmoos-Holzmann,
1994 [54]; Enoe et al., 2000 [63]; Abschnitt 4.3.

Resubstitutionsbias: *Resubstitution bias.* Überschätzung der Testgüte durch
Identität des Datensatzes zur Optimierung des Grenzwerts und Evaluie-
rung des Diagnosetests.
B: Mit diesem (oft als mild angesehenen) Bias muss bei allen Diagnose-
tests gerechnet werden, die auf einer quantitativen Messgröße beruhen.
M: Resamplingverfahren (Bootstrap, Kreuzvalidierung, wiederholtes Daten-
Splitting).
L: Jensen und Abel, 1999 [133]; Abschnitt 5.4.

---

[a]**Deutsche Bezeichnung:** *Englische Bezeichnung.* Erklärung.
B: Beispiel.
M: Mittel zur Vermeidung.
L: Literaturangabe zu methodischen Fragen oder Beispielen; Hinweise zu
Abschnitten mit weiterführenden Erklärungen.
[b]Kennzeichnung von hier eingeführten Begriffen.

4

Spezialfälle der Evaluierung diagnostischer Tests

In Kapitel 4 wird die Evaluierung von Herdentests (Abschnitt 4.1) und multiplen Tests (Abschnitt 4.2) behandelt. Es wird aufgezeigt, wie Diagnosetests in Abwesenheit eines Goldstandards evaluiert werden können (Abschnitt 4.3). Schließlich werden Methoden zur Evaluierung von Diagnosetest vorgestellt, die bei der Auswertung multizentrischer Studien oder quantitativen Literaturrecherchen relevant sind (Abschnitt 4.4).

4.1 Evaluierung von Herdentests

Unter einem Aggregat- oder Herdentest (T_H) versteht man die Beurteilung eines Tieraggregats (z.B. Herde) auf der Grundlage von einzelnen Testergebnissen von Individuen des Aggregats (Abschnitt 1.1.2). Analog zu den Verhältnissen bei der Einzeltierdiagnostik ist die Sensitivität eines Herdentests (Se_H) die Wahrscheinlichkeit eines positiven Herdentests (T_H+) bei einer Herde mit einer Herden-Prävalenz von $P_H > 0$. Die Spezifität von T_H ist die Wahrscheinlichkeit eines negativen Herdentest-Befunds (T_H-) bei einer Herde mit $P_H = 0$. Auf die in Abschnitt 1.1.2 eingeführte Notation N (Gesamtanzahl der Tiere in der Herde, n (Anzahl der untersuchten Tiere in der Herde), c (Mindestanzahl positiver Individualtestergebnisse für T_H+) und Y (tatsächliche Anzahl positiver Individualtestergebnisse) sei hingewiesen.

4.1.1 Direkte Schätzungen

Die Schätzung der Testleistung bei der Klassifikation von Herden kann an Hand einer Befundmatrix analog zum Individualtest (Abb. 4.1) erfolgen, sofern eine Anzahl m_1 von "positiven" Herden und eine Anzahl m_2 "negativer" Herden zur Verfügung steht. Unter Anwendung der bekannten Notation ist

$$Se_H = \Pr(T_H+ \mid P_H > 0)$$
$$\widehat{Se}_H = a/(a+c)$$

$$Sp_H = \Pr(T_H- \mid P_H = 0)$$
$$\widehat{Se}_H = d/(b+d).$$

| Herdentest (T_H) | | Wahrer Status | |
		$P_H > 0$	$P_H = 0$
Testergebnis	T_H+	a	b
	T_H-	c	d
	Gesamt	m_1	m_2

Abb. 4.1. Befundmatrix bei einer direkten Schätzung der Sensitivität und Spezifität eines Herdentests. Die Häufigkeiten richtig positiver (a), falsch positiver (b), falsch negativer (c) und richtig negativer (d) Diagnosen beziehen sich auf beobachtete Anzahlen von Herden.

Die Sensitivität und Spezifität des Herdentests sind abhängig von

- Se und Sp, der diagnostischen Güte des zu Grunde liegenden Individualtests (daher auch vom Grenzwert des Individualtests);
- n, der Anzahl der untersuchten Tiere in der Herde;
- N, der Größe der Herde;
- c, der Mindestanzahl von $T+$ Befunden für die Diagnose T_H+;
- P_H, der Prävalenz in der Herde (gilt nur für Sensitivität).

Für diese direkte Schätzung der Testleistung bei der Klassifizierung von Herden können $\widehat{Se}_H$ und $\widehat{Sp}_H$ als einfache Proportionen aufgefasst werden und alle statistischen Verfahren eingesetzt werden, die an anderer Stelle für die Abschätzung der Varianz, der Vertrauensbereiche sowie für die Stichprobenplanung vorgestellt wurden (Abschnitt 3.3.2). Allerdings sollten die Schätzungen nach Einflussfaktoren geschichtet vorgenommen werden (Herdengröße, Prävalenz, Infektionsstadium).

4.1.2 Modellbasierte Schätzungen

Oft ist es notwendig, von den Güteparametern eines Individualtests auf die Güte eines Herdentests zu schließen. Die hiermit verbundenen Rechenwege geben Aufschluss über das Zusammenwirken der Stichprobengröße n (als konstant angenommen), des kritischen Werts c (diagnostischer Grenzwert), der Herdenprävalenz P_H und der Güteindizes Se und Sp in Hinblick auf die Se_H und Sp_H.

Berechnungen unter Verwendung eines binomialen Verteilungsmodells

In diesem Abschnitt wird eine Berechnung der Sensitivität und Spezifität eines Herdentests vorgestellt, die auf einem binomialen Verteilungsmodell für Y beruht. Dieses Verteilungsmodell setzt eine Unabhängigkeit der Beobachtungen innerhalb einer Herde im Sinn eines *srswr*-Stichprobenmodells voraus, was in der Regel nur möglich ist, wenn N sehr viel größer als n ist.

Zunächst ist es sinnvoll, die apparente Prävalenz AP für ein Tier aus einer Herde mit der wahren Prävalenz P_H zu betrachten,

$$AP = P_H Se + (1 - P_H)(1 - Sp).$$

Hat eine Herde den wahren Status $P_H = 0$, so ist $AP = 1 - Sp$. Wäre eine Herde (hypothetischer Weise) zu 100% durchseucht, so ist $AP = Se$. Unterstellt man eine Unabhängigkeit der Beobachtungen (*srswr-* Stichprobenmodell), so kann die Wahrscheinlichkeit, mit der von n Tieren genau Y Test positiv sind mit der Binomialverteilung als

$$\Pr(Y = y \mid n, AP) = \binom{n}{y} AP^y (1 - AP)^{n-y}$$

angegeben werden, wobei $y = 0, 1, \ldots, n$ die *möglichen* Ausprägungen des Herdentests (Anzahl $T+$ Befunde) darstellt. Die Wahrscheinlichkeit mit der *bis zu* (und einschließlich) c positive Befunde auftreten ist durch die kumulative Binomialverteilung

$$\Pr(Y \leq c \mid n, AP) = \sum_{y=0}^{c} \binom{n}{y} AP^y (1 - AP)^{n-y}$$

gegeben. Die Se_H ist die Wahrscheinlichkeit, mit der eine Anzahl von c oder mehr Tieren $T+$ reagiert und kann ausgedrückt werden als

$$
\begin{aligned}
Se_H &= \Pr(Y \geq c \mid n, AP) \\
&= 1 - \Pr(Y \leq c - 1 \mid n, AP) \\
&= 1 - \sum_{y=0}^{c-1} \binom{n}{y} AP^y (1 - AP)^{n-y}
\end{aligned}
$$

$$(4.1)$$

Für den recht geläufigen Fall, dass $c = 1$ ist ($y = 0$ ist dann die einzige Situation, in der T_H- klassifiziert wird), ergibt sich folgende Vereinfachung

$$Se_H = 1 - \Pr(Y = 0 \mid n, AP)$$
$$= 1 - (1 - AP)^n.$$

Aus (4.1) und der vereinfachten Formel ist zu ersehen, dass Se_H (wegen AP) von der Herden-Prävalenz abhängig ist. Zur Evaluierung der Spezifität des Herdentests kann nun vorausgesetzt werden, dass der wahre Status der Herde $P_H = 0$ ist, also $AP = 1 - Sp$. Die Herdenspezifität ist daher prävalenzunabhängig und gegeben als

$$Sp_H = \Pr(Y \leq c - 1 \mid n, (1 - Sp))$$
$$= \sum_{y=0}^{c-1} \binom{n}{y}(1 - Sp)^y (Sp)^{n-y} \tag{4.2}$$

Für $c = 1$ ergibt sich

$$Sp_H = \Pr(Y = 0 \mid n, (1 - Sp))$$
$$= Sp^n.$$

Berechnungen unter Verwendung eines hypergeometrischen Verteilungsmodells

Bei kleinen Herdengrößen (N) sind die Beobachtungen innerhalb einer Herde nicht voneinander unabhängig. Es liegt ein *srswor*-Stichprobenmodell zu Grunde, welches zu einem *hypergeometrischen* Verteilungsmodell für Y führt,

$$\Pr(Y = y \mid n, N, M) = \frac{\binom{M}{y}\binom{N-M}{n-y}}{\binom{N}{n}},$$

$y = 0, \ldots, n$. Benötigt wird hierbei die erwartete Anzahl positiver Reagenten in einer Herde, $M = N\,AP$. Analog zu (4.1) und (4.2) gilt für den *srswor*-Fall

$$Se_H = 1 - \sum_{y=0}^{c-1} \frac{\binom{M}{y}\binom{N-M}{n-y}}{\binom{N}{n}}$$
$$Sp_H = \sum_{y=0}^{c-1} \frac{\binom{M}{y}\binom{N-M}{n-y}}{\binom{N}{n}}.$$

Für die oben angegebenen Berechnungen kann das Programm **HerdAcc** (Jordan, 1996 [135]; zu beziehen unter `http://epiweb.massey.ac.nz/`) verwendet werden.

4.1.3 Statistische Inferenz

Durch Einsetzen von geschätzten Wahrscheinlichkeiten für Se, Sp und P_H in die oben angegebenen Definitionsformeln können die entsprechenden Schätzwerte $\widehat{Se}_H$ und $\widehat{Sp}_H$ leicht berechnet werden. Schwieriger ist es, die Varianzen dieser Schätzer zu ermitteln. Christensen und Gardner (2000 [40]) verwenden hierzu die Varianz von $\widehat{AP}$ (vgl. Abschnitt 6.2), vernachlässigen aber, dass P_H meist völlig unbekannt ist. Die gleichen Autoren stellen allerdings die Zusammenhänge zwischen Se_H, Sp_H und den verschiedenen Einflussgrößen grafisch dar, was wichtige Anhaltspunkte zur Beurteilung von Herdentests liefert. Die Stichprobenvarianz der Schätzungen $\widehat{Se}$, $\widehat{Sp}$ und $\widehat{P}_H$, bzw. die Unsicherheit und Ungenauigkeit bei der Abschätzung dieser Parameter durch Experten kann durch eine Monte-Carlo Simulation modelliert und zur Abschätzung der Herden-Parameter Se_H und Sp_H herangezogen werden (Jordan und McEwen, 1998 [136]).

4.1.4 Prädiktive Werte

Analog zu den Verhältnissen beim Individualtest können für den Herdentest die prädiktiven Werte definiert werden als

$$PPW_H = \frac{P_H \, Se_H}{P_H \, Se_H + (1 - P_H)(1 - Sp_H)}$$

$$NPW_H = \frac{(1 - P_H) \, Sp_H}{(1 - P_H) \, Sp_H + P_H (1 - Se_H)}$$

(Martin et al., 1992 [167]; Christensen und Gardner, 2000 [40]).

4.1.5 Grenzwertoptimierung

Die oben angedeutete Präferenz für einen Grenzwert $c = 1$ (1 Tier mit Status $T+$ reicht aus, um die Herde als T_H+ zu klassifizieren) ist keinesfalls zwingend und mag mit einer häufig anzutreffenden höheren Gewichtung der Sensitivität gegenüber der Spezifität begründet sein. Bei einer "kontextfreien" Gewichtung ($Se_H = Sp_H$) führt diese Festlegung jedoch zu suboptimalen Eigenschaften des Herdentests, was im Folgenden an Hand eines hypothetischen Beispiels verdeutlicht werden soll.

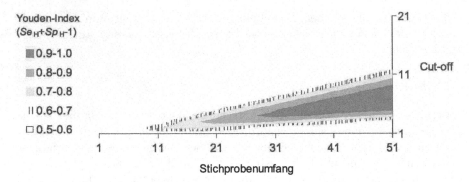

Abb. 4.2. Summarische diagnostische Leistung eines Herdentests (Youden-Index; die Intervalle schließen jeweils die oberen Grenzen ein) in Abhängigkeit vom Stichprobenumfang n und Grenzwert c (hypergeometrisches Verteilungsmodell; $Se = 98\%$, $Sp = 95\%$, $P_H = 20\%$, $N = 200$; Beispiel 4.1).

Beispiel 4.1 (Optimierung eines Herdentests)
Angenommen sei eine Herde mit $N = 200$ Tieren und einer Herdenpräva-lenz von $P_H = 20\%$. Zur Klassifizierung einer solchen Herde und einer infektionsfreien Herde wird ein Diagnosetest angewendet mit der Güte (für Individualtestung) von $Se = 98\%$ und $Sp = 95\%$. Die maximal verfügbare Stichprobengröße sei $n_{max} = 51$ Tiere.

Zur kontext-freien Beurteilung der Herdentest-Leistung bietet sich der Güte-index $Y_H = Se_H + Sp_H - 1$ (Youden-Index, s. Gl. 3.4) an. Unter Annahme eines *srswr*-Stichprobenmodells (Binomial-Modell) wird für Beispiel 4.1 mit $n = 51$ und $c = 7$ ein Maximalwert von $Y_H = 0.959$ erreicht. Mit einem Grenzwert $c = 1$ wird bei $n = 8$ ein Maximalwert von $Y_H = 0.547$ erreicht. Unter Annahme eines *srswor*-Stichprobenmodells (hypergeometrisches Modell) können diese Ergebnisse bestätigt werden. Das Optimum $Y_H = 0.982$ wird ebenfalls bei $n = 51$ und $c = 7$ erreicht. Eine grafische Darstellung von Y_H in Abhängigkeit von n und c für das hypergeometrische Modell zeigt, dass für einen gegebenen Stichprobenumfang Grenzwerte $c > 1$ zu einem optimalen Summenindex Y_H führen (Abb. 4.2). Der Optimalwert für c nimmt mit größerer Stichprobe ebenfalls zu. In dem gewählten Beispiel können Unterschiede zwischen den zwei Stichprobenmodellen vernachlässigt werden. Der Maximalbetrag des Unterschieds zwischen den Youden-Indizes der beiden Modelle beträgt 0.044 und wurde bei $n = 51$ und $c = 2$ beobachtet.

4.1.6 Hinweise zu Pooltests

Gepoolte Tests werden häufig im Rahmen von Aggregattestungen mit dem Ziel der Einsparung von Untersuchungskosten eingesetzt (Abschnitt 1.1.3).

Ansätze zur Abschätzung der Sensitivität und Spezifität für Pooltests sind bei Forschner und Lehmacher (1982 [66]), Cowling et al. (1999 [48]) und Christensen und Gardner (2000 [40]) zu finden. Bei der Extrapolation der Güteindizes für Einzelproben auf die Situation des Pooltests sollte jedoch der Verdünnungseffekt beachtet werden, der zu einer Verminderung der Sensitivität führen wird. Des weiteren sollte von spezifischen Effekten der Probenmatrix sowie von methodenspezifischen analytischen Sensitivitäten ausgegangen werden. Die Einflussfaktoren für die Sensitivität und Spezifität eines Pooltests umfassen solche, die bereits für den Herdentest aufgelistet wurden (Seite 66). Sinngemäß ist hierbei c als Grenzwert für die Mindestanzahl positiver Pooltests für die Diagnose T_H+ anzusehen. Darüber hinaus gibt es folgende, für die Güte eines Herdentests unter Verwendung von gepoolten Proben relevante Faktoren, wie

- m, die Anzahl der Pools/Herde;
- k, die Anzahl der Tiere/Pool;
- die Beiträge der ($S+$ und $S-$) Tiere zum Pool;
- den durch einen Verdünnungseffekt eintretenden Se-Verlust.

4.2 Evaluierung multipler Diagnosetests

Bei einem multiplen Diagnosetest (T_M) wird das Individuum mit mehr als einem Test untersucht und die Ergebnisse in einer Gesamtbeurteilung zusammengefasst (Abschnitt 1.1.4). Je nach Strategie der Testung wird entweder das Profil der Einzelergebnisse nach einer festgelegten Beurteilungsregel interpretiert (parallele Testung) oder aber die Tests in einer festgelegten Reihenfolge angewendet, wobei beim ersten positiven (oder ersten negativen) Befund T_M als positiv (oder negativ) interpretiert und die weitere Testung abgebrochen wird (sequenzielle Testung).

4.2.1 Direkte Schätzungen

Die Evaluierung eines multiplen Tests kann erfolgen, indem die Resultate (T_M+, T_M-) den Ergebnissen einer Referenzdiagnostik ($S+, S-$) gegenübergestellt und ausgewertet werden, wie dies bei einem singulären Test der Fall ist. Zu beachten ist, dass die Ausprägung von T_M nicht nur von den zu Grunde liegenden Einzeltests, sondern auch vom Verwendungsmodus (parallel oder sequenziell) sowie von der Interpretationsregel (Abschnitt 1.1.4) abhängt. Eine solche direkte (nicht modellbasierte) Evaluierung eines multiplen Tests kann vorteilhaft sein, weil keinerlei Annahmen bezüglich der Korrelation zwischen den Tests getroffen werden müssen. Auch die Fehlerkorrelationen (Abschnitt 4.2.4) können bei diesem Design geschätzt werden.

4.2.2 Rahmenbedingungen

In der Praxis ist jedoch häufig eine ad hoc Abschätzung der Sensitivität und Spezifität des multiplen Tests im Rahmen von Entscheidungssituationen notwendig, in denen allenfalls Informationen über die Güte der Einzeltests vorliegen. Gedacht sei hier zunächst an Entscheidungen über die Durchführung und Optimierung einer Teststrategie, die nach dem Prinzip des "erwarteten Werts der Stichprobeninformation" (Marinell und Steckel-Berger, 2001 [165]) bewertet werden können (Smith und Slenning, 2000 [232]).

Diagnostische Entscheidungen dagegen sind im Zusammenhang mit dem internationalen Handel mit Tieren und Tierprodukten gefordert. Nachuntersuchungen von Tieren oder Tierprodukten auf der Importseite können – zusammengefasst mit einem Vortest auf der Exportseite – als ein sequenzielles Testverfahren aufgefasst werden. Da die Genehmigung, bzw. Zurückweisung in der Regel die gesamte Lieferung (*Shipment*) betrifft, liegt hier auch der Sachverhalt eines Herdentests vor. Die exportierende Seite wird hierbei vornehmlich an einer Abschätzung der Wahrscheinlichkeit eines falsch positiven Ergebnisses der eigenen Untersuchung, $\Pr(T_1+ \mid S-)$, und an der Wahrscheinlichkeit einer ungerechtfertigten Zurückweisung der Lieferung durch den Importeur, $\Pr(T_2+ \mid S-)$, interessiert sein. Die importierende Seite dagegen wird im Rahmen einer Risiko-Analyse die Wahrscheinlichkeit der Einschleppung einer Tierseuche (1 minus negativer prädiktiver Wert des "multiplen Herdentests") $\Pr(S+ \mid T_M-)$ betrachten. Auf die Bedeutung des negativen prädiktiven Werts im Zusammenhang mit der diagnostischen Testung von Tieren im internationalen Handel und bei der Testung von Blutspendern in der Medizin weisen Marchevsky et al. (1989 [164]) hin.

Generell wird bei einem multiplen Test eine Anzahl von s Einzeltests T_i, $i = 1, \ldots, s$ mit den zugehörigen Sensitivitäten Se_i und Spezifitäten Sp_i zu einem dichotomen Testergebnis (T_M) zusammengefasst. Die Entscheidung für eine parallele Testung mit der Entscheidungsregel RP1: "T_M+ wenn mindestens ein Test von s Tests positiv ist" wird häufig getroffen, um eine optimale Sensitivität zu erreichen. Eine positiv-sequenzielle Testung (Abschnitt 1.1.4) mit der impliziten Entscheidungsregel R^+Ss: "T_M- wenn der erste aus einer Serie von s Tests negativ ist, T_M+ wenn alle s Tests positiv sind" führt zu einer guten Spezifität der Testung (Gardner et al., 2000 [76]). Einer bildlichen Modellvorstellung folgend könnten die s positiven Einzeltests hier als "Hürden" auf dem Weg zur Deklaration von T_M+ angesehen werden, während die Deklaration von T_M- auf jeder Stufe der Testung möglich ist (Abb. 1.5). Im Gegensatz hierzu stehen die Verhältnisse beim negativ-sequenziellen Testverfahren mit der Regel R^-Ss: "T_M- wenn alle s Tests negativ sind, T_M+ wenn der erste der s Tests positiv ist". Hier müssen die Hürden von s negativen Einzeltestergebnissen genommen werden, bevor T_M- deklariert wird. Auf jeder Stufe der Testung führt ein positives Einzelergebnis zum Abbruch der Testung mit der abschließenden Diagnose

T_M+. Das negativ-sequenzielle Testen impliziert eine gute Sensitivität des multiplen Tests.

4.2.3 Modellbasierte Schätzungen

Bei der formalen Betrachtung der diagnostischen Eigenschaften von multiplen Diagnosetests haben die Sensitivitäten und Spezifitäten der Einzeltests eine zentrale Bedeutung. Allerdings treten hier Komplikationen auf, wenn die Testfehler nicht als unabhängig betrachtet werden können. Inhaltlich ist die Annahme der Unabhängigkeit von Testfehlern jedoch vor allem dann unberechtigt, wenn die Tests auf ähnlichen Detektionsprinzipien beruhen. Handelt es sich beispielsweise bei den Tests um zwei serologische Verfahren zum Nachweis spezifischer Serum-Antikörper, so ist in der Regel *nicht* von unabhängigen Testfehlern auszugehen, da bestimmte biologische Einflussfaktoren (z.B. Immundefizite oder Infektionen mit kreuzreagierenden Erregern; Abschnitt 2.2.3) gleichermaßen zu Testfehlern in beiden Tests führen können. Werden Diagnosetests kombiniert, die auf unterschiedlichen Detektionsprinzipien beruhen (z.B. bakteriologischer Erregernachweis und Antikörper-Nachweis) könnte eine Unabhängigkeit der Testfehler unterstellt werden. Wo von einer bedingten Unabhängigkeit der Testbefunde *nicht* ausgegangen werden kann, sollten Fehlerkorrelationen (Abschnitt 4.2.4) bei den im nächsten Abschnitt behandelten Entscheidungsanalysen berücksichtigt werden.

Parallele Diagnosetests mit unabhängigen Testfehlern

Durch Multiplikation der jeweiligen bedingten Wahrscheinlichkeiten können die Eintrittswahrscheinlichkeiten der Befundkombinationen und somit auch die Sensitivität und Spezifität des multiplen Tests hergeleitet werden. Bei Paralleltestung mit der Grenzwertregel RP1 sind die diagnostischen Parameter des multiplen Tests

$$Se_M \;\; = 1 - \prod_{i=1}^{s}(1 - Se_i)$$

$$Sp_M \;\; = \;\;\; \prod_{i=1}^{s} Sp_i.$$

Für die RPs-Interpretation dagegen gilt

$$Se_M \;\; = \;\;\; \prod_{i=1}^{s} Se_i$$

$$Sp_M \;\; = 1 - \prod_{i=1}^{s}(1 - Sp_i).$$

Beispiel 4.2 (Parallele diagnostische Testung)
Die Sensitivitäten zweier Diagnosetests seien $Se_1 = Se_2 = 0.8$ und die Spezifitäten seien $Sp_1 = 0.9$ und $Sp_2 = 0.95$. Unter der Voraussetzung der Unabhängigkeit von Testfehlern wäre anzunehmen, dass 80% der falsch negativen Befunde des einen Tests durch den anderen Test aufgedeckt würden. Bei Paralleltestung mit der Grenzwertregel RP1 würde sich $Se_M = 1 - (1 - Se_1)(1 - Se_2) = 0.96$ sowie $Sp_M = Sp_1 Sp_2 = 0.855$ ergeben. Bei Anwendung der RP2 Regel würde sich $Se_M = Se_1 Se_2 = 0.64$ und $Sp_M = 1 - (1 - Sp_1)(1 - Sp_2) = 0.995$ ergeben.

In Beispiel 4.2 führt die Paralleltestung mit der Regel RP1 zu einem multiplen Diagnosetest mit deutlich besserer Sensitivität und geringfügig verschlechterter Spezifität gegenüber den Einzeltests. Unter Anwendung der RP2-Regel verliert der multiple Test dramatisch an Sensitivität und gewinnt geringfügig an Spezifität gegenüber den Einzeltests. Eine Entscheidungsanalyse könnte durchgeführt werden, um die möglichen Entscheidungsregeln RP1 und RP2 zu evaluieren. Hierzu müssen Annahmen über die erwartete Prävalenz und den relativen Wert richtig positiver (RPW), falsch positiver (FPW), richtig negativer (RNW) und falsch negativer (FNW) Testbefunde getroffen werden. In dem hypothetischen Beispiel sei die Prävalenz in der Zielpopulation $P = 0.1$ und RPW=RNW= 1 und FPW=FNW= -1 (d.h., es gibt keine Präferenz zwischen den Parametern Sensitivität und Spezifität). Die Entscheidungsanalyse kann durch einen Entscheidungsbaum visualisiert werden (Abb. 4.3; erstellt mit Data 3.5, Treeage, 1999 [242]). Durch Addition der ausmultiplizieren Eintrittswahrscheinlichkeiten mit den jeweiligen Endpunktwerten für jede der Entscheidungsoptionen können diese evaluiert werden (*Folding back*). Für Beispiel 4.2 ergeben sich für die Optionen RP1 und RPs Werte von 0.731 und 0.919. Dieses Ergebnis besagt, dass unter den gegebenen Annahmen eine RPs-Interpretation sinnvoller ist. Durch systematische Veränderung des Prävalenz-Parameters P kann dessen Einfluss auf die Entscheidung zwischen RP1 und RPs untersucht werden (*"Sensitivitätsanalyse"*). Hierbei kann der kritische Wert $P = 0.304$ gefunden werden, bei dessen Überschreitung die Entscheidung zu Gunsten von RP1 revidiert wird (*Break-even point*).

Sequenzielle Diagnosetests mit unabhängigen Testfehlern

Jeweils unter Annahme der bedingten Unabhängigkeit gilt bei positiv-sequenzieller Testung

$$Se_M = \prod_{i=1}^{s} Se_i$$

$$Sp_M = 1 - \prod_{i=1}^{s} (1 - Sp_i)$$

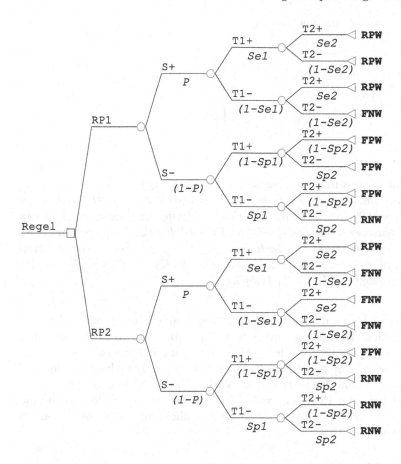

Abb. 4.3. Entscheidungsbaum-Analyse für einen parallel durchgeführten multiplen Diagnosetest mit $s = 2$ Einzeltests (**T1**, **T2**) und der Entscheidung (quadratischer Entscheidungsknoten) zwischen der Regel RP1 und RP2 unter der Annahme der bedingten Unabhängigkeit. Der Status S sowie die Einzeltestbefunde (bezeichnet über den Abzweigungen ausgehend von runden Wahrscheinlichkeitsknoten) sind Zufallsereignisse mit Eintrittswahrscheinlichkeiten (bezeichnet unter den Abzweigungen), die in der Summe für jede Aufzweigung eins ergeben. Bei jeder Regel gibt es 8 mögliche Befundkombinationen, die an Hand der Werte (dreieckige Endknoten) für ein richtig positives (RPW), falsch positives (FPW), richtig negatives (RNW) oder falsch negatives (FNW) Ergebnis beurteilt werden können.

und bei negativ-sequenzieller Testung

$$Se_M = 1 - \prod_{i=1}^{s}(1 - Se_i)$$

$$Sp_M = \prod_{i=1}^{s} Sp_i.$$

Beispiel 4.3 (Sequenzielle diagnostische Testung)
*Zu den zwei in Beispiel 4.2 genannten Diagnosetests tritt ein dritter mit $Se_3 =$
0.7 und $Sp_3 = 0.99$ hinzu. Unter der Voraussetzung der Unabhängigkeit von
Testfehlern zwischen allen Tests soll eine Entscheidung zwischen positiv- (^+S)
und negativ-sequenzieller (^-S) Testung getroffen werden. Wegen der direkten
Testkosten für die drei Diagnosetests, $K_1 = 0.01$, $K_2 = 0.02$ und $K_3 = 0.03$
sei die Reihenfolge auf T_1, T_2, T_3 festgelegt.*

Auch in Beispiel 4.3 kann mittels Entscheidungsanalyse eine optimale Variante
der sequenziellen Testung gefunden werden, wobei nun auch die direkten
Testkosten berücksichtigt werden (Abb. 4.4). Unter Beibehaltung sämtli-
cher vorher getroffener Annahmen kann der Wert der Entscheidung der $^+$S-
Variante mit 0.87 und der Wert der $^-$S-Variante mit 0.67 angegeben werden.
Demnach ist bei einer Prävalenz von 0.1 die positiv-sequenzielle Testung die
bessere Option. Ist $P > 0.24$, so sollte die Entscheidung zu Gunsten von $^-$S
revidiert werden.

Anzahl verschiedener Teststrategien

Die Anzahl verschiedener Teststrategien k bei einer festgelegten *maximalen*
Anzahl von Einzeltests s ergibt sich aus der Anzahl möglicher Einzeltests s,
der Anzahl möglicher Paralleltests

$$k_P = \sum_{i=2}^{s} \binom{s}{i} i$$

(2 oder 3 oder ... oder s Tests mit der Interpretation RP1, RP2, ..., RPs) und
der Anzahl sequenzieller Tests

$$k_S = \sum_{i=2}^{s} 2 \binom{s}{i} i!$$

(2 oder 3 oder ... oder s Tests in jeder möglichen Reihenfolge mit $^+$S oder
$^-$S-Interpretation), so dass $k = s + k_P + k_S$ ist. Hierbei sind komplexe

Tabelle 4.1. Anzahl möglicher Paralleltests, Sequenzialtests und Teststrategien insgesamt unter Verwendung von s Einzeltests.

Einzeltests	Paralleltests	Sequenzialtests	Gesamt
2	2	4	8
3	9	24	36
4	28	120	152
5	75	640	720
6	186	3 900	4 092
7	441	27 384	27 832
8	1 016	219 184	220 208
9	2 295	1 972 800	1 975 104
10	5 110	19 728 180	19 733 300

Interpretationsregeln für parallele Tests und Kombinationsmöglichkeiten von parallelen und sequenziellen Tests nicht berücksichtigt. Für $s = 3$ ergeben sich $k = 3 + 9 + 24 = 36$ mögliche Teststrategien. Diese Gesamtanzahl nimmt mit größerem s stark zu (Tab. 4.1), was zu praktischen Problemen bei der Optimierung einer Teststrategie führt.

4.2.4 Korrelation von Testfehlern

Eine meist unerwünschte bedingte Abhängigkeit zwischen den zwei Diagnosetests liegt vor, wenn die Messwerte *innerhalb* der Stichproben von $S+$ und $S-$ miteinander korreliert sind (bedingte Korrelation[1]). Für die weitere Darstellung sei angenommen, dass zwei Diagnosetests an Hand einer verbundenen Stichprobe simultan evaluiert wurden. Der Sachverhalt einer verbundenen Stichprobe liegt vor, wenn für die individuellen Analyseeinheiten der Stichprobe tatsächlich beide Testergebnisse vorliegen. Für die Subpopulationen $S+$ und $S-$ können dann jeweils vier Befundkombinationen mit den jeweiligen beobachteten Häufigkeiten angegeben werden (Abb. 4.5). Nach Gardner et al. (2000 [76]) ist die Sensitivitäts-Korrelation definiert als

$$\gamma_{Se} = \Pr(T_1+, T_2+ \mid S+) - Se_1 \, Se_2 \tag{4.3}$$

$$\hat{\gamma}_{Se} = \hat{p}_{111} - \widehat{Se}_1 \, \widehat{Se}_2.$$

---

[1] Betrachtet man eine gepoolte Stichprobe aus Tieren mit $S+$ und $S-$ Status, wird man eine durch den wahren Status verursachte Korrelation zwischen zwei Diagnosetests feststellen. Eine Schichtung in $S+$ und $S-$ hebt diese Korrelation auf und ermöglicht die Schätzung der bedingten Korrelationen, getrennt für die zwei Schichten.

und die Spezifitäts-Korrelation als

$$\gamma_{Sp} = \Pr(T_1-, T_2- \mid S-) - Sp_1\, Sp_2 \qquad (4.4)$$

$$\hat{\gamma}_{Sp} = \hat{p}_{222} - \widehat{Sp}_1\, \widehat{Sp}_2.$$

Bezogen auf die Diagnose des Status $S+$ kann die Korrelation von Testfehlern (hier Sensitivitäts-Korrelation) als Differenz zwischen der tatsächlichen und der unter Annahme von unabhängigen Testfehlern zu erwartenden Wahrscheinlichkeit einer übereinstimmend positiven Diagnose der beiden Tests definiert werden. Die Definition der Korrelation von Testfehlern beim Nachweis des Status $S-$ (Spezifitäts-Korrelation) erfolgt sinngemäß. Die Korrelationen sind begrenzt durch

$$\max(-(1-Se_1)(1-Se_2), -Se_1 Se_2) \le \gamma_{Se} \le \min(Se_1(1-Se_2), Se_2(1-Se_1))$$

$$\max(-(1-Sp_1)(1-Sp_2), -Sp_1 Sp_2) \le \gamma_{Sp} \le \min(Sp_1(1-Sp_2), Sp_2(1-Sp_1)).$$

4.2.5 Güteschätzung bei abhängigen Testfehlern

Die Definitionsformeln und Stichprobenschätzer für die Güteindizes eines parallelen multiplen Diagnosetests mit abhängigen Testfehlern und der Interpretationsregel RP1 lauten

$$Se_M = 1 - (1-Se_1)(1-Se_2) - \gamma_{Se} \qquad (4.5)$$
$$\widehat{Se}_M = 1 - \hat{p}_{111}$$

$$Sp_M = Sp_1 Sp_2 + \gamma_{Sp} \qquad (4.6)$$
$$\widehat{Sp}_M = \hat{p}_{222}.$$

Bei positiv-sequenzieller Anwendung der zwei Tests ist

$$Se_M = Se_1 Se_2 + \gamma_{Se} \qquad (4.7)$$
$$\widehat{Se}_M = \hat{p}_{111}$$

$$Sp_M = 1 - (1-Sp_1)(1-Sp_2) - \gamma_{Sp} \qquad (4.8)$$
$$\widehat{Sp}_M = 1 - \hat{p}_{111}$$

(Gardner et al., 2000 [76]). Die Gleichungen (4.5) und (4.6) besagen, dass die Sensitivität eines parallelen (RP1) Diagnosetests durch die Korrelation von falsch negativen Testergebnissen *abnimmt*, während die Spezifität eines parallelen Tests durch eine Korrelation von falsch positiven Testergebnissen *zunimmt*. Dies kann an Hand der schematischen Darstellung der RP1-Entscheidungsregel (Abb. 4.3, obere Hälfte) veranschaulicht werden. Der "kritische Wahrscheinlichkeitsknoten" für den Erhalt eines falsch negativen Befunds des multiplen Tests (T_2 nach $S+$ und T_1-) erhält durch die Sensitivitäts-Korrelation eine größere Wahrscheinlichkeit für T_2-, was zu einem größeren Anteil von falsch negativen Befunden, also zu einer schlechteren Se_M führt. Der "kritische Wahrscheinlichkeitsknoten" für den Erhalt eines falsch positiven Befunds (T_2 nach $S-$ und T_1-; T_2 nach $S-$ und T_1+ ist bei der RP1-Regel nicht kritisch) erhält durch die Spezifitäts-Korrelation eine größere Wahrscheinlichkeit für T_2-, was zu einem größeren Anteil von richtig negativen Befunden, also zu einer besseren Sp_M führt. Die Gleichungen (4.7) und (4.8) zeigen, dass beim positiv-sequenziellen Diagnosetest diese Verhältnisse gerade umgekehrt sind.

Für die Optimierung einer Teststrategie liefern diese Ergebnisse wichtige Anhaltspunkte. Stehen nur zwei eng verwandte Diagnosetest (z.B. zwei Antikörper-Nachweistests) zur Verfügung, so muss mit einer relativ hohen Korrelation von Testfehlern gerechnet werden. So könnte eine Immunschwäche vorliegen, die zu einem Mangel an spezifischen Antikörpern führt, der sich auf beide Tests gleichermaßen auswirkt. Gemäß (4.6) und (4.7) wäre bei einer *parallelen* Anwendung dieser Tests mit einer eher verbesserten Spezifität und bei einer *sequenziellen* Anwendung mit einer eher verbesserten Sensitivität zu rechnen. Umgekehrt muss eine Verschlechterung der Sensitivität bei paralleler Testung und eine Verschlechterung der Spezifität bei sequenzieller Testung erwartet werden. Jensen und Abel (1999 [133]) weisen auf den Aspekt der abnehmenden Spezifität des multiplen Tests bei Paralleltestung und Verwendung von PR1 hin.

4.3 Evaluierung in Abwesenheit eines Goldstandards

Die bisherigen Ausführungen basierten stets auf der Prämisse, dass eine Referenzdiagnostik ("Goldstandard") zur Klassifikation der wahren Merkmalsausprägung S zur Verfügung steht. Recht häufig wird jedoch gerade von einem neu entwickelten Diagnosetest eine Überlegenheit gegenüber bekannten Verfahren erwartet. Wird nun der neue Test an Hand eines Referenztests validiert, der selbst fehlerbehaftet ist, so wird die Sensitivität und Spezifität des neuen Tests systematisch verschätzt (Informationsbias, s. Abschnitt 3.3.2). Eine Korrektur ist möglich, wenn die Testleistung des Referenztests bekannt ist. Aus den Ausführungen in Abschnitt 4.2 kann abgeleitet werden, dass tendenziell mit einer Unterschätzung der Güte des neuen Tests gerechnet werden muss, wenn die Testfehler der beiden Diagnosetests unabhängig sind, während bei abhängigen Testfehlern eine Überschätzung zu erwarten ist (siehe hierzu auch Alonzo und Pepe, 1999 [4]).

Die Übereinstimmung von zwei Diagnosetests kann an Hand einer Vierfeldertafel mit den absoluten Häufigkeiten $a, \ldots, d$, analog zu Abb. 1.2 (S. 5) dargestellt werden. Unter Verwendung der beobachteten Übereinstimmung $p_o = (a + d)/n$ und der unter vollständiger (bedingter und unbedingter) Unabhängigkeit der zwei Diagnosetests erwarteten Übereinstimmung $p_e = (a + b)(a + c)/n + (c + d)(b + d)/n$ kann der Kappa-Koeffizient (Cohen, 1960 [45])

$$\kappa = \frac{p_o - p_e}{1 - P_e}$$

berechnet und als Maß für Übereinstimmung gewertet, die über die rein zufällige Übereinstimmung hinausgeht (Landis und Koch, 1977 [146]). Für Aussagen über die diagnostische Güte von zwei Diagnoseverfahren bei der Anwendung für eine Stichprobe mit unbekannter Prävalenz P ist der Kappa-Koeffizient jedoch wenig geeignet. Ursächlich für eine beobachtete Korrelation von Testbefunden sind der Status S (daher auch P), die diagnostische Güte der zwei Tests (Se, Sp) sowie das Ausmaß der Fehlerkorrelationen (γ_{Se}, γ_{Sp}). Werden die Eintrittswahrscheinlichkeiten der vier Zellen der Befundmatrix mit

$$\Pr(T_1+, T_2+) = [Se_1 Se_2 + \gamma_{Se}]P + [(1 - Sp_1)(1 - Sp_2) + \gamma_{Sp}](1 - P)$$
$$\Pr(T_1-, T_2+) = [(1 - Se_1)Se_2 - \gamma_{Se}]P + [Sp_1(1 - Sp_2) - \gamma_{Sp}](1 - P)$$
$$\Pr(T_1+, T_2-) = [Se_1(1 - Se_2) - \gamma_{Se}]P + [(1 - Sp_1)Sp_2 - \gamma_{Sp}](1 - P)$$
$$\Pr(T_1-, T_2-) = [(1 - Se_1)(1 - Se_2) + \gamma_{Se}]P + [Sp_1 Sp_2 + \gamma_{Sp}](1 - P)$$

parameterisiert (Gardner et al., 2000 [76]), kann dieser Zusammenhang numerisch oder grafisch veranschaulicht werden. Zur Illustration sei ein einfaches Szenario betrachtet, bei dem $Se_1 = Se_2 = Sp_1 = Sp_2 = \theta$ sowie $\gamma_{Se} = \gamma_{Sp} = \gamma$ ist. Es zeigt sich in diesem Szenario, dass der Kappa-Koeffizient eine quadratische Funktion der Prävalenz ist, wobei Maximalwerte bei $P = .5$ erreicht werden (Abb. 4.6). Minimalwerte von Null gelten für den Fall der bedingten Unabhängigkeit ($\gamma = 0$) in geschichteten Subpopulationen $S+$ (hier ist $P = 1$) und $S-$ (hier ist $P = 0$). Generell werden höhere Werte für Kappa erreicht, wenn die diagnostische Leistung der Tests gegen eins strebt und wenn eine Korrelation von Testfehlern ($\gamma > 0$) vorliegt.

4.3.1 Problemstellung und Lösungsansatz

In vielen Situationen sind Sensitivität und Spezifität der beteiligten Tests gänzlich unbekannt oder zumindest für die betreffende Zielpopulation nicht geschätzt worden. Praktikabel dagegen ist die Anwendung von zwei (oder mehr) Diagnosetests an zwei (oder mehr) unabhängigen Stichproben verschiedener (Sub-)Populationen, mit unbekannten aber verschiedenen Prävalenzen. Vorausgesetzt seien ferner verbundene Stichproben (Ergebnisse aller Diagnosetests liegen für alle Elemente der Stichproben vor). Nun bezeichne R die Anzahl der Diagnosetests und S die Anzahl der untersuchten Populationen, aus denen jeweils eine Stichprobe mit latenter Mischung aus kranken $(S+)$ und gesunden $(S-)$ Individuen zur Abschätzung der Güteparameter der Diagnosetests gewonnen wurde. Ein Problem besteht darin, dass der Anzahl der zu schätzenden Parameter $S(2R+1)$ nur $S(2^R-1)$ Freiheitsgrade gegenüberstehen (Walter und Irwig, 1988 [251]). Geht man ferner davon aus, dass die Diagnosetests nicht bedingt voneinander unabhängig sind, erhöht sich die Anzahl der zu schätzenden Parameter um die entsprechende Anzahl von (populationsspezifischen) Korrelationen auf $S\left[2\left(R+\binom{R}{2}\right)+1\right]$. Die Se-Korrelation und Sp-Korrelation der Tests i und j ist in Abschnitt 4.2 definiert.

Als Beispiel sei $R=S=2$ gewählt. Jede der 2 Populationen liefert eine Vierfeldertafel mit der empirischen gemeinsamen Verteilung der 2 Testergebnisse, was zu $2(2^2-1)=6$ Freiheitsgraden führt. Die Anzahl der zu schätzenden Parameter beträgt $2[2(3)+1)]=14$ unter Berücksichtigung der Korrelationen, bzw. $2(2\cdot2+1)=10$ unter der Annahme, dass die Korrelationen Null sind. Für eine weitergehende Einschränkung des Parametervektors wird häufig unterstellt, dass Se und Sp eines Diagnosetests in den untersuchten Populationen (unbekannt aber) konstant sei. Daraus ergeben sich insgesamt 6 zu schätzende Parameter: Se_1, Sp_1, Se_2, Sp_2 (die Güteeigenschaften der zwei Tests) sowie P_1 und P_2 (die Prävalenzen in den zwei Populationen). Dieses 6-Parameter-Modell wird im Folgenden als "einfaches 2P2T-Modell" bezeichnet.

4.3.2 Latente-Klasse-Modell

Angesichts der 6 Freiheitsgrade können die Parameter des einfachen 2P2T-Modells als identifizierbar angesehen werden sofern $P_1 \neq P_2$ ist und mit Hilfe eines Latente-Klasse-Modells gelöst werden. Die 8 erwarteten Häufigkeiten e_{ijk}, mit den Indizes $i, j, k = 1, 2$ für Test 1 (1=positiv, 2=negativ), Test 2 (1=positiv, 2=negativ) und Population (1=Pop.1, 2=Pop. 2) können als Funktion des Parametervektors $\theta' = [Se_1, Sp_1, \ldots, P_2]$ angegeben werden,

$$e_{111} = n_{..1}\left[P_1 Se_1 Se_2 + (1-P_1)(1-Sp_1)(1-Sp_2)\right]$$
$$\ldots \tag{4.9}$$
$$e_{222} = n_{..2}\left[P_2(1-Se_1)(1-Se_2) + (1-P_2)Sp_1 Sp_2\right],$$

wobei $n_{..k}$ die $k$te Tafelsumme bezeichnet. Durch Gleichsetzen der erwarteten Häufigkeiten mit den entsprechenden beobachteten Häufigkeiten o_{ijk} der 8

Tafelzellen kann das Gleichungssystem für die 6 unbekannten Parameter θ aufgelöst werden (Momentenschätzung). Aufgrund vorteilhafter statistischer Eigenschaften wird jedoch die Maximum-Likelihood (ML)-Schätzung bevorzugt, wobei der Vektor θ_{ML} gefunden wird, welcher die Likelihoodfunktion (L), oder besser die Log-Likelihoodfunktion (4.10) der Parameter, gegeben o_{ijk}, maximiert.

$$L(\theta) = \prod_{i,j,k} (e_{ijk})^{o_{ijk}}$$

$$\log L(\theta) = \sum_{i,j,k} o_{ijk} \log e_{ijk} \tag{4.10}$$

$$= o_{111} \log[P_1 Se_1 Se_2 + (1 - P_1)(1 - Sp_1)(1 - Sp_2)] + \ldots +$$

$$o_{222} \log[P_2(1 - Se_1)(1 - Se_2) + (1 - P_2)Sp_1 Sp_2]$$

Die Maximierung von (4.10) erfordert iterative Verfahren, wie beispielsweise den Estimation-maximisation (EM) oder Newton-Raphson (NR) Algorithmus (Walter und Irwig, 1988 [251]; Enoe et al., 2000 [63]), die in der Regel eine Identifizierbarkeit des Schätzproblems voraussetzen.

Beispiel 4.4 (Evaluierung eines Diagnosetests ohne Goldstandard)
Georgiadis et al. (1998 [78]) untersuchten insgesamt 162 Regenbogenforellen aus zwei Populationen mikroskopisch (T_1) und mit der Polymerase-Kettenreaktion (T_2) auf eine Infektion mit Nucleospora salmonis. *Beide Tests wurden als möglicherweise fehlerbehaftet angesehen. Aus den Untersuchungsergebnissen (Abb. 4.7) sollen die Sensitivität und Spezifität der diagnostischen Verfahren, sowie die zwei Prävalenzen geschätzt werden.*

Unter der Annahme von konstanten Testeigenschaften in den zwei Populationen von Regenbogenforellen sowie unter der Voraussetzung, dass die zwei Diagnoseverfahren bedingt unabhängig voneinander sind (*Se*- und *Sp*-Korrelationen gleich null) haben Georgiadis et al. (1998 [78]) eine ML-Schätzung der 6 unbekannten Parameter mittels NR- und EM-Algorithmus vorgenommen. Der Lösungsvektor

$$\widehat{\theta}_{NR} = \begin{bmatrix} \widehat{Se_1} = 1.000 \\ \widehat{Sp_1} = 0.999 \\ \widehat{Se_2} = 0.111 \\ \widehat{Sp_2} = 1.000 \\ \widehat{P_1} = 0.025 \\ \widehat{P_2} = 1.000 \end{bmatrix}$$

wurde unter Verwendung der additiven Konstante 0.185 für alle o_{ijk} ($\log L = -24.5$) mittels NR-Algorithmus gefunden, während

$$
\widehat{\theta}_{EM} = \begin{bmatrix}
\widehat{Se}_1 = 1.000 \\
\widehat{Sp}_1 = 0.977 \\
\widehat{Se}_2 = 0.111 \\
\widehat{Sp}_2 = 1.000 \\
\widehat{P}_1 = 0.000 \\
\widehat{P}_2 = 0.898
\end{bmatrix}
$$

mittels EM-Algorithmus ohne Addition einer Konstanten zu den Tafelwerten ($\log L = -14.5$) ermittelt wurde. Die Annahme der bedingten Unabhängigkeit der zwei Diagnoseverfahren ist angesichts der grundsätzlich verschiedenen Nachweisprinzipien plausibel.

Die simultane Schätzung der bedingten Korrelationen zusammen mit den anderen Parametern in einem 2P2T-Modell ist mit den Methoden der klassischen Inferenz nicht möglich, da die Anzahl der zu schätzenden Parameter zu groß ist und das Schätzproblem statistisch nicht identifizierbar ist. Mit Bayes-Verfahren, bei denen mit Prioriverteilungen der zu schätzenden Parameter gearbeitet wird, kann dieses Problem behandelt werden (Dendukuri und Joseph, 2001 [53]).

In einer Validierungsstudie konnte gezeigt werden, dass selbst bei einer Parameterisierung des 2P2T-Modells mit sieben Parametern (verschiedene Sensitivitäten eines Tests in den zwei Populationen) mit Hilfe des Maximum-Likelihood-Kriteriums sinnvolle Schätzungen erzielt werden können (Anhang B.6).

4.4 Meta-Analyse diagnostischer Tests

Selten basiert die Evidenz für die diagnostische Leistungsfähigkeit eines Diagnosetests auf einer einzelnen Evaluierungsstudie. Üblicherweise werden vor der Anwendung eines Tests publizierte, wenn möglich auch nicht publizierte, Schätzungen der *Se* und *Sp* des in Frage kommenden Tests in einer kommentierten Literaturübersicht zusammengestellt. In einer *quantitativen Literaturstudie* werden numerische Verfahren zur Synthese von Primärergebnissen angewendet. Die Qualitätssicherung der quantitativen Literaturstudie erfolgt durch die Anwendung von Ein- und Ausschlußkriterien, über eine an Qualitätsmerkmalen orientierte Gewichtung, über die Verwendung von Qualitätsmerkmalen als erklärende Variablen oder durch eine sinnvolle Kombination dieser Maßnahmen (Petitti, 1994 [199], S. 84ff). In einer *multizentrischen Evaluierungsstudie* dagegen wird die Evaluierung eines Diagnosetests unter Einbeziehung verschiedener Laboratorien und Referenzpopulationen geplant durchgeführt. Unerwünschte Studienbedingungen können durch das

Studienprotokoll und durch eine aktive Qualitätssicherung weitgehend ausgeschlossen werden. Für quantitative Diagnosetests ist charakteristisch, dass die
Parameter Se und Sp von der Auswahl eines Grenzwerts abhängen (Abschnitt
5.1). Hieraus ergibt sich eine Komplikation bei der Zusammenfassung von
einzelnen Ergebnissen der beiden Parameter in zwei summarische Gütemaße,
denn $\widehat{Se}$ und $\widehat{Sp}$ sind bedingt durch Auswahl eines Grenzwerts negativ
miteinander korreliert.

Unter dem Begriff der *Meta-Analyse diagnostischer Tests* (MADT) werden
verschiedene numerische Methoden zusammengefasst, deren Ziele und Ansätze
hier nur grob skizziert werden sollen. Die Meta-Analyse selbst ist eine Samm-
lung von Methoden zur statistischen Zusammenfassung der Ergebnisse von
mindestens zwei unabhängigen Einzelstudien mit dem Ziel einer gegenüber
der Analyse der Einzelstudien verbesserten Macht (*Power*) der statistischen
Inferenz (Everitt, 1998 [64]). In der allgemeinen Sprechweise werden die
Parameter, die mit Hilfe der Meta-Analyse zusammengefasst werden sollen
als "Effekte" oder "Effektmaße" bezeichnet.

Im Folgenden werden Ziele der MADT aufgezeigt (Abschnitt 4.4.1) und
nach Einführung der notwendigen Notation (Abschnitt 4.4.2) eine quantitative
Methode der MADT vorgestellt (Abschnitt 4.4.3). Mögliche Ursachen einer
Heterogenität in den Primärergebnissen von quantitativen Literaturstudien
oder multizentrischen Evaluierungsstudien werden benannt (Abschnitt 4.4.4).
In Anhang B.4 wird ein spezielles Beispiel einer MADT aufgeführt.

4.4.1 Ziele der Meta-Analyse diagnostischer Tests

Modifiziert nach Irwig et al. (1994 [125], 1995 [124]) können folgende Ziele der
MADT angegeben werden.

(i) Die zusammenfassende Abschätzung von Güteparametern zur Charakterisierung eines Tests auf der Grundlage einzelner Primärstudien (*Parameterschätzung*).
(ii) Die Untersuchung des Zusammenhangs zwischen Studiendesign und den
Güteparametern (*Studienvalidität*).
(iii) Die Untersuchung des Zusammenhangs zwischen den Charakteristika
der Referenzpopulation und den Güteparametern (*Extrapolationsmöglich-
keit*).

Bei der Parameterschätzung (i) verspricht man sich von der breiteren Ab-
deckung von Randbedingungen (Referenzpopulationen, Laborbedingungen,
Studiendesign) ein besonders realistisches Ergebnis. Bei der statistischen
Inferenz stellt sich jedoch die Frage, auf welche Grundgesamtheit von Referenzpopulationen und/oder Laborbetrieben die Ergebnisse bezogen werden
können. Insbesondere bei einer Heterogenität der Ergebnisse (s.u.) ist die
Definition der Fragestellung von entscheidender Bedeutung. Analog zu den

von Petitti (2001 [200]) formulierten möglichen Fragestellungen einer Meta-Analyse sollte für den Spezialfall der MADT unterschieden werden zwischen den Fragestellungen (a) Kann der Diagnosetest *überhaupt* eine bestimmte diagnostische Leistung erreichen? (b) Kann von dem Diagnosetest eine bestimmte diagnostische Leistung "*im Durchschnitt*" erwartet werden? und (c) Hat der Diagnosetest bezogen auf die analysierten Primärstudien eine bestimmte durchschnittliche diagnostische Leistung erbracht?

Die Untersuchung der Studienvalidität (ii) zielt darauf ab, Faktoren zu identifizieren, die zu einer Über- oder Unterschätzung von Güteparametern führen und erfordert ein solides wissenschaftliches Konzept für die Wirkungsweise von Mängeln und Verzerrungsfehlern. Würden beispielsweise Primärstudien ohne Blindtestungen im Durchschnitt signifikant erhöhte diagnostische Parameter aufweisen, so wäre dies als ein Hinweis auf einen Subjektivitätsbias (Abschnitt 3.4) zu werten. Eine tatsächlich bessere diagnostische Leistung bei Studien ohne Blindtestung wäre nach diesem Konzept nicht identifizierbar.

Ein wesentlicher Aspekt ist die Möglichkeit zur Extrapolation (iii) von den Ergebnissen der MADT auf reale Zielpopulationen. Wenn demographische oder veterinärmedizinische Einflussfaktoren nachgewiesen sind, kann die externe Validität verbessert und Fehlschlüsse vermieden werden. Fragestellungen (ii) und (iii) zielen in erster Linie auf die Identifikation von Gründen (Einflussfaktoren) für eine *Heterogenität* ab. Solche Studien werden auch als Meta-Regressionsanalyse bezeichnet (de Vet, 2001 [51]). Obwohl die Ergebnisse solcher Studien zur Modellierung der Testgüte herangezogen werden könnten, sind Meta-Regressionsanalysen häufig durch den Gedanken motiviert, dass die Kenntnis von negativen Einflussfaktoren Hinweise zur Verbesserung der Testgüte in zukünftigen Anwendungen ermöglicht. Ein Beispiel hierfür ist die im Anhang B.4 beschriebene Studie.

4.4.2 Notation

Die Anzahl der Primärstudien der MADT sei s, die einzelnen Primärstudien sind durch den Index $i = 1, \ldots, s$ bezeichnet. Jede Primärstudie liefert genau ein Wertepaar $(\widehat{Se_i}, \widehat{Sp_i})$. Für das Beispiel der Sensitivität ist nach (3.2) $\hat{\theta}_i = a_i/(a_i + c_i)$ eine Parameterschätzung für die $i$te Primärstudie. Es sei unterstellt, dass alle Studien einem prästratifizierten Design folgen, so dass $m_{1i} = a_i + c_i$ entweder einen für die Studie i spezifischen Wert oder, im Fall einer multizentrischen Studie, möglicherweise auch einen konstanten Wert m_1 hat. Letztere Annahme soll zur Vereinfachung der Darstellung getroffen werden. Eine naive Form der Zusammenfassung der Primärstudien ist der *gepoolte* Schätzer

$$\hat{\theta}_p = \sum_{i=1}^{s} a_i / \sum_{i=1}^{s} m_{1i}.$$

4.4.3 Quantitative Zusammenfassung von Güteparametern

Eine angemessene Zusammenfassung der diagnostischen Leistung erfordert
eine simultane Betrachtung der Parameter Se und Sp. Beschrieben wurden
gewichtete Mittelwerte der beiden Parameter (Carlson et al., 1994 [33]).
Verschiedene Autoren betonen allerdings, dass auf Grund der negativen
Korrelation zwischen Se und Sp eine einfache Mittelung oder der gepoolte
Schätzer zu einer systematischen Unterschätzung der Testgüte führt (Midgette
et al., 1993 [174]; Irwig et al., 1994 [125]; Irwig et al., 1995 [124]). Auf
Grund des Einflusses des Grenzwerts und der Stichprobenprävalenz kann es zu
paradoxen Ergebnissen bei der Synthese von Befundmatrizen kommen (sog.
Simpson-Paradox; Walter und Jadad, 1999 [252]). Auf die mögliche Verwendung des relativen Risikos (Mantha et al., 1994 [162]), der standardisierten
Mittelwertsdifferenz (Hasselblad und Hedges, 1995 [114]) oder des Mantel-
Haenszel Schätzers für die Zusammenfassung von diagnostischen Parametern
soll nicht weiter eingegangen werden, da sich diese Methoden nicht etabliert
haben. Von Hurblut et al. (1991 [121]) und Moses et al. (1993 [180]) wurde
die *Summary receiver-operating characteristic* (sROC)-Analyse entwickelt, die
zu einem heute gebräuchlichen meta-analytischen Maß für die Leistung eines
Diagnosetests führt und im Folgenden dargestellt werden soll.

Als Index für die diagnostische Leistungsfähigkeit des Diagnosetests in
der $i$ten Primärstudie, der Form nach ein summarischer Güteindex der logit -
transformierten Werte für $\widehat{Se}_i$ und $\widehat{Sp}_i$ (ausgehend von der "Falschpositiv-
Rate" $(1 - \widehat{Sp}_i)$), ist die Differenz

$$\begin{aligned}
\widehat{D}_i &= \mathrm{logit}\,(\widehat{Se}_i) - \mathrm{logit}\,(1 - \widehat{Sp}_i) \\
&= \mathrm{logit}\,(\widehat{Se}_i) + \mathrm{logit}\,(\widehat{Sp}_i) \\
&= \log(\widehat{OR}_i).
\end{aligned}$$

Dabei wird das Odds-Ratio $\widehat{OR}_i = (a_i d_i)/(b_i c_i)$ der in der $i$ten Studie
vorliegenden Vierfeldertafel verwendet[2]. Weiterhin wird als Index für die
(grenzwertbedingte) Symmetrie der Gewichtung von Se und Sp die Summe

$$\begin{aligned}
\widehat{S}_i &= \mathrm{logit}\,(\widehat{Se}_i) + \mathrm{logit}\,(1 - \widehat{Sp}_i) \\
&= \mathrm{logit}\,(\widehat{Se}_i) - \mathrm{logit}\,(\widehat{Sp}_i)
\end{aligned}$$

berechnet. Der empirische Zusammenhang zwischen beiden Indizes wird durch
die einfache lineare Regression

---

[2] Sobald mindestens eine Schätzung $\hat{\theta}_i = 1$ ist, wird zu allen beobachteten
Häufigkeiten (a, b, c, d) der Wert 0.5 hinzugezählt (Moses et al., 1993 [180]),
um transformationsbedingte fehlende Werte zu vermeiden.

$$\widehat{D}_i = \beta_0 + \beta_1 \widehat{S}_i + \epsilon$$

untersucht. Schließlich wird mit den geschätzten Koeffizienten dieses Modells die theoretische sROC-Funktion

$$Se_i = \left\{ 1 + \exp\left[\frac{-\hat{\beta}_0}{1-\hat{\beta}_1} \right] \left(\frac{Sp_i}{1-Sp_i} \right)^{(1+\hat{\beta}_1)/(1-\hat{\beta}_1)} \right\}^{-1}$$

parameterisiert. Der Parameter $\hat{\beta}_0$ ist ein zusammenfassendes Maß für die Testgüte, während der Symmetrie-Parameter $\hat{\beta}_1$ ein zusammenfassendes Maß für den Einfluß des Grenzwerts auf die Testgüte darstellt. Schließt der 95%-Vertrauensbereich für den Symmetrieparameter Null mit ein, so kann eine symmetrische sROC-Funktion angenommen werden. In diesem Fall ist $\hat{\beta}_0$ das einzig relevante summarische Maß für die Charakterisierung der diagnostischen Leistungsfähigkeit des Diagnosetests.

4.4.4 Variabilität und Heterogenität der Primärergebnisse

Die Variabilität zwischen den Ergebnissen der Primärstudien kann durch Zufallsschwankungen und Einflussfaktoren erklärt werden, was am Beispiel des Parameters Sensitivität erläutert werden soll. Die erwartete Zufallsschwankung des Parameters ist durch die binomiale Varianz, $\mathrm{Var}(\hat{\theta}) = \theta(1-\theta)m_1$, charakterisiert, wobei θ die tatsächliche, unbekannte Sensitivität bezeichnet. Ist die beobachtete Streuung von $\hat{\theta}_i$ deutlich größer als die binomiale Varianz, so spricht man von Überdispersion (*Overdispersion*). Als Erklärung könnte angenommen werden, dass der Parameter θ selbst eine Zufallsvariable[3] ist. Unter der Annahme einer Parameter-Heterogenität würde man unterstellen, dass θ in Folge der Wirkung latenter Einflussfaktoren bestimmte Werte annimmt. Analog hierzu sind die Verhältnisse bei der Spezifität, die wahlweise für θ eingesetzt werden kann (hierbei gilt $m_2 = b+d$ als Stichprobenumfang). Zur Diagnostik der Heterogenität wird eine χ^2-Statistik mit den beobachteten Häufigkeiten a_i und den (unter Homogenität) erwarteten Häufigkeiten $m_{1i}\hat{\theta}_p$ berechnet und mit der χ^2-Verteilung mit $s-1$ Freiheitsgraden verglichen. Petitti (2001 [200]) empfiehlt, hierbei ein Signifikanzniveau von 10% zu verwenden, um eine hinreichende statistische Teststärke zu erreichen. Explorative grafische Verfahren, wie beispielsweise ein Kernel-Dichteschätzer, sind geeignet, Hinweise auf die *Struktur* (Anzahl, Mittelwerte und Anteile von Subpopulationen von Primärschätzungen) der Heterogenität zu erhalten (Böhning und Greiner, 1998 [24]). Folgende Faktoren können eine empirische Heterogenität inhaltlich erklären und daher als ursächlich für das Zustandekommen der Primärergebnisse angesehen werden:

---

[3] Der Binomialparameter wird in diesem Zusammenhang häufig als beta-verteilt angenommen.

Technische Faktoren - Variabilität durch (z.T. subtile) Modifikationen des Diagnoseverfahrens;

Laboreinflüsse - Variabilität innerhalb oder zwischen verschiedenen Laboratorien, bedingt durch Untersucher und/oder Laborinstrumente;

Populationseinflüsse - Variabilität durch eine unterschiedliche Struktur der Referenzpopulationen bezüglich diagnostisch relevanter Einflussfaktoren;

Designeinflüsse - Variabilität durch die Anwendung verschiedener Stichprobendesigns und unterschiedlicher Vermeidungsstrategien von Verzerrungsfehlern (z.B. Blindtestung);

Kontexteinflüsse - Variabilität durch unterschiedliche implizite oder explizite Gewichtung der Se und Sp.

Quantitative Literaturstudien und multizentrische Studien unterscheiden sich naturgemäß darin, welche und in welchem Ausmaß Faktoren kontrolliert werden können, die zur Variabilität beitragen. Liegt das Ziel der MADT darin, zu einer numerischen Zusammenfassung des Effektmaßes zu kommen, so ist die Heterogenität in zweierlei Hinsicht "störend". Zum einen stellt sich die Frage, ob ein meta-analytisches Maß, welches auf heterogenen Primärergebnissen (als Folge heterogener Randbedingungen) beruht, überhaupt eine praktische Bedeutung hat. So mag ein meta-analytisches "Durchschnittsmaß", in welches die Ergebnisse von Primärstudien mit heterogenen Randbedingungen einfließen, wenig geeignet sein, die Testgüte für einen konkreten Anwendungsfall abzuschätzen. Zum anderen implizieren Standardmethoden der statistischen Inferenz, wie beispielsweise sog. *Fixed effects models* (FEM), die Annahme der Unabhängigkeit und identischen Verteilung (*independently, identically distributed*, iid-Annahme) des Gütemaßes $\hat{\theta}_i$, also letztendlich eine Homogenität der Stichprobenverteilung von $\hat{\theta}_i$. Die Folge der Anwendung eines FEMs unter Heterogenität ist eine systematische Unterschätzung der Varianz des Effektmaßes und einer Überschreitung des nominalen statistischen Signifikanzniveaus bei der Konstruktion von statistischen Tests und Vertrauensbereichen[4] (McDermott et al., 1994 [171]). Zu einer statistisch korrekten Inferenz unter Heterogenität kann man durch die Verwendung eines sog. *Random effects models* (REM) gelangen (Platt et al., 1999 [201]). Fixed effects models sieht Petitti (2001 [200]) als geeignet an, Fragestellungen (a) und (c) (Abschnitt 4.4.1) zu untersuchen, während Fragestellung (b) ein Random effects model für den gültigen statistischen Schluss von der "Stichprobe" der Primärstudien auf die hypothetische Grundgesamtheit erfordert.

In der Primärliteratur werden häufig Publikationen angetroffen, in denen Diagnosetests unter (mehr oder weniger) systematisch veränderten Randbedingungen evaluiert werden. Die in einer einzelnen Publikation beschriebenen *multiplen* Schätzungen für die Güteparameter sind dann möglicherweise un-

---

[4] In der Praxis führt dies bei den statistischen Tests tendenziell zu einer unberechtigten Ablehnung von Nullhypothesen während Vertrauensbereiche tendenziell zu eng angegeben werden.

mittelbar ursächlich verantwortlich für die Heterogenität der Gütemaße in der meta-analytischen Auswertung.

Beispiel 4.5 (Meta-Analyse Trichinellose-ELISA)
Bei einer quantitativen Literaturstudie über Einflussfaktoren für die Güte von ELISA-Verfahren zum Nachweis der Trichinellose beim Mensch und bei Schweinen wurden in 9 von 12 Publikationen multiple Schätzungen der Güteparameter vorgenommen; insgesamt liegen 27 Schätzungen der Sensitivität und 56 Schätzungen der Spezifität vor (Greiner et al., 2002 [108]). In Anhang B.4 wird eine Untersuchung auf Einflussfaktoren für die Güteparameter unter Berücksichtigung von Heterogenität (Abb. 4.8) und multiplen Parameterschätzungen vorgestellt.

Aus der grafischen Darstellung der diagnostischen Parameter als Punktewolke im ROC-Quadrat wird die starke Streuung der Sensitivität verdeutlicht, die auf eine Heterogenität dieses Parameters hindeutet (Abb. 4.8). Auffällig ist hierbei besonders, dass einzelne Schätzungen der Sensitivität extrem niedrig (im Bereich zwischen 0 und 0.5) sind. Dieser Befund könnte theoretisch mit einer Anwendung eines ungeeigneten Grenzwerts (zu hoch) erklärt werden, da diese Punkte weitgehend einer sROC-Funktion folgen. Allerdings liegen andere Datenpunkte recht weit von der sROC-Funktion entfernt und lassen auf die Anwesenheit anderer Faktoren schließen, die zu einer Variabilität (Heterogenität?) führen (Anhang B.4). Die Spezifität zeigt deutlich weniger Variabilität. Da die sROC-Analyse nur ein Wertepaar für jede Primärstudie (Publikation) voraussetzt, wurden bei Publikationen mit multiplen Parameterschätzungen sämtliche Kombinationsmöglichkeiten einer *Se*- und *Sp*-Schätzung verwendet. Die Konsequenz dieses Verfahrens ist die Erzeugung eines (vergrößerten!) Datensatzes, für den die Annahme der Unabhängigkeit zwischen den Einzelschätzungen nicht mehr getroffen werden kann, der bei statistischer Testung zu einem Bias in Richtung signifikanter Effektgrößen führt und schließlich durch die implizierte Gewichtung von Einzelschätzungen als verzerrt angesehen werden muss (Greiner et al., 2002 [108]). In Anhang B.4 wird eine Studie zur Identifikation von Einflussfaktoren für die Sensitivität und Spezifität vorgestellt. Eine zusammenfassende Parameterschätzung wurde dort nicht angestrebt.

4.4.5 Qualitätsaspekte bei der Meta-Analyse diagnostischer Tests

Zu den häufig geäußerten Vorbehalten gegen quantitative Literaturstudien zählt, neben den Problemen im Zusammenhang mit der Heterogenität, vor allem der *Publikationsbias*. Hierbei wird angenommen, dass aus verschiedenen Gründen Studien mit einem "kritischen" Ergebnis (niedrige *Se* und/oder *Sp* bei MADT) eine geringere Wahrscheinlichkeit für eine Publikation besitzen als Studien mit einem "positiven" Ergebnis. Die Folge hiervon ist, dass bei der meta-analytischen Auswertung ein Verzerrungsfehler in Richtung des "positiven" Ergebnis auftritt. Ein grafisches Verfahren (*Funnel-Plot*) wurde zur Diagnose des Publikationsbias vorgeschlagen (Anhang B.4, Abb. B.12, S. 190).

Hinweise zur Qualitätssicherung bei der Durchführung quantitativer Literaturstudien über diagnostische Tests (oder Screeningtests) wurden von Irwig et al. (1994 [125]) und Walter und Jadad (1999 [252]) gegeben. Auch den allgemeinen Richtlinien zur Erstellung von Meta-Analysen (z.B. Greenland, 1987 [81]; L'Abbé et al., 1987 [145]; Oxman und Guyatt, 1991 [197]; Sacks et al., 1987 [216]) können wichtige Anhaltspunkte zur Qualitätssicherung entnommen werden. In der Literatur konnten keine Qualitätsanforderungen für MADT basierend auf multizentrischen Studien gefunden werden. Wichtige Qualitätsanforderungen aus Sicht des Autors sind in der folgenden Übersicht zusammengestellt (Tab. 4.2).

Tabelle 4.2. Qualitätskriterien bei der Erstellung einer Meta-Analyse diagnostischer Tests (MADT) (mod. und ergänzt n. Irwig et al., 1994 [125] und Walter und Jadad, 1999 [252]) (mit Fortsetzung auf den folgenden Seiten). Aspekte, die nur für quantitative Literaturstudien (QL) oder nur für multizentrische Studien (MZ) gelten, sind durch entsprechende Zusätze markiert.

(i) *Allgemeines*
 a) Die zu Grunde liegende diagnostische Situation (Zielpopulation, Anwendungskontext) wird erläutert.
 b) Die Zielsetzung der MADT wird definiert.
 c) Die Entscheidung zwischen einer QL- und MZ-Studie wird begründet.
(ii) *Studienprotokoll*
 a) Ein Studienplan über Literaturrecherche, Datenerfassung (einschließlich Protokoll über die Auflösung von Diskrepanzen bei Datenerfassung durch mehrere Personen) und meta-analytische Auswertung wird erstellt und eingehalten (QL).
 b) Der Suchrahmen (Datenbanken mit Jahresangaben, private Literatursammlungen, etc.) wird beschrieben (QL).
 c) Ein- und Ausschlusskriterien werden angegeben und führen nicht zu einer Verzerrung der Auswahl (QL).
 d) Die Auswahl der Referenzpopulation, die Referenzmethode, kontrollierbare Randbedingungen und die Methodik der Parameterschätzung werden festgelegt (MZ).
 e) Eine einheitliche Behandlung von nicht verwertbaren, intermediären oder anderweitig fehlenden Werten bei der Berechnung der Primärergebnisse sollte sichergestellt sein.

(iii) *Primärstudien*

    a) Alle verwendeten Primärstudien werden zitiert; alle nicht verwendeten Primärstudien werden zusammen mit den Ausschlussgründen für evtl. Nachfragen dokumentiert (QL).

    b) Die teilnehmenden Zentren der Evaluierungsstudie werden benannt und kurz charakterisiert (MZ).

(iv) *Datenerfassung*

    a) Die Methodik der Datenerfassung wird beschrieben.

    b) Duplikate (Mehrfachbeschreibung der selben Evaluierungsstudie) und Updates (wiederholte Beschreibung unter schrittweiser Änderung von Randbedingungen) werden identifiziert und eliminiert (QL).

    c) Die diagnostischen Parameter ($\widehat{Se}$, $\widehat{Sp}$) der Primärstudien werden auf numerische Plausibilität überprüft.

    d) Sind Vierfeldertafeln der Primärstudien nicht angegeben, so werden die Tafelwerte an Hand der Parameter und Stichprobenangaben reproduziert; in jedem Fall werden die Tafelwerte für die numerische Auswertung verwendet.

    e) Relevante Einflussfaktoren werden erfasst, insbesondere auch mögliche Qualitätsmerkmale.

 (v) *Explorative Auswertung*

    a) Die Primärergebnisse werden formal und grafisch auf Heterogenität untersucht.

    b) Wichtige Einflussfaktoren werden durch eine deskriptive Datenanalyse mittels numerischer und/oder grafischer Methoden veranschaulicht.

    c) Ein möglicher Publikationsbias wird untersucht (Funnel-Plot) (QL).

(vi) *Auswertung*

    a) Die numerischen Verfahren der Meta-Analyse werden unter Berücksichtigung der Fragestellung ausgewählt und hinreichend beschrieben.

    b) Summarische Güteparameter werden nach Bedarf geschichtet für verschiedene Subpopulationen (Einflussfaktoren) berechnet.

(vii) *Interpretation und Diskussion*

    a) Bei der Interpretation werden die Fragestellung und die numerischen Methoden adäquat berücksichtigt.

    b) Die Möglichkeit zur Extrapolierung der Studienergebnisse wird kritisch diskutiert.

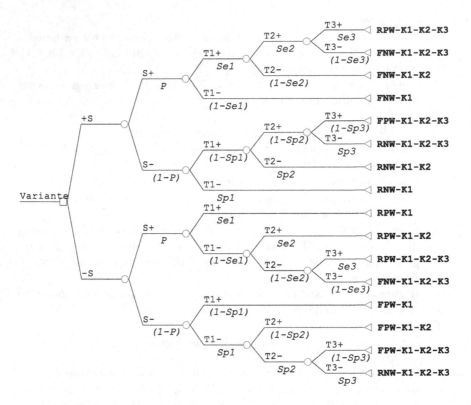

Abb. 4.4. Entscheidungsbaum-Analyse für eine positiv- ($^+$S) oder negativ-sequenzielle Variante ($^-$S) eines multiplen Tests mit $s = 3$ Einzeltests unter der Annahme der bedingten Unabhängigkeit. Bei jeder Variante des multiplen Tests gibt es 8 mögliche Befundkombinationen, die an Hand der Werte für ein richtig positives (RPW), falsch positives (FPW), richtig negatives (RNW) oder falsch negatives (FNW) Ergebnis, sowie der direkten Kosten der drei Tests (K_1, K_2, K_3) beurteilt werden können (s. Abb. 4.3 für weitere Erläuterungen).

		Testergebnis	
$S+$		T_2+	T_2-
Testergebnis	T_1+	$\hat{p}_{111}$	$\hat{p}_{121}$
	T_1-	$\hat{p}_{211}$	$\hat{p}_{221}$
$S-$		T_2+	T_2-
Testergebnis	T_1+	$\hat{p}_{112}$	$\hat{p}_{122}$
	T_1-	$\hat{p}_{212}$	$\hat{p}_{222}$

Abb. 4.5. Befundmatrizen der beobachteten Wahrscheinlich-keiten für zwei Diagnosetests (T_1, T_2) bei Tieren mit Status $S+$ und $S-$. In jeder Tafel ist die Summe der Zellen gleich eins.

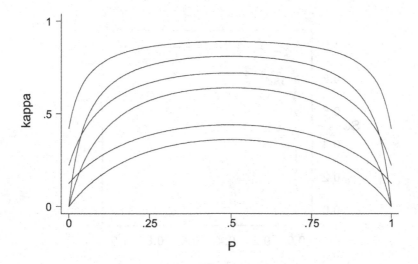

Abb. 4.6. Der Kappa-Koeffizient als Funktion der Prävalenz für zwei Diagnosetest mit $Se_1 = Se_2 = Sp_1 = Sp_2 = \theta$ und den Fehlerkorrelationen $\gamma_{Se} = \gamma_{Sp} = \gamma$ für die Szenarien $(\theta/\gamma;$ von oben nach unten) .95/.02, .95/0, .9/.02, .9/0, .8/.02 und .8/0.

Population 1		Testergebnis	
		T_2+	T_2-
Testergebnis	T_1+	0	0
	T_1-	3	129

Population 2		T_2+	T_2-
Testergebnis	T_1+	3	0
	T_1-	24	3

Abb. 4.7. Befundmatrizen der beobachteten Häufigkeiten bei der serologischen Diagnostik von *Nucleospora salmonis* bei der Regenbogenforelle mittels Mikroskopie (T_1) und Polymerase-Kettenreaktion (T_2) (Georgiadis et al., 1998 [78]; Beispiel 4.4).

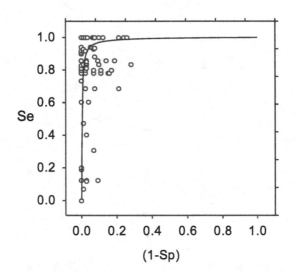

Abb. 4.8. Quantitative Literaturstudie über einen *Trichinella* Antikörper-ELISA (12 Publikationen aus den Jahren 1990 bis 1995; Greiner, 2002 [108]). Jeder Punkt repräsentiert eine Kombination einer publizierten Sensitivitäts- und Spezifitäts-Schätzung (Anhang B.4). Die sROC-Funktion (durchgezogene Linie) ist als zusammenfassendes Gütemaß dargestellt (Beispiel 4.5).

5

Festlegung von Grenzwerten und ROC Analyse

In diesem Kapitel werden Notwendigkeit und Implikationen des Grenzwerts (*Cut-off*) (Abschnitt 5.1) sowie Standardverfahren zu dessen Festlegung beschrieben (Abschnitt 5.2). Ausführlich werden Methoden zur Festlegung von Grenzwerten erläutert, die eine gleichzeitige Kontrolle über die Sensitivität und Spezifität ermöglichen (Abschnitt 5.3). Hierbei werden auch Hinweise zur Definition eines Intermediärbereichs sowie zur kontextbezogenen und geschichteten Auswahl eines Grenzwerts gegeben. Verzerrungsfehler bei der Bestimmung von Grenzwerten werden beschrieben (Abschnitt 5.4). Das Konzept des "*Intrinsic cut-offs*" wird im Zusammenhang mit Prävalenzschätzungen in epidemiologischen Studien erwähnt (Abschnitt 5.5). Die Betrachtung der Güteindizes als Funktion des Grenzwerts leitet zur *Receiver-operating characteristic* (ROC)-Analyse über, die im Zusammenhang mit einer Globalbeurteilung eines Diagnosetests, der Optimierung von Grenzwerten und des Vergleichs zweier Diagnosetests erläutert wird (Abschnitt 5.6).

5.1 Notwendigkeit und Implikationen eines Grenzwerts

Viele in der Praxis angewendete Diagnosetests liefern zunächst kein dichotomes Testresultat, sondern eine kontinuierlich (z.B. Extinktionswert beim ELISA) oder ordinal (z.B. Endpunkttiter bei einem serologischen Titrationsverfahren) verteilte Messgröße, die hier mit x bezeichnet sei. Bei solchen Testverfahren müssen Grenzwerte, d, angewendet werden, um die quantitativen Messwerte diagnostisch zu beurteilen. Häufig sind hohe Werte für x indikativ für den Status $S+$ (trifft dies nicht zu, so müssen die nachfolgenden Ausführungen entsprechend modifiziert oder die Messwerte mit $[-1]$ multipliziert werden), so dass die Beurteilungsregel

$$T+ \text{ wenn } x \geq d$$
$$T- \text{ wenn } x < d$$

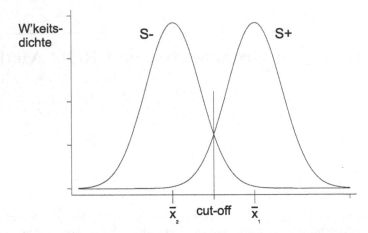

Abb. 5.1. Schematische Wahrscheinlichkeitsdichtefunktionen zur Darstellung von normalverteilten Messwerten bei Tieren mit dem Status $S+$ und $S-$. Markiert sind die Mittelwerte, die mit 1 für $S+$ und mit 2 für $S-$ indiziert sind sowie ein Grenzwert (*Cut-off*).

formuliert werden kann. Die Beurteilung eines Messwerts $x = d$ als $T+$ ist keinesfalls zwingend. In jedem Fall muss der Grenzwert durch eine Beurteilungsregel ergänzt werden, die zur Folge hat, dass $T+$ und $T-$ sich gegenseitig ausschließen (*mutually exclusive*) und gemeinsam erschöpfend (*jointly exhaustive*) sind. Durch intermediäre oder fehlende Messwerte kann es zu einer Abweichung von der letztgenannten Forderung kommen (Abschnitt 5.3.4).

Die Notwendigkeit für die Einführung eines Grenzwerts ist darin zu sehen, dass die Messgröße x kein konstanter Wert für Tiere mit Status $S+$ und $S-$ ist, sondern, in vereinfachender Betrachtung, zwei Normalverteilungen mit unterschiedlichen Mittelwerten folgt (Abb. 5.1). Die Ursachen für die Streuung der Messwerte sind an anderer Stelle ausführlich dargestellt worden (Abschnitt 2.2.2). Der Grenzwert ist keine "biologische Konstante" sondern ein willkürlich gewählter Wert (Somoza et al., 1989 [234]) zur diagnostischen Beurteilung kontinuierlicher Messdaten eines Diagnosetests unter Einhaltung bestimmter Qualitätsvorgaben bezüglich der Sensitivität und Spezifität.

Zur "Geometrie des Grenzwerts"

Das Konzept der Sensitivität und Spezifität steht mit dem Grenzwert in einem Zusammenhang, der geometrisch erläutert werden kann (Abb. 5.1). Die Verteilung der Messwerte von Tieren mit dem Status $S+$ wird durch den Grenzwert in einen Anteil richtig positiver (Fläche begrenzt durch die rechte Kurve, den Grenzwert und die Nulllinie rechts vom Grenzwert) und einen Anteil falsch negativer Resultate (Fläche begrenzt durch die rechte Kurve, den Grenzwert und die Nulllinie links vom Grenzwert) aufgeteilt. Die Gesamtfläche unter der rechten Kurve ist gleich 1, so dass die beiden beschriebenen Anteile identisch mit Se und $(1 - Se)$ sind. Für die linke Kurve kann ein analoger Zusammenhang mit der Sp formuliert werden. Wird nun der Grenzwert nach rechts verschoben (hoher Grenzwert), so ändern sich die Anteile unter den Kurven in der Weise, dass die Sensitivität abnimmt und die Spezifität zunimmt. Eine Verschiebung des Grenzwerts nach links (niedriger Grenzwert) wirkt sich in umgekehrter Weise aus.

Kontextbezogene Implikationen

Die Auswahl eines Grenzwerts sollte unter Berücksichtigung der Sensitivität und Spezifität erfolgen. Keinesfalls ist das für den Grenzwert in Abbildung 5.1 gewählte Kriterium $Se = Sp$ allgemeingültig. Durch Veränderung des Grenzwerts werden die beiden Güteindizes stets in unterschiedlicher Richtung verändert. Eine unterschiedliche Gewichtung dieser Parameter kann durch den klinisch-medizinischen oder epidemiologischen Anwendungshintergrund gegeben sein.

Ein hoher Grenzwert führt zu einer höheren Gewichtung der Spezifität gegenüber der Sensitivität. Eine solche Präferenz könnte in folgenden Szenarien vorliegen.

- Die Diagnose einer schweren und unheilbaren Erkrankung sollte nicht mit falsch positiven Befunden belastet werden. Falsch negative Befunde sind tolerabel (Galen, 1982 [70]).
- Der Diagnosetest wird als Bestätigungsverfahren eingesetzt (Griner, 1981 [109]).
- Der Diagnosetest soll einer konservativen Prävalenzschätzung dienen (Ramachandran, 1993 [203]).
- Die Konsequenzen falsch positiver Befunde sind wesentlich ungünstiger als die Konsequenzen falsch negativer Befunde.

Ein niedriger Grenzwert führt zu einer höheren Gewichtung der Sensitivität gegenüber der Spezifität und könnte wie folgt begründet werden.

- Bei der Diagnose einer leicht therapierbaren Erkrankung sind falsch negative Befunde unbedingt zu vermeiden. Falsch positive Befunde sind tolerabel (Galen, 1982 [70]).
- In einem Surveillance-Programm können falsch negative Befunde wegen des Risikos der unkontrollierten Ausbreitung einer Tierseuche nicht hingenommen werden. Eine Maßregelung aufgrund falsch positiver Befunde hat eine niedrigere Relevanz oder kann ökonomisch kompensiert werden.

- Der Diagnosetest wird zur Filteruntersuchung (Screening) eingesetzt, bei der falsch negative Befunde unerwünscht sind. Falsch positive Befunde können durch einen Bestätigungstest weitgehend korrigiert werden.

5.2 Optimierung von Sensitivität *oder* Spezifität

Häufig wird der Grenzwert unter Verwendung des Mittelwerts $\bar{x}_2$ und der Standardabweichung s_2 der Messwerte eines negativen $(S-)$ Kontrollkollektivs als

$$\bar{x}_2 + 2s_2$$

berechnet (Richardson et al., 1983 [208]). Unter Annahme einer Normalverteilung der Messwerte wird bei diesem Verfahren eine Spezifität von etwa 97.5% erwartet (Barajas-Rojas, 1993 [13]). Eine analoge Vorgehensweise unter Verwendung eines positiven $(S+)$ Kontrollkollektivs ist denkbar und würde zu einer Optimierung der Sensitivität führen. Konzeptionell handelt es sich bei den "$\bar{x} \pm zs$-Prozeduren" (mit den üblichen Faktoren $z = 1, 2, 3, \ldots$) um eine Methode zur Festlegung eines oberen oder unteren "Referenzwerts" (n. Sunderman, 1975 [236]) für die zu Grunde liegende Referenzpopulation, die keinerlei Kontrolle über den jeweiligen "Gegenparameter" ermöglicht und daher grundsätzlich kritisiert worden ist (Greiner und Böhning, 1994 [92]).

Schäfer (1989 [219]) beschreibt eine Prozedur zur Festlegung von Grenzwerten, bei der zunächst der gewünschte Parameter (Se oder Sp) vorgewählt wird, ein hierzu geeigneter Grenzwert bestimmt wird und schließlich der Gegenparameter sowie Vertrauensbereiche für Se und Sp berechnet werden.

5.3 Optimierung von Sensitivität *und* Spezifität

Die Optimierung von Grenzwerten kann kontextfrei, kontextabhängig, geschichtet und ungeschichtet erfolgen[1]. Da die Diskriminanzanalyse eine Standardtechnik der angewandten Statistik darstellt, wird diese unter Ausnutzung offensichtlicher Analogien zur Einführung in das Problem der gleichzeitigen Optimierung von Sensitivität und Spezifität herangezogen.

5.3.1 Diskriminanzanalyse

In der *linearen Diskriminanzanalyse* wird eine p-dimensionale Normalverteilung von "Prädiktoren", dargestellt durch eine Matrix $\mathbf{X}$ der Dimension

---

[1] Abschnitt 5.3 basiert auf Arbeiten von Greiner (1995 [84], 1996 [85]) und Greiner et al. (1995 [107]).

$n \times p$, für zwei zu unterscheidende Subpopulationen von Merkmalsträgern betrachtet. Die Subpopulationen sind durch die Mittelwert-Vektoren $\bar{\mathbf{x}}_i$, $i = 1, 2$, sowie durch die gemeinsame (Populations-) Dispersionsmatrix $\boldsymbol{\Sigma}$ charakterisiert. Die lineare Diskriminanzfunktion

$$y = (\bar{\mathbf{x}}_1 - \bar{\mathbf{x}}_2)' \, \mathbf{S}^{-1} \, \mathbf{X}$$

mit der gepoolten Stichprobendispersionsmatrix $\mathbf{S}$, ist eine Transformation der Information aus $\mathbf{X}$ in eine 1-dimensionale Variable und wird unter Verwendung des Grenzwerts

$$
\begin{aligned}
d_y &= (\bar{y}_1 + \bar{y}_2)/2 \\
&= \frac{1}{2} (\bar{\mathbf{x}}_1 - \bar{\mathbf{x}}_2)' \, \mathbf{S}^{-1} \, (\bar{\mathbf{x}}_1 + \bar{\mathbf{x}}_2)
\end{aligned}
$$

zur optimalen Diskriminierung zwischen Elementen der zwei Subpopulationen herangezogen. Ist $y > d_y$, so wird das Element mit dem Datenvektor $\mathbf{x}$ der Subpopulation 1 zugeordnet.

Im Fall der Grenzwertoptimierung für Diagnosetests sind die beschriebenen Subpopulationen 1 und 2 durch den Status $S+$ und $S-$ definiert. Darüber hinaus liegt nun der Spezialfall $p = 1$ vor, d.h. eine Diskriminierung in die zwei Subpopulationen soll an Hand *einer* Variable x erfolgen. Dies führt zu folgenden Vereinfachungen der Diskriminanzfunktion und des Grenzwerts,

$$
\begin{aligned}
y &= \frac{x \, (\bar{x}_1 - \bar{x}_2)}{s^2} \\
d_y &= \frac{(\bar{x}_1 - \bar{x}_2)(\bar{x}_1 + \bar{x}_2)}{2 \, s^2},
\end{aligned}
$$

wobei s^2 die gepoolte Stichprobenvarianz von x in den zwei Subpopulationen bezeichnet. Wird nun der gefundene Grenzwert d_y in die ursprüngliche Dimension von x zurücktransformiert, so erhält man, unter der Annahme von $s_1^2 = s_2^2$, den Grenzwert

$$d_x = \frac{\bar{x}_1 + \bar{x}_2}{2}. \tag{5.1}$$

5.3.2 Der parametrische Grenzwert

An anderer Stelle wurde ein Grenzwert vorgeschlagen, der den möglicherweise unterschiedlichen Subpopulationsvarianzen σ_1^2 und σ_2^2 Rechnung trägt

(Greiner et al., 1995 [107]). Das Verfahren beruht weiterhin auf der Annahme von normalverteilten Meßwerten für beide Subpopulationen, was durch das Symbol "*" der jeweiligen Statistiken gekennzeichnet wird (*parametrischer Ansatz*). Es wird also angenommen, dass

$$x \sim \begin{cases} N(\mu_1, \sigma_1) \text{ für Meßwerte der Subpopulation } S+ \\ N(\mu_2, \sigma_2) \text{ für Meßwerte der Subpopulation } S- \end{cases}, \tag{5.2}$$

wobei μ_1 und μ_2 die wahren Mittelwerte der Subpopulationen sind. Die Auswahl des Grenzwerts d_0^* ist wie folgt begründet. Unter Verwendung der geschätzten Mittelwerte $\bar{x}_i$ und Standardabweichungen s_i der Subpopulationen $i = 1, 2$ werden durch

$$d_1^* = \bar{x}_1 - z_1 \, s_1$$
$$d_2^* = \bar{x}_2 + z_2 \, s_2$$

zwei Grenzwerte definiert, die zu $Se = \Phi(z_1)$ und $Sp = \Phi(z_2)$ führen, wobei $\Phi(\cdot)$ die Verteilungsfunktion der Standardnormalverteilung bezeichnet[2]. Nun sei $Se = Sp = \theta_0^*$ das Optimalitätskriterium für die Auswahl eines Grenzwerts und daher $z_1 = z_2 = z_0$. Folglich existiert der kritische Wert d_0^*, für den

$$d_0^* = \bar{x}_1 - z_0 \, s_1 = \bar{x}_2 + z_0 \, s_2 \tag{5.3}$$

gilt. Aus (5.3) folgt $z_0 = (\bar{x}_1 - \bar{x}_2)/(s_1 + s_2)$, und daher

$$\theta_0^* = \Phi\left(\frac{\bar{x}_1 - \bar{x}_2}{s_1 + s_2}\right)$$

als gemeinsamer Wert für die (parametrisch geschätzte) Sensitivität und Spezifität für den Grenzwert d_0^*. Es sei angemerkt, dass (5.1) ein Spezialfall von d_0^* für $s_1 = s_2$ ist. Die Verteilungsfunktionen (F) für die 2 Normalverteilungen in (5.2) können verwendet werden, um eine Abbildung der *parametrischen* Schätzung von Se^* und Sp^*,

$$Se^*(x) = 1 - F_1(\bar{x}_1, s_1)$$

$$Sp^*(x) = F_2(\bar{x}_2, s_2),$$

---

[2] z.B. ist $\Phi(1.96) = 0.975$.

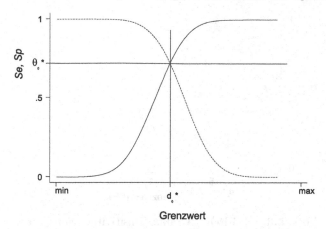

Abb. 5.2. Schematische Darstellung der parametrisch geschätzten Sensitivität (Se^*) (gestrichelte Linie) und Spezifität (Sp^*) (durchgezogene Linie) als Funktion des Grenzwerts für den Messbereich [min, max]. Markiert ist der Grenzwert d_0^*, der zu $Se^* = Sp^* = \theta_0^*$ führt.

zu erhalten (Abb. 5.2). Die Werte d_0^* und θ_0^* sind die Koordinaten des Schnittpunkts der beiden Kurven. Das parametrische Verfahren sollte nur angewendet werden, wenn die Messwerte in beiden Subpopulationen normalverteilt sind.

Das Verfahren ist implementiert in dem Microsoft-EXCEL Makro **TG-ROC** (Greiner und Hausschild, 1994 [100]; Greiner, 1995 [84]), sowie in dem Computerprogramm **CMDT** (Briesofsky, unveröffentlicht, zu beziehen von http://city.vetmed.fu-berlin.de/~mgreiner/CMDT/cmdt.htm).

5.3.3 Der nicht-parametrische Grenzwert

Sind die Messwerte nicht normalverteilt, so sollte eine nicht-parametrische Variante des oben aufgeführten Verfahrens angewendet werden. Hierzu wird der gesamte Messwertbereich in 250 Intervalle der gleichen Länge unterteilt mit den Intervallgrenzen d_j, $j = 1, \ldots, 251$. Alternativ können die beobachteten Ausprägungsstufen von x als Grenzwerte d_j verwendet werden. Definiert man die Anzahl von Messwerten, die größer oder gleich dem Grenzwert d_j sind als $y_1(d_j)$ für Tiere mit $S+$ Status und $y_2(d_j)$ für Tiere mit $S-$ Status, so sind die (nicht-parametrischen, auf empirischen Anzahldaten beruhenden) Güteparameter

$$\widehat{Se}(d_j) = y_1(d_j)/m_1$$
$$\widehat{Sp}(d_j) = (m_2 - y_2(d_j))/m_2,$$

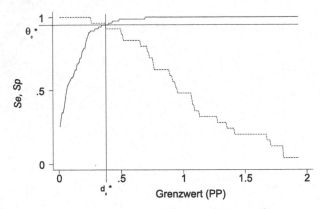

Abb. 5.3. "TG-ROC" Grafik: Sensitivität ($\widehat{Se}$, gestrichelte Linie) und Spezifität ($\widehat{Sp}$, durchgezogene Linie) als Funktionen des Grenzwerts (Prozent Positivität, PP) eines ELISAs zum Nachweis von *Trypanosoma*– Antikörpern bei Rindern (Beispiel 5.1; Greiner et al., 1997 [101]; Greiner et al., 2000 [105]). Markiert ist der Grenzwert d_0, der zu $\widehat{Se} = \widehat{Sp} = \theta_0$ führt.

wobei m_1 und m_2 die Stichprobenumfänge für $S+$ und $S-$ Elemente sind. Der nicht-parametrische Grenzwert d_0 ist definiert als Mittelwert derjenigen d_j, die die absolute Differenz $|\widehat{Se}(d_j) - \widehat{Sp}(d_j)|$ minimieren. Die erreichte Testleistung wird durch den Schätzung $\hat{\theta}_0 = (\widehat{Se}(d_0) + \widehat{Sp}(d_0))/2$ charakterisiert (Greiner et al., 1995 [107]). Die besprochenen numerischen und grafischen Verfahren sind in **TG-ROC** und **CMDT** implementiert (Abschnitt 5.3.2).

Beispiel 5.1 (Grenzwertoptimierung mittels TG-ROC-Verfahren)
Zur Illustration dienen Daten zur Evaluierung eines ELISAs zum Nachweis von Antikörpern gegen Trypanosomen bei Rindern (Greiner et al., 1997 [91], 1997 [101])(Abb. 5.3).

5.3.4 Definition eines Intermediärbereichs

Insbesondere in klinischen Bereichen werden Messergebnisse als "*grenzwertig*" eingestuft, wenn sie nahe am Grenzwert liegen. Vorschläge zur Abschätzung von Güteparametern für Tests mit einem intermediären Bereich (*IR*, auch "*Grauzone*") wurden von Simel et al. (1987 [226]) gemacht. An dieser Stelle sei auf das Problem der Definition eines *IR*s eingegangen. Dem nicht-parametrischen Verfahren in Abschnitt 5.3.3 folgend, kann der Intermediärbereich IR_p für $p = Se = Sp > \theta_0$ grafisch gefunden werden als Schnittpunkt von Se und Sp mit einer Parallelen zur x-Achse bei p. Numerisch ist die untere und obere Grenze des IRs als das $100(1-p)$te Perzentil der Messwerte der $S+$ Referenzpopulation und als das $100p$te Perzentil der Messwerte der $S-$ Referenzpopulation gegeben (Greiner et al., 1995 [107]). Eine parametrische Berechnung des IRs ist möglich, aus Gründen der Verteilung von Messwerten jedoch selten angezeigt.

Der Bereich außerhalb von IR_p wurde auch als "valider Messwertbereich" (VRP_p) bezeichnet und mit dem Gesamtmesswertbereich $MR = \max(x) - \min(x)$ in Form des "Anteils des validen Messwertbereichs" (*Valid range proportion*),

$$VRP_p = (MR - IR_p)/MR,$$

als einen summarischen Güteindex in Beziehung gesetzt (Greiner et al., 1995 [107]). Ist $VRP_p = 1$ für $p = 1$, so liegt ein perfekter Test vor. Bei der Interpretation ist die Fehlerrate p (für Sensitivität und Spezifität) zu beachten sowie die Tatsache, dass VRP sensitiv gegenüber Ausreißerwerten von x ist, da diese den MR vergrößern. Die numerischen und grafischen Verfahren sind in **TG-ROC** und **CMDT** implementiert (Abschnitt 5.3.2).

Beispiel 5.2 (Festlegung eines Intermediärbereichs)
Im Rahmen der Evaluierung eines Antikörper-ELISAs zum Nachweis der Borreliose beim Hund wurden zwei Grenzwerte zur Definition eines Inter-mediärbereichs (IR) durch TG-ROC ermittelt (Abb. 5.4; Greiner et al., 1995 [107]). Hierbei wurde IR_p durch die Vorgabe $p = 0.9$ definiert. Der valide Messwertbereich $VRP_{90} = 0.865$ gibt an, dass etwa 86% des Messwertbereichs zu eindeutigen serologischen Befunden führen.

5.3.5 Kontextbezogene Minimierung von Missklassifikationskosten

Je nach Betrachtungsweise werden Grenzwerte wie d_0^* oder d_0, welche allein auf der numerischen Äquivalenz von Sensitivität und Spezifität beruhen, als "kontextfrei" oder als Optimalkriterium für eine Prioriwahrscheinlichkeit von 50% angesehen. Wird dieser Grenzwert nun zur Klassifizierung eines Tiers angewendet, welches aus einer Population mit einer Prävalenz P ungleich 50% stammt, so sind diese Grenzwerte keine Optimalkriterien mehr und es muss mit einer Missklassifizierungswahrscheinlichkeit größer als θ_0^* oder θ_0 gerechnet werden. Weiterhin unterstellen diese Optimalkriterien, dass Sensitivität und Spezifität das gleiche Gewicht haben, was im konkreten Anwendungskontext nicht gegeben sein muss (Abschnitt 5.1). Von Interesse ist also, neben der Prävalenz, das Verhältnis der Kosten bedingt durch falsch positive (K_{FP}) und falsch negative (K_{FN}) Befunde

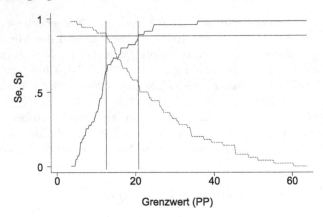

Abb. 5.4. Definition eines intermediären Bereichs (*IR*, zwei vertikale Linien) für einen Antikörper-ELISA zum Nachweis der Borreliose beim Hund (Beispiel 5.2; Greiner et al., 1995 [107]).

$$r = \frac{K_{FP}}{K_{FN}}$$

zu berücksichtigen. Als weitere Verallgemeinerung können auch "Kosten" für richtig negative (K_{RN}) und richtig positive (K_{RP}) Befunde mit einbezogen werden, wenn potenzielle Nutzen als negative Kosten veranschlagt werden. Alle Kostenterme beziehen sich immer auf eine diagnostische Einheit (z.B. auf ein Tier). Im allgemeinen Fall kann das Kostenverhältnis mit

$$r = \frac{K_{FP} - K_{TN}}{K_{FN} - K_{TP}}$$

angegeben werden (Metz, 1978 [172]). Die Auswahl von Grenzwerten kann durch verschiedene Optimalitätskriterien gesteuert werden. Diese Optima- litätskriterien sind Linearkombinationen der Güteindizes Sensitivität und Spezifität und können auch so konstruiert werden, dass kontextspezifische Faktoren, wie Prävalenz und Kosten durch falsch positive und falsch nega- tive Befunde berücksichtigt werden. Unter Verwendung einer von Berkson (1947 [19]) formulierten Schadensfunktion kann der "Missklassifikationskosten- Term" als eine Funktion des gewählten Grenzwerts d_j,

$$MCT(d_j) = P\,[1 - Se(d_j)]/r + (1 - P)[1 - Sp(d_j)],$$

verwendet werden, um einen kontextbezogenen Grenzwert zu finden. Letzterer ist definiert als derjenige Wert d_j, für den *MCT* minimal wird (Greiner, 1996

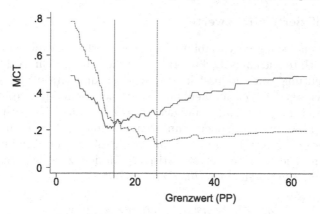

Abb. 5.5. Optimierung kontextbezogener Grenzwerte durch die Missklassifikationskostenfunktion *MCT* am Beispiel eines Antikörper-ELISAs zum Nachweis der Borreliose beim Hund (Beispiel 5.3; Greiner et al., 1995 [107]). Markiert ist ein optimaler Grenzwert für eine Prioriwahrscheinlichkeit von 50% (linke vertikale Linie) und 20% (rechte vertikale Linie).

[85]). Das Kriterium der Minimalkosten (min *MCT*) verwendet die Information über sämtliche mögliche Kombinationen einer Sensitivität und Spezifität (somit die gesamte ROC-Funktion; Abschnitt 5.6) sowie die Kontextfaktoren P und r. Das Kriterium ist daher eine Endpunktevaluierung im Sinn der Zielvorgabe (iii) in Abschnitt 3.1. Beim Vergleich verschiedener Diagnosetests sollten die Gesamtkosten

$$K = n\,(K_T + \min MCT)$$

betrachtet werden, in die die Anzahl der zu untersuchenden Tiere (n) sowie die direkten Testkosten pro Tier (K_T) eingehen. Die numerischen und grafischen Verfahren sind wiederum in **TG-ROC** und **CMDT** implementiert (Abschnitt 5.3.2).

Beispiel 5.3 (Minimierung von Missklassifikationskosten)
Am Beispiel des Borreliose-ELISAs wurde das MCT-Kriterium für r = 1 und Prioriwahrscheinlichkeiten (P) von 20 und 50% angewendet (Abb. 5.5). Es zeigt sich, dass ein Grenzwert, der MCT minimiert für P = 20% größer ist, als ein optimaler Grenzwert für P = 50%.

5.3.6 Stratifizierte Grenzwerte

Erfahrungsgemäß kann die Variabilität von Messwerten nur teilweise mit dem Status S der Untersuchungsobjekte erklärt werden. In Abschnitt 2.2.2 wurde auf die Bedeutung von Einflussfaktoren auf das quantitative Messergebnis (x_M) hingewiesen. Die Zusammenhänge zwischen dem Messwert x_M, den Einflussfaktoren x_j, $j = 1, \ldots, p$, und der "Zielgröße" y mit den Ausprägungen 1 für $S+$ und 0 für $S-$ sollen nun weiter untersucht werden mit dem Ziel, optimierte Grenzwerte für bestimmte "Profile" von Einflussfaktoren zu entwickeln. Hierzu wird ein statistisches Modell zur Beschreibung des Zusammenhangs zwischen einem *linearen Prädiktor*

$$\eta = \beta_0 + \beta_M x_M + \beta_1 x_1 + \cdots + \beta_p x_p$$

und der Wahrscheinlichkeit für das Vorliegen des Status $S+$, $\pi = \Pr(y = 1)$ benötigt. Der lineare Prädiktor η hat einen Wertebereich von $-\infty$ bis ∞, während π auf einen Bereich zwischen 0 und 1 (einschließlich) begrenzt ist. Aus diesem Grund wird für die Modellierung des Zusammenhangs ein generalisiertes lineares Modell, wie beispielsweise ein logistisches Regressionsmodell mit dem logit-Link (logit $\pi = \log[\pi/(1 - \pi)]$)

$$\text{logit } \pi = \beta_0 + \beta_M x_M + \beta_1 x_1 + \cdots + \beta_p x_p + \epsilon$$

angewendet (Altman, 1991 [5], S. 351ff). An Hand von Daten einer Evaluierungsstudie können empirische Schätzungen der Koeffizienten, $\hat{\beta}_0$, $\hat{\beta}_M$, $\hat{\beta}_i$ $i = 1, \ldots, p$ unter Verwendung von Statistik-Programmpaketen ermittelt werden. Zu beachten ist, dass x_M das quantitative Messergebnis des Tests bezeichnet; es wurde noch keine Dichotomisierung an Hand eines Grenzwerts vorgenommen.

Nun kann angenommen werden, dass ein kritischer Wert x_M existiert, welcher, unter Beachtung der Einflussfaktoren im Modell, zu einem Wert von $\pi = 0.5$ führt. Ein solcher Messwert würde demnach keine eindeutige Diagnose zulassen und ist daher ein sinnvoller Kandidat für einen Grenzwert. Für $\pi = 0.5$ gilt logit $0.5 = 0$ und daher

$$\beta_0 + \beta_M x_M + \beta_1 x_1 + \cdots + \beta_p x_p = 0,$$

was durch Auflösen nach x_M eine Berechnungsmöglichkeit für stratifizierte Grenzwerte,

$$d_S = x_M(\pi = 0.5 \mid \mathbf{x}) = \frac{-\hat{\beta}_0 - \hat{\beta}_1 - \cdots - \hat{\beta}_p}{\hat{\beta}_M}$$

liefert. Sind die Einflussfaktoren $\mathbf{x}$ diskreter Natur mit wenigen Ausprägungsstufen und ist p klein, so könnten stratifizierte Grenzwerte für alle möglichen

Ausprägungen von **x** tabuliert werden. Bei konstanter Prioriwahrscheinlichkeit P und konstantem Missklassifikationskostenverhältnis r (Abschnitt 5.3.5) könnten kontextbezogende Grenzwerte mittels

$$d_S(P,r) = \frac{\operatorname{logit} P' - \operatorname{logit} P + \log r - \hat{\beta}_0 - \hat{\beta}_1 - \cdots - \hat{\beta}_p}{\hat{\beta}_M} \qquad (5.4)$$

berechnet werden, wobei P' die Prävalenz in der Evaluierungsstichprobe ist (Greiner et al., 2000 [105]).

5.4 Verzerrungsfehler bei der Festlegung von Grenzwerten

Resubstitutionsbias

Generell muss damit gerechnet werden, dass bei Identität des Datensatzes zur Bestimmung des Grenzwerts ("Trainingsdatensatz") und der Evaluierung des Diagnosetests ("Evaluierungsdatensatz") es zu einer als *Resubstitutionsbias* bezeichneten Überschätzung der Sensitivität und Spezifität kommt. Dieser Effekt ist besonders bei kleinen Stichprobenumfängen ausgeprägt. Steht tatsächlich nur ein Datensatz für die Grenzwertfestlegung und Evaluierung zur Verfügung, so werden Resamplingverfahren (Bootstrap) oder Kreuzvalidierung und wiederholtes Daten-Splitting empfohlen (implementiert in **CMDT**, Abschnitt 5.3.2).

Auswahl von Referenzpopulationen zur Bestimmung des Grenzwerts

Der Grenzwert sollte an Hand eines Probenkollektivs ermittelt werden, welches für die Zielpopulation repräsentativ ist. Wenn diese Voraussetzung nicht erfüllt ist, besteht die Gefahr, dass die resultierende Sensitivität, Spezifität und die prädiktiven Werte bei Anwendung des Diagnosetests in der Indikationsstellung nicht erwartungstreu sind (Auswahlbias) (Baldock, 1988 [10]).

Negative Kontrollproben sollten nur von solchen Tieren gewonnen werden, bei denen eine manifeste und auch eine zurückliegende Infektion mit dem betreffenden Erreger sicher ausgeschlossen werden kann. Diese Proben sind aber nur dann für das Untersuchungsgut repräsentativ, wenn sie hinsichtlich anderer Faktoren, die eine serologische Reaktion beeinflussen können, von den zu untersuchenden Proben nicht wesentlich abweichen (Einflussfaktoren; s. Abschnitt 2.2.2). Die Auswahl von "Negativ"-Kontrollen aus einer Population mit hoher Prävalenz ist allerdings ebenfalls problematisch. Hierbei besteht die Gefahr, dass subklinisch infizierte Probanden fälschlicherweise als $S-$

klassifiziert werden. Eine "Überschätzung" des Grenzwerts wäre die Folge (Nicoletti, 1969 [189]). Insbesondere bei der Untersuchung auf tropische Infektionskrankheiten kann die Auswahl von Kontrollproben aus nicht-endemischen Gebieten zu einem ungeeigneten Grenzwert führen (Voller, 1985 [249]; Voller et al., 1977 [250]).

Besondere Beachtung wurde dem Problem der unzureichenden Referenzdiagnostik gewidmet (Greiner et al., 1994 [97]). Bei der Auswahl von Positiv-Kontrollen aus einem endemischen Gebiet ist zu bedenken, dass Infektionskrankheiten oftmals in einer chronischen oder latenten Verlaufsform auftreten, verbunden mit einer geringen Erregerdichte im Wirtstier. In Abhängigkeit von der Sensitivität des direkten Erregernachweises und der Prävalenz der Infektion wird man einen Anteil tatsächlich infizierter Tiere nicht erkennen. Bei einer epidemiologischen Fragestellung z.B. nach der Bedeutung einer Tierart als Erregerreservoir können mitunter besonders die chronisch infizierten Tiere als Dauerausscheider oder Infektionsquelle für den Überträger der Infektion von Bedeutung sein. Die Auswahl der diagnostizierbar positiven Tiere stellt dann quasi die "Spitze des Eisbergs" dar und ist eine schlechte Ausgangsbasis für die Optimierung eines Grenzwerts.

5.5 Grenzwertfestlegung ohne Referenzdiagnostik

Vor allem bei seroepidemiologischen Studien von tropischen Infektionskrankheiten der Tiere besteht das oben skizzierte Problem der Rekrutierung von Referenzpopulationen für Tiere mit dem Status $S+$ und $S-$[3]. In einer endemischen Situation kann jedoch davon ausgegangen werden, dass die Population aus einem (meist unbekannten) Anteil von infizierten $(S+)$ und nicht-infizierten $(S-)$ Tieren zusammengesetzt ist. Unterstellt man, dass der Infektionsstatus der wesentliche Faktor für die Verteilung der quantitativen Messwerte x ist, so ergibt sich das Modell einer bimodalen Häufigkeitsverteilung von x. Bei Vorliegen einer solchen bimodalen Verteilung kann ein "natürlicher" Grenzwert, der nicht durch externe Referenzpopulationen sondern nur durch die Verteilung von x in der Stichprobe definiert ist, angenommen werden. Ein solcher Grenzwert, der nur zur Schätzung der serologischen Prävalenz nicht aber zur Individualdiagnose herangezogen werden sollte, wurde als "*Intrinsic cut-off*" bezeichnet (Greiner et al., 1994 [97]).

Bei der Analyse einer empirischen Verteilung bereitet die Definition dieses natürlichen Grenzwerts Schwierigkeiten, weil die unbekannte Anzahl der Mischungsanteile, sowie deren Lage- und Streuungsmaße zu berechnen sind, was mit Standardverfahren nicht möglich ist. Von Levine und Brumley (1989 [149]) wurde ein Verfahren der numerischen Taxonomie angewendet, um den Anteil von Proben mit erhöhter Antikörperkonzentration ("high-responders")

---

[3] Abschnitt 5.5 basiert auf einer Arbeit von Greiner et al. (1994 [97]). Siehe auch Abschnitt B.2.

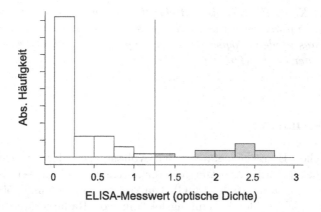

Abb. 5.6. Empirische Häufigkeitsverteilung von Messwerten eines *Trypanosoma evansi* Antikörper-ELISAs bei einer endemischen Hundepopulation in Mato Grosso, Brasilien (n = 70) (Beispiel 5.4; Greiner et al., 1994 [97]). Zwei Mischverteilungskomponenten, definiert durch einen "Intrinsic cut-off" (vertikale Linie) sind farblich unterschieden.

in einer Untersuchungsgruppe herauszufinden. Huysman et al. (1992 [122]) legten einen Grenzwert an Hand der Häufigkeitsverteilung der Serumtiter eines Hämagglutinationstests subjektiv fest. Die Anwendung des von Böhning et al. (1992 [25]) beschriebenen Programms **C.A.MAN** gestattet eine Maximum-Likelihood-Schätzung der latenten Mischkomponenten und, im Fall von 2 latenten Subpopulationen, die Berechnung eines Grenzwerts zur Trennung dieser Komponenten. Die Mischverteilungsanalyse zur Schätzung einer Prävalenz wurde zur orientierenden Abschätzung empfohlen, wenn diagnostische Referenzmethoden fehlen, bzw. Testgüteparameter eines Diagnosetests mangels repräsentativer Referenzpopulationen nicht erhoben werden können (OIE, 2000 [194]; Jacobson, 1998 [130]). Eine genauere Beschreibung der Methode findet sich in Anhang B.2. Die Originalbeschreibung der Schätzung einer Seroprävalenz durch Mischverteilungsanalyse (Greiner et al., 1994 [97]) bezieht sich auf das folgende Beispiel.

Beispiel 5.4 (Mischverteilungsanalyse zur Prävalenzschätzung)
Im Rahmen einer seroepidemiologischen Studie zur Verbreitung der Trypanosoma evansi-*Infektion bei Haustieren in Mato Grosso, Brasilien, wurden 70 Hunde mit einem* Trypanosoma *Antikörper ELISA untersucht. Die quantitativen Messwerte folgten offensichtlich einer bimodalen Verteilung. Mittels Mischverteilungsanalyse wurde eine Seroprävalenz von 18.6% geschätzt (Abb. 5.6). Bei der Anwendung von Grenzwerten, die an Hand von nicht-*

endemischen Kontrolltieren als Mittelwert plus zwei-, bzw. dreifache Standardabweichung festgelegt wurden, ergaben sich Seroprävalenzen von 64.3 und 51.4%, die aus epidemiologischen Erwägungen als nicht plausibel beurteilt wurden (Greiner et al., 1994 [97]).

5.6 ROC-Analyse

Die "klassische" Betrachtungsweise der Abhängigkeit der Sensitivität und Spezifität eines quantitativen Diagnoseverfahrens vom Grenzwert ist die *Receiver-operating characteristic* (ROC)-Analyse, die in den frühen 50er Jahren zur Charakterisierung der Erkennungsleistung von Radargeräten eingeführt wurde und in der Medizin zunächst zur Beurteilung von bildgebenden Diagnoseverfahren Verwendung fand (Zweig und Campbell, 1993 [264])[4]. Das Prinzip der ROC-Analyse ist eine Gegenüberstellung des Anteils richtig positiver Nachweise eines spezifischen Signals mit dem Anteil falsch positiver Nachweise, bedingt durch unspezifisches "Rauschen", für verschiedene Schwellenwerte. Die beiden Anteile werden – nicht ganz korrekt (Gambino und Galen, 1983 [72]) – auch als "Richtig-Positiv-Rate" und "Falsch-Positiv-Rate" bezeichnet und sind identisch mit den beiden Größen Se und $1 - Sp$. Die Schwellenwerte, die bei der Konstruktion von empirischen ROC-Kurven verwendet werden, $[d_1, \ldots, d_k]'$, können durch Entfernung von wiederholten Messwerten (Bindungen) aus dem Vektor der aufsteigend sortierten Messwerte $[x_{(1)}, \ldots, x_{(n)}]'$ generiert werden. Ist die Gesamtanzahl der Messwerte und die messtechnische Auflösung groß, so kann an Stelle dieses Verfahrens ein "Intervall-Raster" verwendet werden, welches unter Abschnitt 5.3.3 beschrieben worden ist. Werden nun die empirischen Anteile $\widehat{Se}(d_j)$ gegen $\widehat{Sp}(d_j)$ für alle d_j aufgetragen und treppenförmig verbunden, so entsteht eine empirische ROC-Kurve. Unabhängig vom Skalentyp (ordinal oder quantitativ), der Maßeinheit und diagnostischen Güte des zu Grunde liegenden Diagnosetests wird die vollständige ROC-Kurve in einem Quadrat mit Einheits-Seitenlänge abgebildet. Unter der Annahme von normalverteilten Messwerten kann eine glatte Kurve erzeugt werden. Eine Zwischenstellung nehmen sogenannte "semiparametrische" ROC-Kurven ein, die durch die Anwendung parametrischer Verfahren auf ranktransformierte Messdaten erzeugt werden (Metz et al., 1998 [173]). In den folgenden Ausführungen werden ausschließlich nichtparametrische ROC-Grafiken berücksichtigt, da normalverteilte Messdaten in der Praxis nur selten angetroffen werden.

Einen Überblick über die Anwendung der ROC-Analyse in der medizinischen Diagnostik geben die Arbeiten von Metz (1978 [172]), Henderson (1993 [115]) und Schulzer (1994 [221]), während die Übersichtsarbeiten von Smith (1995 [231]) und Greiner et al. (2000 [105]) veterinärmedizinisch orientiert sind.

---

[4] Abschnitt 5.6 basiert auf einer Arbeit von Greiner et al. (2000 [105])

Im Folgenden wird die Anwendung der ROC-Analyse zur globalen Beurteilung eines Diagnosetests, zur Optimierung eines Grenzwerts und zum Vergleich zweier Tests dargestellt. Auf Verzerrungsfehler bei der ROC-Analyse wird kurz eingegangen.

5.6.1 Globale Beurteilung von Diagnosetests

Die ROC-Kurve ist eine Projektion des gesamten Spektrums der (durch Verschiebung des Grenzwerts) erreichbaren Parameterpaare $(\widehat{Se}, \widehat{Sp})$ in ein Einheitsquadrat (Abb. 5.7). Im Gegensatz zur Einzeldarstellung der Parameter als Funktion des Grenzwerts (Abb. 5.3, "TG-ROC"-Verfahren) bildet die ROC-Kurve nicht den Messwertbereich MR ab. Dies ist ein Vorteil, wenn die globale (d.h. grenzwertunabhängige) diagnostische Leistungsfähigkeit eines Tests ohne Bezugnahme auf die zu Grunde liegende Messskala beurteilt werden soll. Zur Optimierung von Grenzwerten erscheint die TG-ROC-Grafik besser geeignet, da optimierte Grenzwerte direkt an der x-Achse abgelesen werden können.

Die Fläche unter der ROC-Kurve

Sofern es einen beliebigen Grenzwert gibt, für den $Se = Sp = 1$ gilt, spricht man von einem perfekten Test. In dieser Situation würde die (wahre) ROC-Kurve durch die Koordinaten (0,1) verlaufen und die Fläche unter der Kurve (*Area under curve, AUC*) wäre 1. Bei nicht-perfekten Tests gibt es keinen Grenzwert, der oben genanntes Kriterium erfüllt, so dass $AUC < 1$ sein muss. Eine willkürliche Skala zur Beurteilung der globalen diagnostischen Leistungsfähigkeit könnte den diagnostischen Test wie folgt beschreiben (modifiziert nach Swets, 1988 [238]).

$$AUC < 0.5 \quad \text{Interpretationsregel ist ungeeignet}$$
$$AUC = 0.5 \quad \text{Test ist nicht-informativ}$$
$$0.5 < AUC \leq 0.7 \quad \text{Schwache Diskrimination}$$
$$0.7 < AUC \leq 0.9 \quad \text{Mittelmäßig bis gute Diskrimination}$$
$$0.9 < AUC < 1 \quad \text{Sehr gute Diskrimination}$$
$$AUC = 1 \quad \text{Perfekte Diskrimination}$$

Bamber (1975 [11]) und Hanley und McNeil (1982 [113]) stellten fest, dass AUC äquivalent ist mit der Wahrscheinlichkeit, dass ein zufällig aus der Stichprobe mit dem Status $S+$ gezogenes Element einen größeren Messwert aufweist, als ein zufällig aus der Stichprobe von $S-$ gezogenes Element. Diese Interpretation ist als *Two-alternative forced choice* (2AFC)-Experiment bekannt (Hanley und McNeil, 1982 [113]), welches offensichtlich unabhängig von der Prävalenz (bzw. Verhältnis der Stichprobenumfänge m_1 und m_2) ist. Folglich ist AUC ein kontextfreier Parameter zur Beurteilung des Diagnoseverfahrens.

Schätzung der Fläche unter der ROC-Kurve

Werden alle Punkte im ROC-Raum durch gerade Strecken verbunden, ergibt sich AUC geometrisch als Summe entsprechender Rechtecke und Dreiecke (*Trapezoidal rule*). Als Ergebnis dieses Ansatzes wäre $\widehat{AUC} = (\widehat{Se} + \widehat{Sp})/2$, wenn nur ein einziger Grenzwert (1 Punkt im ROC-Raum) vorliegen würde (Greiner et al., 2000 [105]). Wenn normalverteilte Messwerte nicht vorausgesetzt werden können (dies ist bei serologischen Daten die Regel), so wird die Fläche unter der ROC-Kurve als

$$\widehat{AUC} = \frac{m_1 m_2 - U}{m_1 m_2}$$

geschätzt (Bamber, 1975 [11]), wobei U die Teststatistik des Mann-Whitney Ranksummentests für unverbundene Stichproben ist. Unter Verwendung der Ranksumme der negativen Stichprobe R ist $U = R - \frac{1}{2}m_2(m_2 + 1)$. Unter der Nullhypothese eines nicht-informativen Diagnosetests (H_0: $AUC = 0.5$) ist der erwartete Wert der Ranksumme der m_2 Elemente der Stichprobe für $S-$ genau $E_0(R) = \frac{1}{2}m_2(n+1)$, mit $n = m_1 + m_2$, und folglich $E_0(U) = \frac{1}{2}m_1 m_2$ sowie $E_0(AUC) = 0.5$. Für große Stichprobenumfänge wird die Nullhypothese an Hand von

$$z = \frac{R - E_0(R)}{\sqrt{\text{Var}(R)}}$$

überprüft, wobei die Stichprobenvarianz s^2 der Ränge der vereinigten Stichprobe des Umfangs n zur Schätzung der Varianz von R herangezogen wird, $\text{Var}(R) = (m_1 m_2 s^2)/n$. Die Nullhypothese kann abgelehnt werden, wenn $|z| > z_{\alpha/2}$ ist.

Inhaltlich ist meist die Varianz von $\widehat{AUC}$ relevanter als die oben erwähnte Nullhypothese eines nicht-informativen Tests. Nach Hanley und McNeil (1982 [113]) und Obuchowski (1994 [191]) bestimmt man zunächst

$$Q_a = \frac{\widehat{AUC}}{2 - \widehat{AUC}}, \qquad Q_b = \frac{2\widehat{AUC}^2}{1 + \widehat{AUC}},$$

die verwendet werden für die Abschätzung von $\text{Var}(\widehat{AUC})$ als

$$\frac{\widehat{AUC}(1 - \widehat{AUC}) + (m_2 - 1)(Q_a - \widehat{AUC}^2) + (m_2 - 1)(Q_b - \widehat{AUC}^2)}{m_1 m_2}.$$

Unter Anwendung der Normalverteilungsapproximation kann ein $100(1-\alpha)\%$-Vertrauensbereich für $\widehat{AUC}$ angegeben werden,

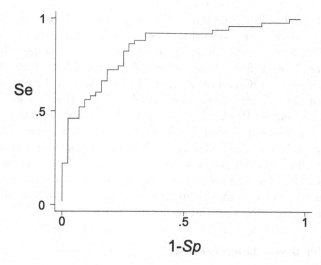

Abb. 5.7. ROC-Kurve für einen Antikörper-ELISA zum Nachweis der Borreliose beim Hund; Gesamtstichprobenumfang $n = 94$ (Beispiel 5.5; Greiner et al., 1995 [107]).

$$\widehat{AUC} \pm z_{\alpha/2}\sqrt{\mathrm{Var}\,(\widehat{AUC})}.$$

Beispiel 5.5 (ROC-Analyse zur Globalbeurteilung eines Tests)
Eine ROC-Kurve für einen Antikörper-ELISA zum Nachweis der Borreliose beim Hund (Greiner et al., 1995 [107]) zeigt, dass dieser Diagnosetest nicht perfekt ist (Abb. 5.7). Eine numerische Analyse ergibt eine mittelmäßige bis gute diagnostische Diskriminationsleistung ($\widehat{AUC} = 0.845$, 95%-Vertrauensbereich 0.765–0.925).

5.6.2 Optimierung von Grenzwerten mittels ROC-Analyse

In Abschnitt 5.3.5 wurde auf "Kosten" durch falsch positive (K_{FP}), falsch negative (K_{FN}), richtig positive (K_{RP}) und richtig negative (K_{RN}) Befunde hingewiesen, die eine Funktion des Grenzwerts (d) sind. Wird nun d so ausgewählt, dass die Steigung der (parametrischen) ROC-Kurve

$$S(d) = \left(\frac{1-P}{P}\right)\left(\frac{K_{FP}-K_{TN}}{K_{FN}-K_{TP}}\right)$$

beträgt, wird eine Optimierung hinsichtlich der Kostenfaktoren und Prävalenz in der Zielpopulation (P) erreicht (Metz, 1978 [172]; Smith, 1995 [231], S. 41f). Hierbei besteht eine Identität von $S(d)$ und der *Likelihood-Ratio* für kontinuierliche Messgrößen (Abschnitt 6.1.3). Nach Choi (1998 [39]) weist die Geometrie der ROC-Kurve weitere Bezüge zu den Likelihood-Ratios auf. So entspricht die Steigung einer Geraden durch den Punkt $(0, 0)$ der ROC-Kurve und einem Punkt, der durch den Grenzwert d definiert ist, der Likelihood-Ratio eines positiven Testbefunds $(LR+)$ bei Verwendung von d als Grenzwert, während die Steigung einer Geraden durch den selben Punkt und $(1,1)$ der Likelihood-Ratio eines negativen Befunds $(LR-)$ entspricht. Die Steigung einer Geraden, die durch zwei Punkte auf der ROC-Kurve definiert ist, denen die Messwerte x_1 und x_2 zu Grunde liegen, gibt die Likelihood-Ratio für das beschriebene Messwert-Intervall an.

5.6.3 Vergleich von Diagnosetests

Häufig werden die Sensitivität und Spezifität zweier Diagnosetests verglichen, indem für jeden Test ein festgelegter Grenzwert verwendet wird. Das Ergebnis eines solchen Vergleichs gilt dann nur für die jeweiligen Grenzwerte und kann nicht auf andere Anwendungssituationen mit anderen, kontextbezogenen Grenzwerten übertragen werden. Die ROC-Analyse löst dieses Problem durch einen Vergleich der AUCs als einem globalen Maß für die Testleistung.

Die Differenz der Flächen unter zwei ROC-Kurven sei mit $\hat{\delta} = \widehat{AUC}_1 - \widehat{AUC}_2$ bezeichnet. Werte für $\hat{\delta}$ nahe Null deuten auf eine gleiche diagnostische Diskriminationsfähigkeit hin. Unterschiedliche Werte für $\widehat{Se}$ und $\widehat{Sp}$, sofern beobachtet, wären dann allein durch die Auswahl der Grenzwerte zu erklären.

Bei verbundenen Stichproben (die zwei Diagnosetests werden an Hand identischer Stichproben beurteilt) muss zunächst die bedingte Korrelation in Form des Produkt-Moment-Korrelationskoeffizienten r_1 für Proben des Status $S+$ und r_2 für Proben des Status $S-$ berechnet werden. r_1 und r_2 sind gegebenenfalls durch Rang-Korrelationskoeffizienten (z.B. nach Spearman) für nicht normalverteilte Messwerte zu ersetzen. Das gewichtete Mittel $r = (r_1 m_1 + r_2 m_2)/n$ wird dann zur Schätzung der Varianz von $\hat{\delta}$ verwendet,

$$\widehat{\mathrm{Var}}\,(\hat{\delta}) = \widehat{\mathrm{Var}}\,(\widehat{AUC}_1) + \widehat{\mathrm{Var}}\,(\widehat{AUC}_2) - 2r\,\sqrt{\widehat{\mathrm{Var}}\,(\widehat{AUC}_1)\,\widehat{\mathrm{Var}}\,(\widehat{AUC}_2)}.$$

Bei nicht verbundenen Stichproben (die zwei Tests werden an unterschiedlichen Kollektiven validiert) kann $r = 0$ gesetzt werden. Die Nullhypothese einer gleichen Diskriminationsleistung (H_0: $\delta = 0$) wird überprüft durch den Vergleich von

$$z = \frac{\hat{\delta}}{\sqrt{\widehat{\mathrm{Var}}\,(\hat{\delta})}}$$

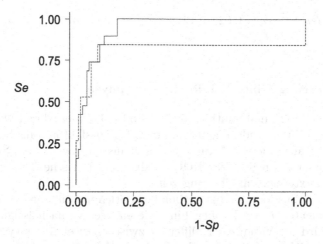

Abb. 5.8. ROC-Kurven für einen modifizierten Agglutinationstest (MAT, gestrichelte Linie) und eines ELISAs (durchgezogene Linie) zum Nachweis der Toxoplasmose beim Schwein, $n = 126$ (Beispiel 5.6; Daten aus Dubey et al., 1995 [55]).

mit der Standardnormalverteilung wie oben beschrieben. Ein $100(1 - \alpha)$%-Vertrauensbereich für die Differenz zwischen den Flächen der zwei ROC-Kurven kann durch

$$\hat{\delta} \pm z_{\alpha/2} \sqrt{\widehat{\mathrm{Var}}\,(\hat{\delta})}$$

approximiert werden. Ein verteilungsfreies Resampling-Verfahren für den Vergleich zweier ROC-Kurven bei verbundenen Stichproben wurde von Venkatraman und Begg (1996 [246]) vorgeschlagen und ist in der Software **CMDT** (s. Abschnitt 5.3.2) implementiert. Das Verfahren testet die Nullhypothese der Identität der ROC-Kurven (nicht nur der Flächen).

Beispiel 5.6 (ROC-Analyse für den Vergleich zweier Diagnosetests)
Dubey et al. berichten über eine diagnostische Studie zum Nachweis der Toxoplasmose beim Schwein (1995 [55]). Von den Ergebnissen eines modifizierten Agglutinationstests (MAT) und eines ELISAs wurde eine Zufallsauswahl von insgesamt n = 126 Messwerten getroffen (die Originaldaten wurden dankenswerter Weise von Peter Lind, Danish Veterinary Laboratory, Copenhagen, zur Verfügung gestellt). Die ROC-Kurven für die Verfahren unterscheiden sich geringfügig (MAT: $\widehat{AUC} = 0.892$; ELISA: $\widehat{AUC} = 0.946$) (Abb. 5.8). Der Unterschied zwischen den Flächen ist statistisch nicht signifikant ($\hat{\delta} = 0.054$,

95%-Vertrauensbereich $(-0.022, 0.131)$*; Gardner und Greiner, 2000, S.85 [75])*

5.6.4 Verzerrungsfehler bei der ROC-Analyse

Kraemer (1992 [142]) und Smith (1995 [231], S.37) betonen, dass ROC-Kurven populationsspezifisch sind in dem Sinn, dass Einflussfaktoren für Sensitivität und Spezifität auch die ROC-Kurve und alle aus ihr abgeleiteten Statistiken betreffen. Daher ist auch bei der ROC-Analyse eine kritische Betrachtung der internen und externen Validität angezeigt.

Auf die "Adjustierung" für verbundene Stichproben durch den Korrelationskoeffizienten r wurde oben hingewiesen. Bei Vernachlässigung dieser Korrektur wird die Varianz der Differenz zwischen zwei *AUC*s systematisch unterschätzt. Hieraus folgt, dass der Fehler 1. Art größer als das nominale α-Niveau wird und die Nullhypothese tendenziell unrichtiger Weise abgelehnt werden kann. Venkatraman und Begg (1996 [246]) beschreiben ein Resampling-verfahren für den Vergleich zweier ROC-Kurven bei verbundenen Stichproben, welches auch in dem Programm **CMDT** (s. Abschnitt 5.3.2) implementiert ist.

6

Anwendung von Diagnosetests

In diesem Kapitel sollen einige typische Anwendungen von diagnostischen Tests näher betrachtet werden. Das Problem des Informationsverlusts durch Dichotomisierung (Grenzwertanwendung) von kontinuierlichen Messwerten und das Konzept der *Likelihood-Ratios* wird an Hand der klinischen Diagnostik erläutert (Abschnitt 6.1). Auf die Möglichkeit der Adjustierung für Missklassifikationen für Prävalenzstudien (Abschnitt 6.2) und epidemiologische Studien (Abschnitt 6.3) wird kurz eingegangen[1].

6.1 Klinische Diagnose

Bei der klinischen Anwendung von Diagnosetests ist häufig die Klassifikation eines einzelnen Tiers als $T+$ oder $T-$ von Bedeutung. Im regulären diagnostischen Prozess (Abschnitt 1.1) begründet die Symptomatik des Patienten zusammen mit der klinischen und epidemiologischen Vorinformation eine Einschätzung für die Wahrscheinlichkeit des Vorliegens der Krankheit S. Diese Voreinschätzung wird im Folgenden als Prioriwahrscheinlichkeit (*Pretest probability*), P, bezeichnet. Der Diagnosetest T wird angewendet, wenn P einen kritischen Wert (*Testing threshold*) überschreitet, bzw. wenn die Kosten (im allgemeinen Sinn) einer Fehldiagnose sehr groß sind. Wird der Test durchgeführt, so ergibt das Testergebnis $T+$ oder $T-$ eine neue Einschätzung der Wahrscheinlichkeit für das Vorliegen der Krankheit, die Posterioriwahrscheinlichkeit (*Post-test probability*). Von einem sinnvollen Diagnosetest wird gefordert, dass die Veränderung von der Priori- zur Posterioriwahrscheinlichkeit möglichst deutlich und eindeutig ausgeprägt ist, also eine Posterioriwahrscheinlichkeit nahe 0 oder 1 erreicht wird. Entsprechend der dichotomen Testbefunde gibt es eine Posterioriwahrscheinlichkeit für den Fall $T+$ und eine solche für den Fall $T-$,

---

[1] Kapitel 6, insbesondere die Abschnitte 6.2 und 6.3, basiert auf einer Arbeit von Greiner und Gardner (2000 [98]).

$$\Pr(S+ \mid T+) = PPW$$
$$\Pr(S+ \mid T-) = 1 - NPW,$$

auch als prädiktive Werte eines positiven und negativen Befunds bezeichnet (Abschnitt 3.3.1).

6.1.1 Beurteilung dichotomer Testbefunde

Für den "Verknüpfungsfaktor" zwischen der Priori- und Posterioriwahrscheinlichkeit muss gelten, dass er (a) abhängig ist vom Testbefund T sowie (b) von der diagnostischen Leistungsfähigkeit des Diagnosetests, nicht aber von der Prioriwahrscheinlichkeit. Darüber hinaus muss sichergestellt sein, dass (c) für alle zulässigen Werte für P, Se und Sp die Posterioriwahrscheinlichkeiten auf das Intervall $[0, 1]$ begrenzt ist. Letztere Anforderung wird durch die Transformation der beteiligen Wahrscheinlichkeiten in Chancen ($Odds$) erreicht. So ist

$$\text{odds}\,(P) = P/(1 - P)$$
$$\text{odds}\,(PPW) = PPW/(1 - PPW)$$
$$\text{odds}\,(1 - NPW) = (1 - NPW)/NPW.$$

Um Anforderung (a) zu begegnen, wird nun für jedes der möglichen Testergebnisse $(T+, T-)$ ein solcher Verknüpfungsfaktor eingesetzt, im Folgenden als *Likelihood-Ratio*[2] bezeichnet. Wir erhalten somit die Likelihood-Ratios $LR+$ und $LR-$ und postulieren

$$\text{odds}\,(PPW) = (LR+)\,\text{odds}\,(P)$$

$$\frac{PPW}{1 - PPW} = (LR+)\,\frac{P}{1 - P} \qquad (6.1)$$

$$\text{odds}\,(1 - NPW) = (LR-)\,\text{odds}\,(P)$$

$$\frac{1 - NPW}{NPW} = (LR-)\,\frac{P}{1 - P}. \qquad (6.2)$$

Löst man (6.1) und (6.2) nach $LR+$ und $LR-$ unter Verwendung von (3.12) und (3.13) auf, so ergeben sich

---

[2] Nicht zu verwechseln mit einem gleichlautenden Ausdruck in der Statistik, der das Verhältnis zweier Wahrscheinlichkeiten für beobachtete Daten unter zwei verschiedenen Parameterisierungen eines Verteilungsmodells bezeichnet.

$$LR+ = \frac{Se}{1 - Sp} \tag{6.3}$$

$$LR- = \frac{1 - Se}{Sp}, \tag{6.4}$$

womit Anforderung (b) erfüllt ist. Es zeigt sich, dass die Likelihood-Ratios für einen (dichotomen) Diagnosetest kombinierte Güteindizes der Sensitivität und Spezifität sind. Darüber hinaus sind sie, wie gefordert, unabhängig von P. Durch Einsetzen von geschätzten Parametern $\widehat{Se}$ und $\widehat{Sp}$ in (6.3) und (6.4) können Schätzungen der Likelihood-Ratios angegeben werden.

Demnach kann der diagnostische Informationsgehalt von dichotomen Testbefunden $(T+, T-)$ durch die entsprechenden Likelihood-Ratios $(LR+, LR-)$ quantitativ beurteilt werden. Die Likelihood-Ratios geben das Verhältnis der Wahrscheinlichkeiten für den vorliegenden Diagnosebefund im Fall von $S+$ und im Fall von $S-$ an und sind daher ein Maß der diagnostischen Stärke des Testbefunds. Werte nahe eins würden einen nahezu indifferenten Diagnosetestbefund bezeichnen.

Varianz und Vertrauensbereich für Likelihood-Ratios dichotomer Testergebnisse

Schreibt man die Likelihood-Ratio in allgemeiner Form als

$$LR = \frac{p_1}{p_2}, \tag{6.5}$$

wobei p_1 und p_2 zwei voneinander unabhängige Binomialparameter sind, so wird eine Analogie mit dem *relativen Risiko (RR)* deutlich. Für die Likelihood-Ratio eines positiven Testbefunds $(LR+)$ ist $p_1 = \Pr(T+ \mid S+) = Se$ und $p_2 = \Pr(T+ \mid S-) = 1 - Sp$. Die Stichprobenumfänge zur Schätzung von p_1 und p_2 seien wieder mit m_1 und m_2 bezeichnet. Nun kann die geschätzte Varianz des logarithmierten relativen Risikos für große Stichprobenumfänge m_1 und m_2 mit

$$\widehat{\mathrm{Var}}\left(\log \widehat{RR}\right) = \frac{1 - \hat{p}_1}{m_1 \hat{p}_1} + \frac{1 - \hat{p}_2}{m_2 \hat{p}_2} \tag{6.6}$$

angegeben und zur Konstruktion eines $100(1-\alpha)\%$-Vertrauensbereichs für $\widehat{RR}$ verwendet werden (Katz-Methode, s. Sahai und Khurshid, 1995 [217], S. 15),

$$\widehat{RR} \exp\left(\pm z_{1-\alpha/2}\sqrt{\widehat{\mathrm{Var}}\left(\log \widehat{RR}\right)}\right). \tag{6.7}$$

Centor (1992 [34]) verwendet die oben gezeigte Methode und erhält

$$\widehat{\mathrm{Var}}\left(\log \widehat{LR+}\right) = \frac{1-\widehat{Se}}{m_1\widehat{Se}} + \frac{\widehat{Sp}}{m_2(1-\widehat{Sp})}$$

$$\widehat{\mathrm{Var}}\left(\log \widehat{LR-}\right) = \frac{\widehat{Se}}{m_1(1-\widehat{Se})} + \frac{(1-\widehat{Sp})}{m_2\widehat{Sp}}$$

und die entsprechenden $100(1-\alpha)$%-Vertrauensbereiche

$$(\widehat{LR+}) \exp\left(\pm z_{1-\alpha/2}\sqrt{\widehat{\mathrm{Var}}\left(\log \widehat{LR+}\right)}\right) \tag{6.8}$$

$$(\widehat{LR-}) \exp\left(\pm z_{1-\alpha/2}\sqrt{\widehat{\mathrm{Var}}\left(\log \widehat{LR-}\right)}\right). \tag{6.9}$$

Auf weitere Möglichkeiten zur Approximation von Vertrauensbereichen für Likelihood-Ratios wird im folgenden Abschnitt eingegangen.

6.1.2 Beurteilung ordinaler Testbefunde

Durch die Dichotomisierung von quantitativen Messwerten eines Diagnosetests tritt ein Informationsverlust ein, der aus klinischer Sicht nachteilig ist. Der informierte Kliniker wird einem positiven ($T+$) Befund nahe am oberen Rand des Messbereichs eine größere Bedeutung beimessen als einem positiven ($T+$) Befund, der nahe am Grenzwert liegt. Hier sei zunächst der Fall von ordinal skalierten Messwerten (z.B. Endpunkttiter bei einem serologischen Test) betrachtet, die hier mit x_j, $j = 1, \ldots, k$ für die k Ausprägungsstufen des Messwerts, bezeichnet seien.

Anstelle der zwei Likelihood-Ratios (6.3) und (6.4) müssen nun k Likelihood-Ratios für die k Ausprägungsstufen des Diagnosetests definiert werden. In allgemeiner Notation kann die Likelihood-Ratio für die Kategorie x_j als

$$LR(x_j) = \frac{\Pr(x_j \mid S+)}{\Pr(x_j \mid S-)} \tag{6.10}$$

geschrieben werden. Die beobachteten Häufigkeiten von Befunden bei Tieren mit $S+$ Status seien mit X_{1j} bezeichnet, bei Tieren mit dem Status $S-$ als X_{2j}. Der Schätzer lautet

$$\widehat{LR}(x_j) = \frac{\hat{p}_{1j}}{\hat{p}_{2j}} = \frac{X_{1j}/m_1}{X_{2j}/m_2} \tag{6.11}$$

wobei m_1 und m_2 die Stichprobenumfänge für $S+$ und $S-$ sind. Die Likelihood-Ratios für ordinale Daten sind analog zu $LR+$ und $LR-$ konstruiert und geben wie diese die diagnostische Stärke des Diagnosetestbefunds an.

Varianz und Vertrauensbereich für Likelihood-Ratios ordinaler Testbefunde

Die Stichprobenvarianz und approximierte Vertrauensgrenzen können analog zu (6.6) und (6.7) bestimmt werden. Nun werden jedoch häufig die X_{ij}s klein sein, vor allem wenn die Anzahl der ordinalen Ausprägungsstufen des Diagnosetests groß ist. Es bietet sich daher an, wiederum in Analogie zum relativen Risiko, eine Approximation durch die *Poissonverteilung*

$$\Pr(X_{ij} = x) = e^{-\lambda_{ij}} \lambda_{ij}^{X_{ij}} / X_{ij}!, \quad x = 0, 1, 2, \ldots$$

vorzunehmen. Der Parameter $\lambda_{ij} = m_i p_{ij}$ wird geschätzt durch $\hat{\lambda}_{ij} = m_i \hat{p}_{ij}$, so dass

$$\widehat{LR}(x_j) = \frac{\hat{p}_{1j}}{\hat{p}_{2j}} = \left(\frac{m_2}{m_1}\right) \frac{\hat{\lambda}_{1j}}{\hat{\lambda}_{2j}}$$

gilt. Sahai und Khurshid (1995 [217], S. 17) geben eine untere (u) und obere (o) Grenze eines "exakten" Vertrauensintervalls (für $\widehat{RR}$) an, welches, übertragen auf die vorliegende Anwendung, die Form

$$u = \left(\frac{m_2}{m_1}\right)\left(\frac{X_{1j}}{X_{2j}+1}\right) \frac{1}{F_{2(X_{2j}+1),2X_{1j}}(\alpha/2)} \tag{6.12}$$

$$o = \left(\frac{m_2}{m_1}\right)\left(\frac{X_{1j}+1}{X_{2j}}\right) F_{2(X_{1j}+1),2X_{2j}}(\alpha/2) \tag{6.13}$$

hat. $F_{\nu_1,\nu_2}(\alpha/2)$ ist der obere $(100\alpha/2)\%$–Punkt der F-Verteilung mit ν_1 und ν_2 Freiheitsgraden. Sahai und Khurshid (1995 [217]) weisen auf weitere Möglichkeiten der Berechnung von exakten Vertrauensbereichen für ein relatives Risiko hin, welche auch im Kontext der Likelihood-Ratios verwendet werden könnten.

Tabelle 6.1. Ergebnisse der Evaluierung eines Dot-ELISAs zum Nachweis der Leishmaniose beim Hund an Hand von $m_1 = 24$ Positiv-Kontrollen und $m_2 = 49$ Negativ-Kontrollen. Dargestellt ist die Berechnung der Likelihood-Ratios für vier Befundkategorien (Beispiel 6.1, Daten aus Greiner, 1993 [83]).

Status	negativ	zweifelhaft	positiv	stark positiv	Gesamt
$S+$	0	6	3	15	24
$S-$	43	3	2	1	49
$\widehat{LR}(x_j)$	$\frac{0/24}{43/49}$	$\frac{6/24}{3/49}$	$\frac{3/24}{2/49}$	$\frac{15/24}{1/49}$	
	$=0.0$	$=4.1$	$=3.1$	$=30.6$	

Beispiel 6.1 (Evaluierung eines semi-quantitativen Diagnosetests)
In einer Pilotstudie zur Evaluierung des diagnostischen Werts eines semi-quantitativen Schnelltests (Dot-ELISA) zum Nachweis der Leishmaniose beim Hund wurde die Anzahl von beobachteten "negativen", "zweifelhaften", "positiven" und "stark positiven" Testreaktionen bei $m_1 = 24$ infizierten (S+) und $m_2 = 49$ nicht-infizierten (S−) Kontrolltieren erhoben (Greiner, 1993 [83]; Tab. 6.1)[3].

Die befundspezifischen Likelihood-Ratios im Beispiel 6.1 reichen von 0 bis 30.6. Auf der "Likelihood-Ratio-Skala" bereitet die Definition eines Grenzwerts wenig Probleme, denn mit $LR = 1$ ist bereits ein (kontext-freier) optimaler Grenzwert gegeben. Demzufolge wäre eine Dichotomisierung der oben angegebenen ordinalen Befunde in $T-=[$negativ$]$ und $T+ = [$zweifelhaft, positiv, stark positiv$]$ naheliegend. Der hierdurch eintretende Informationsverlust kann durch den Vergleich von $\widehat{LR}- = (0/24)/(43/49) = 0$ und $\widehat{LR}+ = (24/24)/(6/49) = 8.2$ mit den befundspezifischen LRs verdeutlicht werden. Die LRs der drei als $T+$ zusammengefassten Kategorien sind deutlich differenziert, besonders die Diagnose "stark positiv" ($\widehat{LR} = 30.6$) scheint eine stärkere Aussagekraft zu besitzen als der dichotomisierte Befund $T+$ ($\widehat{LR} = 8.2$). Die LRs für "zweifelhaft" (4.1) und "positiv" (3.1) liegen nahe beieinander und entsprechen nicht dem generell steigenden Trend von "negativ" zu "stark positiv". Eine Zusammenfassung dieser Befundkategorien

---

[3] In der Originalarbeit wurden die Ausprägungsstufen mit "-", "a", "b", "c" und "d" bezeichnet. Die Kategorien "c" und "d" werden für die Besprechung hier als "stark positiv" zusammengefasst.

mit der Bezeichnung "positiv*" und $\widehat{LR} = (9/24)/(5/49) = 3.7$ scheint gerechtfertigt.

Bei der oben zitierten Studie ist der kleine Stichprobenumfang (m_1 und m_2) kritisch anzumerken. Darüber hinaus können die geschätzten Likelihood-Ratios vermutlich nicht auf die Zielpopulation dieser diagnostischen Untersuchung übertragen werden. Die verwendeten Positiv-Kontrollen wurden aus verschiedenen endemischen Gebieten rekrutiert, während die Negativ-Kontrollen 20 gesunde Hunde aus Deutschland, 15 Hunde mit Trypanosomeninfektion und 14 Hunde mit Babesieninfektion umfasste.

Zur Illustration können für Beispiel 6.1 die Vertrauensbereiche der Likelihood-Ratios für die nunmehr drei Kategorien (und beobachteten Häufigkeiten) "negativ" ($X_{11} = 0$, $X_{21} = 43$), "positiv" ($X_{12} = 9$, $X_{22} = 5$) und "stark positiv" ($X_{13} = 15$, $X_{23} = 1$) betrachtet werden. Nach der Katz-Methode (Gl. 6.8 und 6.9) findet für die drei Kategorien [nb, nb], [1.4, 9.8] und [4.3, 218.4] und nach der Poissonapproximation (Gl. 6.12 und 6.13) wird [nb, 0.2], [1.1, 14.0] und [4.7, 1289.2] berechnet, wobei wegen $X_{11} = 0$ einige der Werte nicht berechnet (nb) werden konnten.

Abgesehen von der begrenzten Aussagekraft der vorliegenden Daten wird deutlich, dass die Likelihood-Ratios für dichotomisierte Daten die durchaus unterschiedlichen diagnostischen Beurteilungsmöglichkeiten der zusammengefassten Kategorien nicht immer voll ausschöpfen.

6.1.3 Beurteilung kontinuierlicher Testbefunde

Bei einem Diagnosetest, der auf der kontinuierlichen Messgröße x beruht, ist (6.10) nicht anwendbar, da die Wahrscheinlichkeit für die exakte Beobachtung des Werts x gleich Null ist. Likelihood-Ratios für kontinuierliche Messdaten können mit Hilfe eines logistischen Regressionsmodells,

$$\text{logit } \Pr(S+ \mid x) = \beta_0 + \beta_1 x + \epsilon,$$

abgeschätzt werden[4]. Mit Hilfe eines geeigneten Statistik-Programmpakets können $\hat{\beta}_0$ und $\hat{\beta}_1$ geschätzt werden; der Ausdruck ϵ bezeichnet einen durch das Modell nicht erklärten Fehler. Hierbei hat $\Pr(S+ \mid x)$ die Interpretation eines prädiktiven Werts für das Testresultat x, im Folgenden mit $PW(x)$ bezeichnet. Demnach ist

$$\text{logit } \Pr(S+ \mid x) = \log \frac{PW(x)}{1 - PW(x)}. \tag{6.14}$$

---

[4] Wie Beispiel 6.1 zeigt, kann nicht grundsätzlich unterstellt werden, dass $LR(x)$ eine monoton steigende Funktion ist, was durch eine Analyse der Residuen des Modells (Verteilungscharakteristik und Auftragen gegen x) überprüft werden sollte.

Wird nun die analog zu (6.1) formulierte Beziehung

$$\frac{PW(x)}{1 - PW(x)} = LR(x)\frac{P'}{1 - P'}$$

logarithmiert und nach $LR(x)$ aufgelöst, so erhält man

$$\log LR(x) = \text{logit } PW(x) - \text{logit } P'$$
$$= \beta_0 + \beta_1 x - \text{logit } P'$$
$$LR(x) = \exp\left[\beta_0 + \beta_1 x - \text{logit } P'\right],$$

wobei die Prioriwahrscheinlichkeit P' hier die Prävalenz in der Stichprobe ist, die zur Schätzung von β_0 und β_1 verwendet wurde. Die empirische Log-Likelihood-Ratio-Funktion ist daher

$$\log \widehat{LR}(x) = \hat{\beta}_0 + \hat{\beta}_1 x - \text{logit } P'. \tag{6.15}$$

Zu einem identischen Ergebnis kommen Simel et al. (1993 [227]), die jedoch

$$\widehat{LR}(x) = \exp\left[\hat{\beta}_1(x - x')\right]$$

mit $x' = (\text{logit } P' - \hat{\beta}_0)/\hat{\beta}_1$ verwenden (Greiner et al., 2000 [105]).

Beispiel 6.2 (Modell-basierte Abschätzung von Likelihood-Ratios)
Unter Verwendung der Daten von Beispiel 6.1 (Tab. 6.1) mit vier Ausprägungsstufen des Testbefunds ($x = 0, \ldots, 3$) wurde ein logistisches Regressionsmodell mit den Parametern $\hat{\beta}_0 = -3.05$ und $\hat{\beta}_1 = 2.17$ geschätzt. Bei Verwendung von drei Ausprägungsstufen ($x = 0, 1, 2$; durch Zusammenfassung von "zweifelhaft" und "positiv") wurde ein weiteres Modell mit $\hat{\beta}_0 = -3.40$ und $\hat{\beta}_1 = 4.13$ geschätzt. Die ordinalen Testbefunde x wurden hierbei jeweils als äquidistant angesehen.

Aus (6.15) geht hervor, dass $\log \widehat{LR}(x)$ eine lineare Funktion des kontinuierlichen Messwerts x ist. Der Wert für x, für den $\log \widehat{LR}(x = d) = 0$ gilt, definiert den Grenzwert $d = (\text{logit } P' - \hat{\beta}_0)/\hat{\beta}_1$. Dies ist die "kontext-freie" Variante von (5.4). Eine sorgfältige Überprüfung des zu Grunde liegenden logistischen Regressionsmodells ist notwendig, denn nicht immer kann eine Linearität der

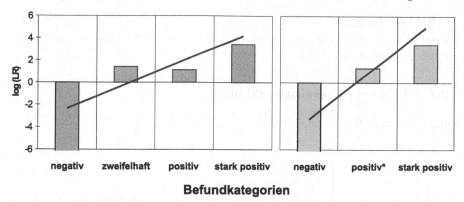

Befundkategorien

Abb. 6.1. Logarithmierte Likelihood-Ratios $(\widehat{LR})$ für ordinale Befunde eines Diagnosetests, berechnet an Hand der beobachteten Häufigkeiten jeder Ausprägungsstufe (Säulen; für die erste Stufe ist $\widehat{LR} = 0$) und logistischer Regressionsmodelle (Linien). Die vier Ausprägungsstufen (links) wurden durch Zusammenlegen der 2. und 3. Ausprägungsstufe in die Kategorie "positiv*" reduziert (rechts) (Beispiel 6.2; Daten aus Tab. 6.1).

(log-transformierten) Likelihood-Ratios vorausgesetzt werden. Die Interpretation der Likelihood-Ratio für kontinuierliche Messdaten unterscheidet sich nicht grundsätzlich von der Interpretation ordinaler Likelihood-Ratios. In beiden Fällen wird die (semi-) quantitative Messgröße auf die selbe (und daher "universelle") Skala projiziert, deren Werte (nach Odds-Transformation) zur Berechnung der Posterioriwahrscheinlichkeit herangezogen werden können.

6.2 Prävalenzschätzung

Die Schätzung einer Prävalenz durch einen Diagnosetest beruht auf einer Erhebung der Anzahl Y positiver Befunde $(T+)$ von der Gesamtanzahl n untersuchter Tiere, wobei

$$\widehat{AP} = Y/n$$

eine Schätzung der apparenten Prävalenz ist. Angestrebt wird jedoch häufig eine Abschätzung der wahren Prävalenz P. Nun wird bei Verwendung eines Diagnosetests mit einer geringen Sensitivität die Prävalenz tendenziell unterschätzt $(E(\widehat{AP}) < P)$ und bei Verwendung eines Diagnosetests mit geringer Spezifität tendenziell überschätzt $(E(\widehat{AP}) > P)$ werden. Generell muss $\widehat{AP}$ als ein *verzerrter* Schätzer von P angesehen werden. Für eine sinnvolle Adjustierung muss gefordert werden, dass der korrigierte Prävalenzwert (a) den Einfluss der Sensitivität und Spezifität numerisch exakt wiedergibt, (b) bei einem perfekten Test ($Se = Sp = 1$) gleich der $\widehat{AP}$ ist und (c) auf den Wertebereich $[0, 1]$ beschränkt ist.

6.2.1 Adjustierte Prävalenzschätzung

Ein korrigierter Prävalenzschätzer ist

$$\widehat{P}_{rg} = \begin{cases} \text{nicht definiert für} \quad Sp + Se = 1 \\[2ex] 0 \quad\quad \text{für} \quad \dfrac{\widehat{AP} + Sp - 1}{Se + Sp - 1} < 0 \\[2ex] 1 \quad\quad \text{für} \quad \dfrac{\widehat{AP} + Sp - 1}{Se + Sp - 1} > 1 \\[2ex] \dfrac{\widehat{AP} + Sp - 1}{Se + Sp - 1} \quad \text{sonst} \end{cases} \tag{6.16}$$

und beruht auf bekannten oder geschätzten Werten für die Güteindizes Se und Sp (Marchevsky, 1974 [163]; Rogan und Gladen, 1978 [211]). Durch Lösen von (3.9) nach P kann die Form dieses Schätzers, der im Folgenden als Rogan-Gladen-Schätzer bezeichnet wird, hergeleitet und somit die oben genannte Bedingung (a) verifiziert werden. Durch Einsetzten von $Se = Sp = 1$ in (6.16) erhält man $\widehat{P}_{rg} = \widehat{AP}$, wie in (b) gefordert. Schließlich ist $\widehat{P}_{rg}$ rechts (0) und links (1) zensiert für negative Werte, bzw. Werte größer 1, wodurch eine Konsistenz mit der Forderung (c) erreicht wird sowie nicht definiert für $Se + Sp = 1$ (Hilden, 1979 [116]). Die Zensierungseigenschaft dieses Schätzers wird durch eine grafische Darstellung verdeutlicht (Abb. 6.2) und kann auf dem Hintergrund der linearen Beziehung zwischen P und AP (Anhang C.2) nachvollzogen werden. Der Rogan-Gladen-Schätzer ist unverzerrt und hat eine minimale Varianz (Anhang C.3).

6.2.2 Varianz des adjustierten Prävalenzschätzers

Durch die Bias-Korrektur wird die Präzision der Schätzung herabgesetzt. Nimmt man vereinfachend ein *srswr*-Stichprobenmodell an, so ist die Varianz von $\widehat{AP}$ mit $\widehat{AP}(1 - \widehat{AP})/n$ zu veranschlagen. Durch die Bias-Korrektur mit einer bekannten (nicht stochastischen) Se und Sp ist

$$\widehat{\text{Var}}_1(\widehat{P}_{rg}) = \frac{\widehat{\text{Var}}(\widehat{AP})}{(Se + Sp - 1)^2}, \tag{6.17}$$

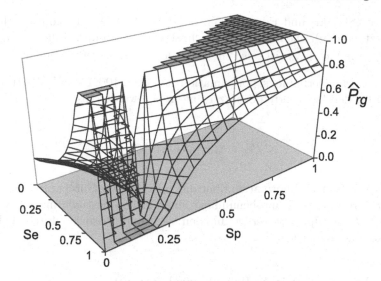

Abb. 6.2. Rogan-Gladen-Schätzer (P_{rg}) als Funktion der Sensitivität (Se) und Spezifität (Sp) eines Diagnosetests für eine apparente Prävalenz $AP = 0.77$. Auf Null und Eins zensierte Werte des Schätzers sind als schattierte, ebene Flächen dargestellt und treten bei bestimmten Parameterkonstellationen auf.

wobei der Nenner identisch mit dem quadrierten Youden-Index (J; Abschnitt 3.3.1) ist (Anhang C.3). Die Varianz des korrigierten Schätzers entspricht also der um den Faktor $1/J^2$ vergrößerten Stichprobenvarianz. Im Extremfall eines perfekten Tests ($J = 1$) ist die Stichprobenvarianz wegen $1/J^2 = 1$ unverändert und eine Adjustierung nicht notwendig.

Bei der Verwendung von geschätzten Werten für Se und Sp geht deren stochastische Variabilität in die Varianz des korrigierten Schätzers ein, welche dann die Form

$$\widehat{\text{Var}}_2(\widehat{P}_{rg})$$

$$= \frac{\widehat{AP}(1 - \widehat{AP})}{nJ^2} + \frac{\widehat{Se}(1 - \widehat{Se})P^2}{m_1 J^2} + \frac{\widehat{Sp}(1 - \widehat{Sp})(1 - P)^2}{m_2 J^2} \qquad (6.18)$$

annimmt (Shoukri und Edge, 1995 [225]) (die Prävalenz P kann durch $\widehat{P}_{rg}$ geschätzt werden). Die zusätzliche stochastische Variabilität führt dazu, dass $\widehat{\mathrm{Var}}_2(\widehat{P}_{rg}) > \widehat{\mathrm{Var}}_1(\widehat{P}_{rg})$ ist, also ein weiterer Präzisionsverlust eintritt[5].

Mit der Normalverteilungsapproximation kann ein $100(1 - \alpha)\%$-Vertrauensbereich für den korrigierten Schätzer angegeben werden als

$$\widehat{P}_{rg} \pm z_{\alpha/2}\sqrt{\widehat{\mathrm{Var}}_i(\widehat{P}_{rg})}$$

mit $i = 1, 2$, je nach Information über die verwendeten Güteparameter.

Der berechnete Stichprobenumfang einer Prävalenzstudie muss mit dem Faktor $1/J^2$ multipliziert werden, um den Verlust an Präzision durch die Bias-Korrektur auszugleichen.

Beispiel 6.3 (Adjustierte Prävalenzschätzung)
In einer hypothetischen Prävalenzstudie wird eine Seroprävalenz von $\widehat{AP} = 269/350 = 0.77$ mittels Antikörper-ELISA geschätzt. In einer Vorstudie wurde die diagnostische Leistungsfähigkeit des ELISAs für die Anwendung in der betreffenden Zielpopulation evaluiert, wobei $\widehat{Se} = 114/120 = 0.95$ und $\widehat{Sp} = 200/250 = 0.8$ erhoben wurde (Greiner und Gardner, 2000 [98]).

Die Anwendung von (6.16) für Beispiel 6.3 ergibt, dass die wahre Prävalenz durch die Seroprävalenz leicht überschätzt wurde, denn $\widehat{P}_{rg} = (0.77 + 0.8 - 1)/(0.95 + 0.8 - 1) = 0.76$. Unter Vernachlässigung der stochastischen Unsicherheit der diagnostischen Güteparameter erhält man $\widehat{\mathrm{Var}}_1(\widehat{P}_{rg}) = \widehat{\mathrm{Var}}(\widehat{AP})/J^2 = 0.0005/0.75^2 = 0.0009$ und demnach ein 95%-Vertrauensbereich für $\widehat{P}_{rg}$ von $0.76 \pm 1.96\sqrt{0.0009} = (0.711, 0.809)$. Unter Verwendung der Varianzen der Güteparameter erhält man $\widehat{\mathrm{Var}}_2(\widehat{P}_{rg}) = 0.0009 + (0.95)(0.05)(0.76)/(0.75^2 120) + (0.80)(0.20)(0.24)/(0.75^2 250) = 0.0014$ und einen etwas weiteren 95%-Vertrauensbereich für $\widehat{P}_{rg}$ von $(0.70, 0.82)$.

An Beispiel 6.3 kann die Problematik der Adjustierung verdeutlicht werden, denn einer hier nur sehr geringfügigen Bias-Korrektur ($\widehat{\mathrm{Bias}}(\widehat{AP}) = \widehat{AP} - \widehat{P}_{rg} = 0.01$) steht eine beachtliche Vergrößerung der Varianz gegenüber. In Anhang C.3 wird diese Situation durch eine Abschätzung des mittleren quadratischen Fehlers (MSE) näher untersucht.

---

[5] Eine Approximation des Schätzers durch eine Taylor-Reihe zweiter Ordnung zeigt, dass dieser, von Spezialbedingungen abgesehen, verzerrt ist und eine noch größere Varianz als (6.18) hat (Greiner, 2002 [86]).

6.3 Epidemiologische Untersuchung von Risikofaktoren

In epidemiologischen Studien wird der Zusammenhang zwischen der Exposition mit einem Risikofaktor E und der Krankheit K untersucht. An dieser Stelle sei ein einfaches Szenario betrachtet, bei dem die Klassifikationen von Exposition und Krankheit unter Verwendung zweier Diagnoseverfahren bei einer Stichprobe von n Tieren erhoben wurde. Wegen möglicher Missklassifikationen kann weder E noch K fehlerfrei beobachtet werden (Abb. 6.3).

		Krankheit	
		$K+$	$K-$
Exposition	$E+$	a	b
	$E-$	c	d

Abb. 6.3. Befundmatrix bei der Untersuchung des Zusammenhangs zwischen Exposition E und Krankheit K an Hand der potenziell missklassifizierten Häufigkeiten $a, \dots, d$.

Ist die Sensitivität (Se_K) und Spezifität (Sp_K) bei der Klassifikation von K unabhängig vom Status E und die Sensitivität (Se_E) und Spezifität (Sp_E) bei der Klassifikation von E unabhängig vom Status K, so spricht man von einer nicht-differenziellen Missklassifikation (Victor, 1973 [247]). Bei einer differenziellen Missklassifikation ist diese Unabhängigkeit nicht gegeben. Tatsächlich führt der naive Schätzer des Odds-Ratios, $\widehat{OR} = ad/bc$, bei einer nicht-differenziellen Missklassifikation immer zu einer Unterschätzung des wahren Odds-Ratio (Magder und Hughes, 1997 [158]), was durch eine Monte-Carlo-Simulation verifiziert wurde (Greiner und Gardner, 2000 [98]). Bei einer differenziellen Missklassifikation kann eine Unter- oder Überschätzung des wahren Werts eintreten.

Nun soll an Hand der beobachteten Daten $\mathbf{m}' = [a, b, c, d]$ ein für Missklassifizierungen adjustiertes Odds-Ratio geschätzt werden. Der korrigierte (mit κ gekennzeichnete) Wert des Odds-Ratios ist

$$\widehat{OR}_\kappa = (a_\kappa d_\kappa)/(b_\kappa c_\kappa),$$

wobei der Vektor der korrigierten Tafelwerte mittels Matrixalgebra als $\mathbf{m}_\kappa = \mathbf{A}^{-1}\mathbf{m}$ bestimmt wird. Bei nicht-differenziellen Testfehlern wird die Missklassifikationsmatrix $\mathbf{A} =$

$$\begin{bmatrix} Se_K Se_E & (1-Sp_K)Se_E & Se_K(1-Sp_E) & (1-Sp_K)(1-Sp_E) \\ (1-Se_K)Se_E & Sp_K Se_E & (1-Se_K)(1-Sp_E) & Sp_K(1-Sp_E) \\ Se_K(1-Se_E) & (1-Sp_K)(1-Se_E) & Se_K Sp_E & (1-Sp_K)Sp_E \\ (1-Se_K)(1-Se_E) & Sp_K(1-Se_E) & (1-Se_K)Sp_E & Sp_K Sp_E \end{bmatrix}$$

verwendet. Im Fall von differenziellen Testfehlern muss **A** die erwarteten Missklassifikationen entsprechend wiedergeben.

Beispiel 6.4 (Adjustierte Risikofaktor-Schätzung)

In einer hypothetischen epidemiologischen Studie wurde der Krankheits- (K) und Expositionsstatus (E) von $n = 451$ Individuen bestimmt. Die Diagnose von K erfolgte durch einen Test mit einer durch $Se_K = 0.9$ und $Sp_K = 0.8$ charakterisierten, nicht-differenziellen (d.h. in den Kategorien der Exposition identischen) Missklassifizierung und die Diagnose von E erfolgte durch ein Verfahren mit ebenfalls nicht-differenzieller $Se_E = 0.95$ und $Sp_E = 85$. Die beobachteten Häufigkeiten der Vierfelder-Befundmatrix (Schema Abb. 6.3) lauteten $\mathbf{m}' = [a, b, c, d] = [47, 80, 83, 241]$ (Greiner und Gardner, 2000 [98]).

Der naive, d.h. nicht-adjustierte Schätzer in Beispiel 6.4 is $\widehat{OR} = ad/bc = 1.7$. Aus den vier relevanten Güteparametern wird eine Missklassifikationsmatrix erstellt, aus der sich die adjustierte Vierfeldermatrix mit $\mathbf{m}'_\kappa = [27.9, 46.3, 28.9, 347.9]$ ergibt. Der adjustierte Schätzwert ist daher $\widehat{OR}_\kappa = (27.9 \times 347.9)/(46.3 \times 28.9) = 7.2$ (Greiner und Gardner, 2000 [98][6]; dort auch Hinweise zur Inferenzstatistik des korrigierten Schätzers).

In der Praxis sind univariable Analysen von Risikofaktoren meist unzureichend, weil der beobachtete Effekt durch den Einfluss einer oder mehrerer weiterer Variablen verfälscht sein kann (*Confounding*, s. z.B. Kreienbrock und Schach, 2000 [143]). Ansätze zur Generalisierung der Missklassifikations-Adjustierung für multivariable Analysen (logistische Regression) wurden beschrieben (Magder und Hughes, 1997 [158]).

---

[6] Im Gegensatz zur hier gezeigten Berechnung wurden in der zitierten Arbeit die adjustierten Tafelwerte auf Ganzzahlen gerundet.

A

Testevaluierung unter verschiedenen Stichprobendesigns

In Anhang A werden Verfahren zur Schätzung von Sensitivität und Spezifität unter verschiedenen Stichprobendesigns an Hand numerischer Beispiele erläutert. Zunächst wird die einfache Zufallsauswahl betrachtet (Anhang A.1). Als ein Beispiel für ein komplexeres Stichprobenverfahren wird eine zweistufige Zufallsauswahl (Cluster-Sampling) beschrieben (Abschnitt A.2), wobei insbesondere auf das Problem der Varianzschätzung eingegangen wird. Schließlich wird die Querschnittsstudie mit unvollständiger Verifikation als eine Realisation einer zweistufigen Zufallsauswahl beschrieben (Anhang A.3). Soweit sinnvoll, werden detaillierte Hinweise für computer-gestützte numerische Analysen gegeben.

A.1 Querschnittsstudie mit einfacher Zufallsauswahl

In Beispiel 3.1 (S. 49) wurde über die Evaluierung eines *Trypanosoma*-ELISAs bei afrikanischen Rindern berichtet. Der Umfang der zur Verfügung stehenden Stichprobe betrug $n = 457$ und wurde durch eine zweistufige Zufallsauswahl mit $m = 50$ Farmen realisiert. In diesem Abschnitt wird unter Vernachlässigung des tatsächlichen Stichprobendesigns eine einfache Zufallsauswahl (*srs*-Design) angenommen. Da der fragliche ELISA sowie die Referenzdiagnostik (parasitologischer Direktnachweis von Trypanosomen) an der gesamten Stichprobe durchgeführt wurde, liegt ein Querschnittsstudien-Design mit vollständiger Verifikation (QVV) vor.

An Hand einer Vierfeldertafel der Befunde (Abb. A.1) wurde nach (3.2) und (3.3) eine Sensitivität von $\widehat{Se} = 50/79 = 0.63$ und eine Spezifität von $\widehat{Sp} = 221/378 = 0.58$ geschätzt. Exakte 95%-Vertrauensbereiche nach (3.21) für die beiden Parameter sind $(0.52, 0.74)$ und $(0.53, 0.63)$. Die prädiktiven Werte können als einfache Proportionen nach (3.10) und (3.11) geschätzt werden, was zu den Punktschätzungen (und 95%-Vertrauensbereichen) $\widehat{PPW} = 50/207 = 0.24$ $(0.18, 0.31)$ und $\widehat{NPW} = 221/250 = 0.88$ $(0.84, 0.92)$ führt. Ebenfalls

Tabelle A.1. Schätzungen der Prävalenz $(\widehat{P})$, apparenten Prävalenz $(\widehat{AP})$, Sensitivität $(\widehat{Se})$, Spezifität $(\widehat{Sp})$ sowie des positiven $(\widehat{PPW})$ und negativen prädiktiven Werts $(\widehat{NPW})$ und der 95%-Vertrauensbereiche aus den Daten einer Evaluierungsstudie eines Antikörper-ELISAs zum Nachweis der Trypanosomose bei Rindern in Uganda unter Annahme eines srs- und eines cs-Designs (Daten aus Beispiel 3.1; Abb. A.1).

Parameterschätzung		95%VB$_{srs}$	95%VB$_{cs}$	Design-Effekt
$\widehat{P}$	0.17	(0.14, 0.21)	(0.11, 0.23)	2.74
$\widehat{AP}$	0.45	(0.41, 0.50)	(0.37, 0.53)	2.76
$\widehat{Se}$	0.63	(0.52, 0.74)	(0.49, 0.77)	1.62
$\widehat{Sp}$	0.58	(0.53, 0.63)	(0.50, 0.67)	2.54
$\widehat{PPW}$	0.24	(0.18, 0.31)	(0.14, 0.34)	2.91
$\widehat{NPW}$	0.88	(0.84, 0.92)	(0.84, 0.93)	1.23

charakteristisch für das QVV-Design ist die Schätzbarkeit der Prävalenz, $\widehat{P} = 79/457 = 0.17$ $(0.14, 0.21)$ und der apparenten Prävalenz, $\widehat{AP} = 207/457 = 0.45$ $(0.41, 0.50)$.

Die (vereinfachende) Annahme eines srs-Schemas führt zur Vernachlässigung einer möglicher Korrelation von Befunden innerhalb der Farmen. Der praktische Effekt dieser Korrelation in Hinblick auf die oben angegebenen Ergebnisse besteht darin, dass die Vertrauensbereiche als zu klein geschätzt werden (Tab. A.1). Dieses Phänomen wird mit Hilfe des sogenannten *Design-Effekts* quantifiziert, welcher in Abschnitt A.2.4 genauer erklärt wird. Die Berechnung der Vertrauensbereiche unter der cs-Annahme ist in Anhang A.2.8 beschrieben.

		Direktnachweis		
		$S+$	$S-$	Gesamt
Antikörper-ELISA	$T+$	$a = 50$	$b = 157$	207
	$T-$	$c = 29$	$d = 221$	250
Gesamt		$m_1 = 79$	$m_2 = 378$	457

Abb. A.1. Querschnittsstudie mit vollständiger Verifikation (QVV) zur Evaluierung (Referenzverfahren: Parasitologischer Direktnachweis von Trypanosomen) eines Antikörper-ELISAs zum Nachweis von *Trypanosoma*-Infektionen bei Rindern in Uganda (Beispiel 3.1; Greiner et al., 1997 [91]).

A.2 Querschnittsstudie mit zweistufiger Zufallsauswahl

Zur Illustration wird zunächst ein hypothetisches Szenario einer zweistufigen Zufallsauswahl (*Cluster-Sampling*) behandelt und auf verschiedene Aspekte der Parameterschätzung unter komplexen Stichprobendesigns eingegangen (Abschnitte A.2.1 bis A.2.7). Die Methodik wird dann zur Berechnung eines realen Beispiels angewendet (Anhang A.2.8).

A.2.1 Beschreibung des Szenarios

Studienziele

Ziel dieser hypothetischen Evaluierungsstudie ist es, den Diagnosetest T zum Nachweis der Krankheit S ($S+$=krank; $S-$=nicht krank) unter Verwendung eines Querschnittsstudien-Designs mit vollständiger Verifikation (QVV) zu evaluieren, wobei die Stichprobenziehung nach einem zweistufigen Stichprobenschema erfolgt. Hierbei werden zunächst Betriebe (Cluster, *Primary sampling units*, PSU) und in einem zweiten Schritt einzelne Tiere aus den Betrieben ausgewählt. Die Illustration sei auf die Schätzung der Sensitivität beschränkt. Bei der Schätzung der Spezifität kann analog vorgegangen werden. Zunächst wird jedoch am Beispiel der Prävalenzschätzung die durch Intracluster-Korrelation bedingte Varianzinflation und deren Auswirkung auf die Stichprobenplanung erläutert. Eine Optimierung der Stichprobenziehung (Anzahl der Betriebe, Stichprobenumfang innerhalb der Betriebe) hinsichtlich der Gesamtvarianz von Stichprobenschätzern wird im Folgenden nicht angestrebt. Als Rahmenbedingung sollte lediglich gelten, dass mindestens 10% der Betriebe in der Untersuchungsregion in die Studie einbezogen, insgesamt aber höchstens 500 Tiere untersucht werden. Die Methodik basiert auf der in Abschnitt 3.3.2 angeführten Literatur, insbesondere auf den Ausführungen von Levy und Lemeshow (1999 [150]).

Notation, Beschreibung der Population, Stichprobenverfahren

Die ausgewählten Betriebe (PSUs) werden mit dem Index i, $i = 1, \ldots, m$ bezeichnet, wobei m die Gesamtanzahl der Betriebe in der Stichprobe ist. Die Beobachtungen im $i$ten Betrieb werden durch den Index j, $j = 1, \ldots, n_i$ definiert, wobei n_i der Stichprobenumfang im $i$ten Betrieb ist. Nun bezeichne die binäre Variable

$$y_{ij} = \begin{cases} 1 & \text{den Status } S+ \text{ von Tier } j \text{ in Betrieb } i \\ 0 & \text{den Status } S- \text{ von Tier } j \text{ in Betrieb } i. \end{cases}$$

Weiterhin sei $y_i = \sum_{j=1}^{n_i} y_{ij}$ die beobachtete Anzahl kranker Tiere im $i$ten Betrieb. Eine unverzerrte Schätzung der Prävalenz innerhalb der Betriebe ist gegeben durch

$$\hat{p}_i = y_i/n_i \qquad (A.1)$$

Für die Sensitivitätsschätzung für den Betrieb i bezeichne

$$t_{ij} = \begin{cases} 1 & \text{den Status } T+ \text{ von Tier } j \text{ in Betrieb } i \\ 0 & \text{den Status } T- \text{ von Tier } j \text{ in Betrieb } i. \end{cases}$$

Hier sei $x_i = \sum_{j=1}^{n_i} t_{ij} y_{ij}$ die beobachtete Anzahl von Test positiven kranken Tieren im $i$ten Betrieb. Eine unverzerrte Schätzung der betriebsspezifischen Sensitivität ist

$$\widehat{Se}_i = x_i/y_i \qquad (A.2)$$

Aus Zensusdaten sei als bekannt vorauszusetzen, dass insgesamt $M = 39$ Betriebe im Untersuchungsgebiet registriert sind. Die Gesamtpopulation umfasst $N = 23\,700$ Tiere und die durchschnittliche Betriebsgröße beträgt $\bar{N} = 607.7$ Tiere. Um die gewünschte Stichprobenfraktion für Betriebe zu erreichen, werden $m = 4$ Betriebe zufällig ausgewählt. Die exakte Stichprobenfraktion der ersten Auswahlphase beträgt $f_1 = m/M = 0.1026$. Die (zufällige) Gesamtzahl der Tiere in den ausgewählten Betrieben beträgt $N_1 = 309$, $N_2 = 984$, $N_3 = 387$ und $N_4 = 302$, was insgesamt einen Auswahlumfang von $N_S = 1982$ ergibt. Die Stichprobenfraktion der zweiten Auswahlphase ist $f_2 = n/N_S = 500/1982 = 0.2523$, wobei n vorher festgelegt war. Hieraus ergeben sich die Stichprobenumfänge n_i, $i = 1, \ldots, 4$, für die ausgewählten Betriebe als die kleinste Ganzzahl, welche größer ist als $f_2 N_i$ (Tab. A.3). Die exakte Auswahlfraktion f_{2i} ist ein betriebsspezifischer Wert wegen der ungleichen Betriebsgrößen N_i. Die Notation ist in Tab. A.2 zusammengefasst.

Daten

Es sei angenommen, dass eine zweistufige Zufallsauswahl durchgeführt wurde (Abschnitt 3.3.2, Seite 49). Die beobachteten Daten x_i und y_i, sowie die betriebsspezifischen Stichprobenfraktionen der zweiten Auswahlphase (f_{2i}) und die hieraus berechneten Wahrscheinlichkeitsgewichte (w_i) sind in Tab. A.3 für die vier ausgewählten Betriebe angegeben. Zum Beispiel ist für Betrieb 7 ($i = 1$) die Stichprobenfraktion $f_{21} = 78/309 = 0.2524$ und daher die Gesamtauswahlwahrscheinlichkeit $f_{.1} = f_1 f_{21} = (0.1026)(0.2524) = 0.0259$. Dies ergibt ein Wahrscheinlichkeitsgewicht für jede Beobachtung aus diesem Betrieb von $w_1 = 1/f_{.1} = 38.625$.

Die beobachtete Anzahl y_i wird als Zähler bei der Schätzung der betriebsspezifischen Prävalenz (A.1) sowie als Nenner bei der Schätzung der

Tabelle A.2. Notation und Beispieldaten für eine Sensitivitäts- und Prävalenzschätzung bei komplexem Stichprobendesign.

M	$= 39$	:	Anzahl von Betrieben in der Population
N	$= 23\,700$	:	Größe der Population
$\bar{N}$	$= N/M = 607.7$	:	Mittlere Betriebsgröße in der Population
m	$= 4$	:	Anzahl der ausgewählten Betriebe
N_i		:	Größe des $i$ten Betriebs, $i = 1,\dots,m$
N_S	$= \sum_i N_i = 1982$	:	Anzahl von Tieren in den ausgewählten Betrieben
f_1	$= m/M = .1026$	:	Phase 1 Stichprobenfraktion
f_2	$= n/N_S = .2523$	:	Phase 2 Stichprobenfraktion
f_{2i}	$= n_i/N_i$	:	Phase 2 Stichprobenfraktion für Betrieb i
$f_{.i}$	$= f_1 f_{2i}$	:	Stichprobenfraktion für Betrieb i
w_i	$= 1/f_{.i}$	:	Stichprobengewicht für Betrieb i
n_i		:	Stichprobenumfang in Betrieb i
y_i		:	Anzahl von kranken Tieren in Betrieb i
x_i		:	Anzahl von kranken Test positiven Tieren in Betrieb i
n	$= \sum_i n_i = 500$	:	Gesamtstichprobenumfang
y	$= \sum_i y_i = 115$	:	Anzahl von kranken Tieren in der Stichprobe
x	$= \sum_i x_i = 76$	:	Anzahl von kranken Test positiven Tieren in der Stichprobe
$\bar{n}$	$= n/m = 125$	:	Durchschnittsanzahl von Tieren pro Betrieb in der Stichprobe
$\bar{y}$	$= y/m = 28.75$	:	Durchschnittsanzahl von kranken Tieren pro Betrieb in der Stichprobe
$\bar{x}$	$= x/m = 19$	:	Durchschnittsanzahl von kranken test- positiven Tieren pro Betrieb in der Stichprobe

betriebsspezifischen Sensitivität (A.2) dienen. Schätzungen der Prävalenz und Sensitivität für Betrieb 1 sind $\hat{p}_1 = y_1/n_1 = 21/78 = 0.269$ und $\widehat{Se}_1 = x_1/y_1 = 19/21 = 0.905$. Diese Ergebnisse können in einer Befundmatrix (Abb. A.2) zusammengefasst werden.

A.2.2 Prävalenzschätzung

Die wahre Prävalenz in der Population ist $p = Y/N$, wobei Y die Anzahl kranker Tiere in der Population bezeichnet. Bei der Zusammenfassung der m Prävalenzschätzungen $\hat{p}_i$ in eine Abschätzung der Gesamtprävalenz werden die

Tabelle A.3. Daten einer Querschnittsstudie mit vollständiger Verifikation.

Betrieb N_i	n_i	f_{2_i}	w_i	y_i	x_i	$\hat{p}_i$	$\widehat{Se}_i$
1 309	78	0.2524	38.625	21	19	0.269	0.905
2 984	248	0.2520	38.685	72	39	0.290	0.542
3 387	98	0.2532	38.503	13	13	0.133	1.000
4 302	76	0.2517	38.743	9	5	0.118	0.556
Gesamt	1982	500			115	76	

Betrieb $i = 1$		Referenzdiagnose		
		$S+$	$S-$	Gesamt
Test	$T+$	$x_1 = 19$	nr	nr
	$T-$	$y_1 - x_1 = 2$	nr	nr
	Gesamt	$y_1 = 21$	$n_1 - y_1 = 57$	$n_1 = 78$

Abb. A.2. Befundmatrix für Betrieb $i = 1$ für die Schätzung der Prävalenz und Sensitivität. Die Testergebnisse für Tiere mit Status $S-$ sind in diesem Zusammenhang nicht relevant (nr).

(hier geringfügig) unterschiedlichen Stichprobengewichte der zweiten Phase (f_{2i}) berücksichtigt, indem p als Verhältnis der geschätzten Gesamtzahl von kranken Tieren in der Population ($\widehat{Y}$) und der geschätzten Populationsgröße ($\widehat{N}$) geschätzt wird. Wie aus den untenstehenden Definitionsformeln zu sehen ist, kann die konstante Auswahlwahrscheinlichkeit der Phase 1 bei der Konstruktion des Verhältnisschätzers $\hat{r}_y$ vernachlässigt werden.

$$\widehat{Y} = \frac{1}{f_1} \sum_i \frac{1}{f_{2i}} y_i$$

$$= \frac{1}{0.1026} \left(\frac{21}{0.2524} + \frac{72}{0.2520} + \frac{13}{0.2532} + \frac{9}{0.2517} \right) = 4445.7$$

$$\widehat{N} = \frac{1}{f_1} \sum_i \frac{1}{f_{2i}} n_i = \frac{1}{f_1} N_S$$

$$= \frac{1982}{0.1026} = 19324.5$$

Der Verhältnisschätzer der Prävalenz ist somit (Levy und Lemeshow, 1999 [150], Box 10.4)

$$\hat{r}_y = \frac{\widehat{Y}}{\widehat{N}} = \frac{\sum_i \frac{1}{f_{2i}} y_i}{N_S}, \tag{A.3}$$

$$= \frac{4445.7}{19324.5} = \frac{455.97}{1982} = 0.230055$$

und weicht im Ergebnis geringfügig vom einfachen Proportionsschätzer

$$\hat{p}_{srs} = y/n \tag{A.4}$$

$$= 115/500 = .23$$

ab, welcher unter einem *srs*-Stichprobenmodell adäquat wäre. Tatsächlich gilt die Gleichung $\hat{r}_y = \hat{p}_{srs}$ nur unter den Bedingungen, dass entweder $f_{21} = f_{22} = \cdots = f_{2m} = f_2$ konstant ist oder (eher unwahrscheinlich) die y_i-Werte sowie die n_i-Werte für alle i konstant sind. Die erste Bedingung ist typischerweiser gegeben, wenn die Betriebsgröße N_i konstant ist. Andererseits ist bei ungleichen Betriebsgrößen eine konstante Auswahlwahrscheinlichkeit f_2 nicht realisierbar.

A.2.3 Varianz der Prävalenzschätzung

Zur Abschätzung der Varianz des Verhältnisschätzers (A.3) werden die Mittelwerte, Varianzen und Kovarianzen von y_i und n_i benötigt,

$$\bar{y} = \frac{1}{m} \sum_i y_i$$

$$= \frac{21 + 72 + 13 + 9}{4} = 28.75$$

$$\bar{n} = \frac{1}{m} \sum_i n_i$$

$$= \frac{78 + 248 + 98 + 76}{4} = 125$$

$$\widehat{\text{Var}}(y) = \frac{1}{m-1} \sum_i (y_i - \bar{y})^2$$

$$= \frac{60.06 + 1870.56 + 248.06 + 390.06}{3} = 856.26$$

$$\widehat{\text{Var}}\,(n) = \frac{1}{m-1} \sum_i (n_i - \bar{n})^2$$

$$= \frac{2209 + 15129 + 729 + 2401}{3} = 6822.67$$

$$\widehat{\text{Cov}}\,(y, n) = \frac{1}{m-1} \sum_i (y_i - \bar{y})(n_i - \bar{n})$$

$$= \frac{364.25 + 5319.75 + 425.25 + 967.75}{3} = 2359.$$

Die Varianz des Verhältnisschätzers unter dem cs-Design ist gegeben (Levy und Lemeshow, 1999 [150], Box 10.2) als

$$\widehat{\text{Var}}\,(\hat{r}_y) = \left(\frac{N-n}{N}\right) \frac{\hat{r}_y^2}{m} \left(\frac{\widehat{\text{Var}}\,(y)}{\bar{y}^2} - 2\frac{\widehat{\text{Cov}}\,(y,n)}{\bar{y}\,\bar{n}} + \frac{\widehat{\text{Var}}\,(n)}{\bar{n}^2}\right) \qquad \text{(A.5)}$$

$$= (.9789) \frac{.230055^2}{4} \left(\frac{856.26}{28.75^2} - 2\frac{2359}{28.75 \times 125} + \frac{6822.67}{125^2}\right)$$

$$= (0.9789)\,0.01323\,(0.1597) = 0.00207$$

und kann zur Konstruktion eines $100(1-\alpha)\%$-Vertrauensbereichs für $\hat{r}_y$ verwendet werden. Für $\alpha = 0.05$ findet man

$$\text{VB}_{1-\alpha}(\hat{r}_y) = \hat{r}_y \pm t_{m-1,\alpha/2}\sqrt{\widehat{\text{Var}}\,(\hat{r}_y)}$$

$$\text{VB}_{.95}(\hat{r}_y) = 0.230055 \pm 3.182(0.0455) = 0.230055 \pm 0.145$$

$$= 0.085, 0.375.$$

Der kritische Wert der t-Verteilung wird aus Tabellen (z.B. Neave, 1978 [188]) abgelesen oder mit einem geeigneten Statistik-Programmpaket bestimmt[1]. Für $m > 30$ kann das $\alpha/2$–Quantil der Standard-Normalverteilung an Stelle von $t_{m-1,\alpha/2}$ verwendet werden.

A.2.4 Varianzinflation

Es ist nun sinnvoll, die Varianz unter dem cs-Design (A.5) mit der Varianzschätzung zu vergleichen, die unter einfacher Zufallsauswahl ohne Zurücklegen (*srswor*-Stichprobenmodell) anzusetzen wäre. Diese naive Varianzschätzung unterscheidet sich wiederum von der einfachen Binomial-Varianz

---

[1] Beispiel für die Anwendung von Stata (StataCorp, 2001[235]): `invttail(3,.025)`.

(bei Stichprobenziehung mit Zurücklegen, *srswr*) durch einen Korrekturfaktor für die endliche Population, *fpc*= $(N - n)/N$, und beträgt

$$\widehat{\text{Var}}_{srswor}(\hat{p}_{srs}) = \left(\frac{N - n}{N}\right) \frac{\hat{p}_{srs}(1 - \hat{p}_{srs})}{n - 1}$$

$$= (0.9789) \frac{0.1771}{499} = 0.000347.$$

Generell wird die Design-basierte Varianzschätzung größer sein als die *srswor*-Schätzung (Überdispersion). Unter Verwendung der zwei verschiedenen Varianzschätzungen kann der sogenannte Design-Effekt

$$\widehat{deff} = \frac{\widehat{\text{Var}}_{cs}(\hat{r})}{\widehat{\text{Var}}_{srswor}(\hat{p})}$$

$$= \frac{0.002069}{0.000347} = 5.95$$

geschätzt werden. *deff* beschreibt den Effekt des cs-Stichprobendesigns und ist immer dann größer als eins, wenn die Beobachtungen innerhalb der Betriebe korreliert sind (Intracluster-Korrelation). Eine naheliegende Interpretation des Design-Effekts ist folgende. Könnte für die Abschätzung von p auf $n = 500$ unabhängige, identisch verteilte Beobachtungen aus der Population mit $N = 23\,700$ zurückgegriffen werden, so wäre die Varianz der Prävalenzschätzung nur $1/deff$-mal so groß wie die aktuelle Varianz unter cs-Stichprobendesign. Das Verhältnis der adjustierten und naiven Schätzung des Standardfehlers der Prävalenzschätzung beträgt $\sqrt{deff}$.

Der Zusammenhang zwischen Design-Effekt und Intracluster-Korrelation (ρ) kann wie folgt angegeben werden

$$\rho = \frac{deff - 1}{\bar{n} - 1}$$

$$= (5.95 - 1)/124 = 0.034.$$

Inhaltlich kann die Intracluster-Korrelation durch die Ansteckung von Tieren innerhalb eines Betriebs erklärt werden. Bei hoher Kontagiosität und räumlich getrennten Betrieben werden Tiere innerhalb eines Betriebs tendenziell häufiger den selben Infektionsstatus haben als Tiere aus verschiedenen Betrieben.

A.2.5 Stichprobenumfang

Der Stichprobenumfang zur Abschätzung einer Proportion (π) wird meist für eine endliche Grundgesamtheit des Umfangs N durchgeführt und erfordert eine Annahme bezüglich der erwarteten Proportion ($\tilde{\pi}$), der Fehlertoleranz ($\pm 100d\%$) und der Irrtumswahrscheinlichkeit (α). Beispielsweise sei $N = 25\,000$, $\tilde{\pi} = 0.23$, $d = 0.05$ und $\alpha = 0.05$ gegeben. Bei Zugrundelegung eines *srswor*-Stichprobenmodells beträgt der notwendige Stichprobenumfang

$$n_{srswor} > \left[\frac{1}{N} + \left(\frac{d}{z_\alpha} \right)^2 \frac{N-1}{N\,\hat{\pi}(1-\hat{\pi})} \right]^{-1}$$

$$\left[0.00004 + \left(\frac{0.05}{1.96} \right)^2 \frac{24.999}{25.000\,(0.1771)} \right]^{-1} = 269.2,$$

also mindestens 270 Tiere. Bei Vorliegen eines *cs*-Designs mit einem geschätzten Design-Effekt von $\widehat{deff} = 5.95$ benötigt man einen adjustierten Stichprobenumfang von $n_{cs} = n_{srswor}\,\widehat{deff} = 1602$, um die gewünschte Genauigkeit von $\pm 5\%$ einzuhalten.

A.2.6 Sensitivitätsschätzung

In diesem Abschnitt wird am Beispiel der Sensitivität ($Se = \Pr(T+ \mid S+)$, s. S. 44) die Abschätzung einer bedingten Wahrscheinlichkeit in einem *cs*-Design erläutert. Während in einem prästratifiziertem Design die Anzahl kranker Tiere festgelegt ist, müssen in der Querschnittsstudie unter *cs*-Design die y_is der einzelnen Betriebe als binomialverteilte Zufallsgrößen aufgefasst werden mit den Erwartungswerten $E(y_i) = n_i\,\hat{p}_i$. Die Schätzung der Sensitivität erfolgt in der Form eines Verhältnisschätzers analog zu den Angaben in Anhang A.2.2.

Zunächst wird die Gesamtzahl (X) kranker Test positiver Tiere in der Population geschätzt mittels

$$\widehat{X} = \frac{1}{f_1} \sum_i \frac{1}{f_{2i}} x_i$$

$$= \frac{1}{0.1026} \left(\frac{19}{0.2524} + \frac{39}{0.2520} + \frac{13}{0.2532} + \frac{5}{0.2517} \right) = 2936.86.$$

Unter Verwendung der bereits geschätzen Gesamtanzahl kranker Tiere ($\widehat{Y}$) kann die Sensitivität durch den Verhältnisschätzer

$$\hat{r}_x = \frac{\widehat{X}}{\widehat{Y}} = \frac{\sum_i \frac{1}{f_{2i}} x_i}{\sum_i \frac{1}{f_{2i}} y_i},$$

$$= \frac{2936.86}{4445.7} = 0.6606$$

angegeben werden. Wiederum ist ein geringfügiger Unterschied dieser Schätzung und einer Schätzung unter den Bedingungen eines prästratifizierten Designs ($\widehat{Se}_{srs} = x/y = 0.6609$) festzustellen. Die Varianz des Verhältnisschätzers wird ermittelt unter Verwendung von

$$\bar{x} = \frac{1}{m} \sum_i x_i$$

$$= \frac{19 + 39 + 13 + 5}{4} = 19$$

$$\widehat{\mathrm{Var}}\,(x) = \frac{1}{m-1} \sum_i (x_i - \bar{x})^2$$

$$= \frac{0 + 400 + 36 + 196}{3} = 210.67$$

$$\widehat{\mathrm{Cov}}\,(x,y) = \frac{1}{m-1} \sum_i (x_i - \bar{x})\,(y_i - \bar{y})$$

$$= \frac{0 + 865 + 94.5 + 276.5}{3} = 412$$

als

$$\widehat{\mathrm{Var}}\,(\hat{r}_x) = \left(\frac{N-n}{N}\right) \frac{\hat{r}_x^2}{m} \left(\frac{\widehat{\mathrm{Var}}\,(x)}{\bar{x}^2} - 2\frac{\widehat{\mathrm{Cov}}\,(x,y)}{\bar{x}\,\bar{y}} + \frac{\widehat{\mathrm{Var}}\,(y)}{\bar{y}^2}\right)$$

$$= (0.9789)\frac{0.6606^2}{4}\left(\frac{210.67}{19^2} - 2\frac{412}{19 \times 28.75} + \frac{856.26}{28.75^2}\right)$$

$$= (0.9789)\,0.1091\,(0.1084) = 0.01186.$$

Ein $100(1-\alpha)\%$-Vertrauensbereich (VB) für $\hat{r}_x$ wird konstruiert für $\alpha = 0.05$ als

$$\mathrm{VB}_{1-\alpha}(\hat{r}_x) = \hat{r}_x \pm t_{m-1,\alpha/2}\sqrt{\widehat{\mathrm{Var}}\,(\hat{r}_x)}$$

$$\mathrm{VB}_{.95}(\hat{r}_x) = 0.6606 \pm 3.182(0.1089) = 0.66067 \pm 0.3465$$

$$= 0.314, 1.007.$$

Dieser 95%-Vertrauensbereich ist sehr viel weiter als der exakte binomiale Vertrauensbereich (0.567, 0.747) für die naive Schätzung $\widehat{Se}_{srs} = 76/115$.

A.2.7 Anmerkungen zur Verwendung von Software

Routinen zu Schätzproblemen (einschließlich Varianzschätzung) bei komplexen Stichprobenverfahren (*Complex survey sampling*) bieten verschiedene Programmpakete an (Tab. A.4). Im Folgenden werden die oben ausgeführten Berechnungen unter Verwendung des Programms Stata (StataCorp, 2001 [235]) demonstriert.

Ausgangspunkt für die Analysen sind die aggregierten Daten (Tab. A.3), die hier mit einem Befehl zur Auflistung des kompletten Datensatzes nochmals vorgestellt werden.

```
. list

       cluster    npi    ni    yi    xi      wi
1.          1     309    78    21    19    38.625
2.          2     984   248    72    39    38.685
3.          3     387    98    13    13    38.503
4.          4     302    76     9     5    38.743
```

Hierbei bezeichnen die Variablennamen cluster, npi, yi, xi, wi die Betriebsidentifikation, N_i, n_i, y_i, x_i und w_i. Stata benötigt nun eine elementweise Repräsentation der Daten. Da im vorliegenden Beispiel die vollständigen Vierfeldertafeln (wie Abb. A.2) mit den absoluten Häufigkeiten $a_i, \cdots, d_i$ der einzelnen Betriebe nicht gegeben sind, müssen diese zunächst "rekonstruiert" werden.

```
. g a = xi
. g b = 0
. g c = yi-xi
. g d = ni-yi
```

Hierbei wird willkürlich $b_i = 0$ und $d_i = n_i - y_i$ gesetzt[2]. Die generierten Häufigkeiten der Vierfeldertafeln sind aus der Auflistung

```
. list cluster a b c d

       cluster    a    b     c    d
1.          1    19    0     2   57
2.          2    39    0    33  176
3.          3    13    0     0   85
4.          4     5    0     4   67
```

---

[2] Die nicht beobachteten Häufigkeiten b und d spielen für die weiteren Schätzungen nur insofern eine Rolle, als dass sie zur Auffüllung der Datenliste zur Anzahl n_i für den $i$ten Betrieb führen. Liegen die vollständigen Beobachtungen $a_i, \ldots, d_i$ vor, so werden diese verwendet.

zu ersehen. Der Datensatz kann nun mit dem Stata–Makro `expand2x2`[3] in eine elementweise Form expandiert werden. Die Makrosyntax lautet `expand2x2 [id][a][b][c][d][pweight]`, wobei `id` and `pweight` die Betriebsidentifikation und die Stichprobengewichte bezeichnen. Nach Ausführung des Makros und Löschung nicht mehr benötigter Variablen

```
. expand2x2 cluster a b c d wi
. drop npi ni yi xi
```

zeigt eine Beschreibung der Daten, dass der Datensatz nach Ausführung des Makros auf $n = 500$ Beobachtungen expandiert ist und die neuen Indikatorvariablen `ac` und `ab` enthält.

```
. sum
```

Variable	Obs	Mean	Std. Dev.	Min	Max
cluster	500	2.344	.9183413	1	4
wi	500	38.64878	.07916	38.503	38.743
ac	500	.23	.421254	0	1
ab	500	.152	.3593805	0	1

Dabei ist definiert

$$ac = \begin{cases} 1 \text{ für Elemente mit Status } S+ \\ 0 \text{ für Elemente mit Status } S- \end{cases}$$

$$ab = \begin{cases} 1 \text{ für Elemente mit Status } T+ \\ 0 \text{ für Elemente mit Status } T-. \end{cases}$$

Wegen der Annahme $b_i = 0$ in diesem Beispiel ist `ac`=1 hier gleichbedeutend mit Status $(S+, T+)$. Zu beachten ist, dass der Mittelwert von `ac` der naiven Prävalenzschätzung (*srswor*) entspricht. Wäre b_i nicht willkürlich gleich Null gesetzt worden, könnte der Mittelwert von `ab` als naive Schätzung der apparenten Prävalenz angesehen werden. Eine Tabulierung der Ausprägungen von `ac` und `ab` verdeutlicht die Datengrundlage für naive Schätzungen der Prävalenz ($\hat{p}_{srs} = 115/500$) und der Sensitivität ($\widehat{Se}_{srs} = 76/115$).

```
. tab ab ac
```

---

[3] Erhältlich vom Autor.

	ac		
ab	0	1	Total
0	385	39	424
1	0	76	76
Total	385	115	500

Im nächsten Schritt werden die primären Stichprobeneinheiten (PSUs) und die Stichprobengewichte deklariert.

```
. svyset psu cluster
. svyset pweight wi
```

Jetzt kann die Prävalenz als Mittelwert von `ac` geschätzt werden,

```
. svymean ac
```

```
Survey mean estimation

pweight: wi          Number of obs    =        500
Strata:  <one>       Number of strata =          1
PSU:     cluster     Number of PSUs   =          4
                     Population size  =  19324.392
```

Mean	Estimate	Std. Err.	[95% Conf. Interval]		Deff
ac	.2300549	.0459507	.0838193	.3762905	5.948309

Eine identische Schätzung, aber ohne die detaillierten Ergebnisse bezüglich $\widehat{deff}$ und der Vertrauensbereiche kann durch das Kommando `svyprop ac` erhalten werden. Die Ergebnisse von Stata stimmen gut mit den oben erhaltenen überein. Für die Sensitivitätsschätzung wird eine Indikatorvariable (a) zur Identifikation von Test positiven kranken Tieren benötigt,

```
. g a = ac*ab
```

welche aufsummiert $x = 76$ ergibt. Der Verhältnisschätzer für Se kann nun wie folgt bestimmt werden.

```
. svyratio a ac
```

Tabelle   A.4. Auswahl   von   Softwarepaketen   zur   Auswertung   komplexer Stichprobenverfahren.

Software	Informationen im Internet
CENVAR	www.census.gov/ipc/www/imps/cv.htm
CLUSTERS	www.fas.harvard.edu/ stats/survey-soft/clusters.html
EpiInfo	www.cdc.gov/epo/epi/epiinfo.htm
IVEware	www.isr.umich.edu/src/smp/ive
PC CARP	www.statlab.iastate.edu/survey/index6.html
SAS	www.sas.com
Stata	www.stata.com
SUDAAN	www.rti.org/sudaan
VPLX	www.census.gov/sdms/www/vwelcome.html
WesVar	www.westat.com/wesvar

```
Survey ratio estimation

pweight: wi                    Number of obs    =        500
Strata:  <one>                 Number of strata =          1
PSU:     cluster               Number of PSUs   =          4
                               Population size  = 19324.392
```

Ratio	Estimate	Std. Err.	[95% Conf. Interval]		Deff
a/ac	.6606076	.109943	.3107198	1.010495	6.189018

Es zeigt sich, dass der Design-Effekt bei der Sensitivitätsschätzung sogar stärker als bei der Prävalenzschätzung ausgeprägt ist.

Sowohl die von Levy und Lemeshow (1999 [150]) vorgeschlagene als auch die in Stata implementierte Methode zur Schätzung der Varianz von Verhältnisschätzern basiert auf der Delta-Methode (Taylor-Reihe) (Cochran, 1977 [44]; Wolter, 1985 [254]; beide zitiert nach StataCorp., 2001 [235]). Im Unterschied zur ersten Methode verwendet Stata jedoch die Varianzen von $\widehat{X}$ und $\widehat{Y}$ und nicht die von x und y, was die geringfügigen Unterschiede in den Ergebnissen der beiden Methoden erklärt. Die in Stata implementierte Methode wird zur Illustration in Anhang A.3 angewendet.

A.2.8 Reales Anwendungsbeispiel

An dieser Stelle sei nochmals auf das Beispiel 3.1 (S. 49) Bezug genommen. Die Daten aus Abbildung A.1 (S. 132) wurden in Stata im Format

```
. farm a b c d w
```

eingegeben, wobei `farm` die Identifikationsnummer der (insgesamt $m = 50$) Farmen ist. Die Gewichtungsvariable `w` wurde gleich 1 gesetzt, da hier allein der Design-Effekt untersucht werden soll. Nach der Expandierung des Datensatzes und Deklaration der PSU

```
. expand farm a b c d w
. svyset psu farm
```

und nach Generierung der benötigten intermediären Variablen

```
. g a=ac*ab
. g d=(ac==0)*(ab==0)
. g bd=(ac==0)
```

können nun Prävalenz, apparente Prävalenz, Sensitivität, Spezifität sowie der positive und negative prädiktive Wert durch die Kommandos

```
. svymean ac
. svymean ab
. svyratio a ac
. svyratio d bd
. svyratio a ab
. svyratio d cd
```

geschätzt werden. Die Ergebnisse dieser Berechnungen sind in Tabelle A.1 (S. 132) angegeben.

A.3 Querschnittsstudie mit unvollständiger Verifikation

In Abschnitt 3.3.3 wurde darauf hingewiesen, dass es bei einer Querschnittsstudie mit unvollständiger Verifikation (QUV) zu Verzerrungsfehlern bei der Schätzung der Sensitivität und Spezifität kommt, wenn eine unterschiedliche Auswahlwahrscheinlichkeit für Tiere mit Status $T+$ (c_1) und für Tiere mit Status $T-$ (c_2) nicht berücksichtigt wird. Im Folgenden wird das hypothetische Beispiel 3.3 näher betrachtet. Eine Gesamtanzahl von $n=200$ aus der Population zufällig (*srs*-Design) ausgewählte Tiere wurde mit dem Diagnosetest T untersucht, wobei $n_1=47$ Tiere positiv und $n_2=153$ Tiere negativ reagierten (Tab. A.3). An Hand der Testbefunde läßt sich bereits nach (3.8) die apparente Prävalenz

$$\widehat{AP} = n_1/n = 47/200 = 0.235$$

QUV		Wahrer Status		nicht	Gesamt
		$S+$	$S-$	verifiziert	
Test	$T+$	$a = 46$	$b = 0$	$e = 0$	$n_1 = 47$
	$T-$	$c = 17$	$d = 30$	$f = 106$	$n_2 = 153$
Gesamt		$m_1 = 63$	$m_2 = 31$	$m_3 = 106$	$n = 200$

Abb. A.3. Querschnittsstudie mit unvollständiger Verifikation (QUV). Der Gesamtstichprobenumfang n, sowie die Anteile der nicht-verifizierten Ergebnisse sind festgelegt (aus Greiner und Gardner, 2000 [99], Beispiel 3.3.

unverzerrt schätzen und nach (3.21) ein exakter 95%-Vertrauensbereich von (0.178, 0.300) berechnen. Unter der Annahme eines *srs*-Designs wird die Varianz von $\widehat{AP}$ nach (3.1) bestimmt und beträgt 0.0009. In diesem Design können ebenfalls die prädiktiven Werte nach (3.10) und (3.11) unverzerrt als einfache Proportionen geschätzt werden,

$$\widehat{PPW} = a/(a+b) = 46/47 = 0.979$$

$$\widehat{NPW} = d/(c+d) = 30/47 = 0.638,$$

mit einem exakten 95%-Vertrauensbereich für $\widehat{PPV}$ und $\widehat{NPV}$ von (0.887, 0.999) und (0.485, 0.773).

Nun wurden alle 47 Tiere mit Status $T+$ und die gleiche Anzahl von Tieren mit Status $S-$ der Referenzdiagnostik unterzogen. Die hierdurch zu Stande gekommenen Häufigkeiten $a, \ldots, f$ sind in einer 2×3–Tafel (Abb. A.3) dargestellt. Insgesamt wurden $n_v = n - e - f = 94$ Tiere vollständig untersucht. Die Auswahlwahrscheinlichkeiten für die Verifikation betragen demnach $c_1 = 1$ für den Status $T+$ und $c_2 = 47/153 = 0.307$ für den Status $T-$. Die "naiven" Schätzungen $Se_n = 0.73$ und $Sp_n = 0.97$ sind als verzerrt anzusehen (Verifikationsbias, Abschnitt 3.4). Durch Anwendung von (3.22) und (3.23) kann für die unvollständige Verifikation durch

$$\widehat{Se}_\kappa = \frac{n_1 \widehat{PPW}}{n_1 \widehat{PPW} + n_2(1 - \widehat{NPW})} = \frac{a/c_1}{a/c_1 + c/c_2}$$

$$= \frac{47(0.979)}{47(0.979) + 153(1 - 0.638)} = \frac{46/1}{46/1 + 17/0.307} = 0.454$$

$$\widehat{Sp}_\kappa = \frac{n_2\widehat{NPW}}{n_2\widehat{NPW} + n_1(1 - \widehat{PPW})} = \frac{d/c_2}{d/c_2 + b/c_1}$$

$$= \frac{153(0.638)}{153(0.638) + 47(1 - 0.979)} = \frac{30/0.307}{30/0.307 + 1/1} = 0.990$$

adjustiert werden (κ bezeichnet den korrigierten Schätzer). Nach den Angaben von Greiner und Gardner (2000 [99]) und Gleichungen (3.24) und (3.25) können die Varianzen

$$\widehat{Var}(\widehat{Se}_\kappa) = \frac{\widehat{Se}_\kappa(1 - \widehat{Se}_\kappa)}{m_1}$$

$$= \frac{0.454(1 - 0.454)}{63} = 0.0039$$

$$\widehat{Var}(\widehat{Sp}_\kappa) = \frac{\widehat{Sp}_\kappa(1 - \widehat{Sp}_\kappa)}{m_2}$$

$$= \frac{0.99(1 - 0.99)}{31} = 0.00032$$

berechnet und für die Konstruktion eines $100(1 - \alpha)\%$-Vertrauensbereichs mittels Normalverteilungsapproximation verwendet werden. Unter Annahme von $\alpha = 0.05$ ergäbe sich $(0.33, 0.58)$ für $\widehat{Se}_\kappa$ und $(0.95, 1)$ für $\widehat{Sp}_\kappa$.

Allerdings ist wegen der partiellen Verifikation die Unterstellung von unabhängigen und identisch verteilten Beobachtungen der Umfänge m_1 und m_2 problematisch und daher die oben angeführten Varianzen nicht als unverzerrt anzusehen. Es wird hier vorgeschlagen, das QUV–Design als eine Realisierung eines zweistufigen Stichprobenverfahrens anzusehen, wobei weitgehend die in Anhang A.1 verwendete Notation beibehalten werden kann. Insbesondere bezeichnet auch hier

$$y_{ij} = \begin{cases} 1 \text{ den Status } S+ \text{ von Tier } j \text{ in "Cluster" } i \\ 0 \text{ den Status } S- \text{ von Tier } j \text{ in "Cluster" } i, \end{cases}$$

$$x_{ij} = \begin{cases} 1 \text{ den Status } S+ \text{ und } T+ \text{ von Tier } j \text{ in "Cluster" } i \\ 0 \text{ den Status } S- \text{ und } T+ \text{ von Tier } j \text{ in "Cluster" } i. \end{cases}$$

Im vorliegenden Beispiel ist ein Cluster-Sampling nicht gegeben ($f_1 = 1$ für alle Beobachtungen), beziehungsweise stellt jede Beobachtung für sich einen "Cluster" der Größe $n_i = 1$ dar ($i = j = 1,\ldots,n_v$, $n_v = m = 94$). Auch liegt keine Stratifizierung vor. Der *fpc*-Korrekturfaktor wird als 1 angenommen. Das im Folgenden illustrierte Verfahren kann auf ein "echtes" Cluster-Sampling problemlos generalisiert werden. Die Auswahlwahrscheinlichkeit von

Tieren in den "Clustern" ist im gegebenen Beispiel $f_{2i} = 1$. Eine erste Zufallsauswahl führt zu $n = 200$ Tieren und stellt den Auswahlrahmen für eine zweite Zufallsauswahl dar. Diese wird mit den Auswahlwahrscheinlichkeiten c_1 für Tiere mit Status $T+$ und c_2 für Tiere mit Status $T-$ durchgeführt. Hieraus ergeben sich die Stichprobengewichte

$$w_{ij} = \begin{cases} (f_1 f_{2i} c_1)^{-1} \text{ für Tier } j \text{ in "Cluster" } i \text{ mit Status } T+ \\ (f_1 f_{2i} c_2)^{-1} \text{ für Tier } j \text{ in "Cluster" } i \text{ mit Status } T-, \end{cases}$$

welche im vorliegenden Beispiel zu

$$w_j = \begin{cases} 1/c_1 \text{ für das Tier } j \text{ mit dem Status } T+ \\ 1/c_2 \text{ für das Tier } j \text{ mit dem Status } T-, \end{cases}$$

$j = 1, \ldots, n_v$, vereinfacht werden können. Wegen der Identität von i und j können auch x_j und y_j an Stelle von x_{ij} und y_{ij} verwendet werden. Zunächst sei die Gesamtzahl (Y) kranker Tiere in der Population zu schätzen als (die Vereinfachung ist durch $i = j$ begründet)

$$\widehat{Y} = \sum_{i=1}^{m} \sum_{j=1}^{n_v} w_{ij} y_{ij} = \sum_{j=1}^{n_v} w_j y_j = 101.34,$$

was identisch ist mit $a/c_1 + b/c_2 = 46/1 + 17/0.307$. Die Gesamtanzahl kranker Test positiver Tiere in der Population (X) wird geschätzt durch

$$\widehat{X} = \sum_{i=1}^{n_i} \sum_{j=1}^{n_v} w_{ij} x_{ij} = \sum_{j=1}^{n_v} w_j x_j = 46,$$

was identisch ist mit $a/c_1 = 46/1$. Der Verhältnisschätzer für die Sensitivität,

$$\hat{r}_{Se} = \frac{\widehat{X}}{\widehat{Y}} = \frac{46}{101.34} = 0.454,$$

ist in dem hier vorgestellten Beispiel (kein echtes Cluster-Sampling) identisch mit dem vorher verwendeten Schätzer $(a/c_1)/(a/c_1 + c/c_2)$. Bei der Abschätzung der Spezifität wird analog hierzu vorgegangen.

Nun sei $z_{yi} = \sum_{j=1}^{n_i} w_{ij} y_{ij}$ und $z_{xi} = \sum_{j=1}^{n_i} w_{ij} x_{ij}$, was vereinfacht werden kann zu $z_{yj} = w_j y_j$ und $z_{xj} = w_j x_j$. Es ergeben sich nun

$$\bar{z}_y = \frac{1}{m} \sum_{i=1}^{m} z_{yi} = \frac{1}{n_v} \sum_{j=1}^{n_v} z_y = 1.078$$

$$\bar{z}_x = \frac{1}{m}\sum_{i=1}^{m} z_{xi} = \frac{1}{n_v}\sum_{j=1}^{n_v} z_x = 0.489,$$

Ausdrücke, die wiederum identisch sind mit $\widehat{Y}/n_v$ und $\widehat{X}/n_v$. Nach Cochran (1977 [44]) und Wolter (1985 [254]), beide zitiert nach StataCorp. (2001 [235]), werden nun folgende (Ko-)Varianzen (Vereinfachungen gelten für das vorliegende Beispiel) geschätzt,

$$\widehat{\mathrm{Var}}\,(\widehat{Y}) = \left(\frac{N-n}{N}\right)\frac{m}{m-1}\sum_{i=1}^{n_i}(z_{yi}-\bar{z}_y)^2$$

$$= \frac{n_v}{n_v-1}\sum_{j=1}^{n_v}(z_{yj}-\bar{z}_y)^2 = \frac{94}{93}116.897 = 118.1537$$

$$\widehat{\mathrm{Var}}\,(\widehat{X}) = \left(\frac{N-n}{N}\right)\frac{m}{m-1}\sum_{i=1}^{n_i}(z_{xi}-\bar{z}_y)^2$$

$$= \frac{n_v}{n_v-1}\sum_{j=1}^{n_v}(z_{xj}-\bar{z}_x)^2 = \frac{94}{93}23.4894 = 23.7419$$

$$\widehat{\mathrm{Cov}}\,(\widehat{X},\widehat{Y}) = \left(\frac{N-n}{N}\right)\frac{m}{m-1}\sum_{i=1}^{n_i}(z_{xi}-\bar{z}_x)(z_{yi}-\bar{z}_y)$$

$$= \frac{n_v}{n_v-1}\sum_{j=1}^{n_v}(z_{xj}-\bar{z}_x)(z_{yj}-\bar{z}_y) = \frac{94}{93}(-3.5921) = -3.6307.$$

Die Varianz des Verhältnisschätzers kann nun approximiert werden durch

$$\widehat{\mathrm{Var}}\,(\hat{r}_{Se}) = \frac{1}{\widehat{Y}^2}\left[\widehat{\mathrm{Var}}\,(\widehat{X}) - 2\hat{r}_{Se}\widehat{\mathrm{Cov}}\,(\widehat{X},\widehat{Y}) + \hat{r}_{Se}^2\widehat{\mathrm{Var}}\,(\widehat{Y})\right]$$

$$= \frac{1}{101.34^2}[23.7419 + 3.2961 + 24.3443] = 0.005.$$

Mit $\mathrm{SE}\,(\hat{r}_{Se}) = 0.0707$ und $\alpha = 0.05$ kann ein $100(1-\alpha)\%$-Vertrauensbereich (VB) angegeben werden als

$$\mathrm{VB}_{1-\alpha}(\hat{r}_{Se}) = \hat{r}_{Se} \pm t_{n_v-1,\alpha/2}\sqrt{\widehat{\mathrm{Var}}\,(\hat{r}_{Se})}$$

$$\mathrm{VB}_{.95}(\hat{r}_{Se}) = 0.454 \pm 1.9858(0.0707) = 0.3134, 0.5944.$$

Diese Berechnungen sollen nun mit Hilfe des Programms Stata überprüft
werden. Hierzu wird zunächst der Datensatz mit den binären Variablen T (für
den Diagnosetest), D (für die Referenzdiagnosen), V (1=verifiziert, 0=nicht
verifiziert) und der ganzzahligen Variable freq (Häufigkeit des entsprechenden
Befunds) eingegeben. Die Stichprobengewichte werden durch die Variable w
definiert und der Datensatz wird aufgelistet.

```
. g w=1 if T==1
. replace w=153/47 if T==0
. list
```

	T	D	V	freq	w
1.	1	1	1	46	1
2.	1	0	1	1	1
3.	0	1	1	17	3.255319
4.	0	0	1	30	3.255319
5.	1	.	0	0	1
6.	0	.	0	106	3.255319

Unter Verwendung der Variable freq werden die zellenweise aggregierten
Daten in eine elementweise Listung expandiert.

```
. expand freq
. drop if freq==0
. drop freq
```

Zeilen mit Bezug auf nicht vorliegende Beobachtungen (hier eine) sowie die
Variable freq wurden gelöscht. Nun werden die Variablen a $(= x_j)$ und d
(Indikator für Tiere mit dem Status $T-$ und $S-$) sowie nD (Indikator für
Tiere mit dem Status $S-$) generiert. Anschließend wird der Datensatz mit
summarischen Statistiken beschrieben und die Variable zur Definition der
Stichprobengewichte deklariert.

```
. g a=T*D if V==1
. g d=0 if V==1
. replace d=1 if T==0 & D==0 & V==1
. g nD=0 if V==1
. replace nD=1 if D==0
. sum
```

Variable	Obs	Mean	Std. Dev.	Min	Max
T	200	.235	.4250628	0	1
D	94	.6702128	.4726566	0	1
V	200	.47	.5003516	0	1
w	200	2.725319	.9586523	1	3.255319
a	94	.4893617	.5025672	0	1
d	94	.3191489	.4686463	0	1
nD	94	.3297872	.4726566	0	1

```
. svyset pweight w
```

Nun kann eine für den Verifikationsbias adjustierte Sensitivitätsschätzung vorgenommen werden.

```
. svyratio a D
```

Survey ratio estimation

```
pweight:  w                      Number of obs    =   94
Strata:   <one>                  Number of strata =    1
PSU:      <observations>         Number of PSUs   =   94
                                 Population size   = 200
```

Ratio	Estimate	Std. Err.	[95% Conf. Interval]		Deff
a/D	.4539156	.0707334	.3134532	.594378	.9511505

Die Schätzung der für den Verifikationsbias adjustierten Spezifität wird analog hierzu durchgeführt.

```
. svyratio d nD
```

Survey ratio estimation

```
pweight:  w                      Number of obs    =   94
Strata:   <one>                  Number of strata =    1
PSU:      <observations>         Number of PSUs   =   94
                                 Population size   = 200
```

Ratio	Estimate	Std. Err.	[95% Conf. Interval]		Deff
d/nD	.9898641	.0102537	.9695024	1.010226	.4807440

Erwartungsgemäß unterscheiden sich die adjustierten Punktschätzer nicht von den Ergebnissen unter Verwendung der einfachen Stichprobengewichte nach (3.22) und (3.23). Die mit Hilfe der adjustierten Güteparameter naiv geschätzten Varianzen nach (3.24) und (3.25) sind jedoch tendenziell unterschätzt, da die Nenner durch die Korrekturfaktoren größer werden, als die effektive Stichprobengröße. Aus diesem Grund muss angenommen werden, dass die sich hieraus ergebenen $100(1 - \alpha)\%$-Vertrauensbereiche die nominelle Überdeckungswahrscheinlichkeit nicht einhalten. Die Schätzung der Varianz und der Vertrauensbereiche sollte daher unter Berücksichtigung der zweistufigen Zufallsauswahl durchgeführt werden. Für die Sensitivität wurde diese Berechnung im Detail ausgeführt und unterscheidet sich im Ergebnis nicht von den Berechnungen mit Stata.

B

Weiterführende methodische Beispiele zu Spezialthemen der Evaluierung und Interpretation von Diagnosetests

Als weitere Ergänzung zu den Ausführungen des ersten Teils der Arbeit werden in Anhang B ausgewählte Beispiele für spezielle methodische Aspekte diagnostischer Tests zusammengestellt. Zunächst wird die diagnostische Problematik der Trypanosomose beim Rind beschrieben und die laborseitige Richtigkeit und Präzision eines trypanosomenspezifischen Antikörper-ELISAs untersucht (Anhang B.1). Die Zuverlässigkeit von analytischen Labormethoden ist eine wichtige Voraussetzung für die Verwendung solcher Daten zur Evaluierung oder Interpretation hieraus abgeleiteter Diagnosetests. Die Ergebnisse einer Mischverteilungsanalyse als Lösungsansatz des Problems der Prävalenzschätzung in Abwesenheit eines Goldstandards werden vorgestellt (Anhang B.2). Die zitierten Untersuchungen sollten zu einer indirekten Evaluierung dieser innovativen Prävalenzschätzung beitragen, die insbesondere in der Diagnostik tropischer Infektionskrankheiten eine Bedeutung hat. Die Zeitspanne von der Infektion bis zum diagnostischen Nachweis ("Latenzphase") von Trypanosomen-Infektionen bei Rindern wird untersucht (Abschnitt B.3). Die hier beschriebenen Methoden erlauben die Einbeziehung von zeitlichen Aspekten in die Beurteilung von Diagnosetests. In dem Bereich der serologischen Diagnostik der Trichinellose beim Mensch und bei Schweinen wurden Einflussfaktoren für Sensitivität und Spezifität von ELISA-Verfahren mittels Meta-Analyse untersucht (Anhang B.4). Die Meta-Analyse ermöglicht eine quantitative Synthese der Ergebnisse multipler Einzelstudien und darüber hinaus eine Untersuchung von Einflussfaktoren für die diagnostischen Güteparameter. Hier gewonnene Erkenntnisse werden zur Abschätzung von Kosten einer alternativen Trichinenuntersuchung verwendet (Anhang B.5). Bei dieser Entscheidungsanalyse wurde die verbleibende Unsicherheit über diagnostische und andere Parameter durch eine stochastische Simulation berücksichtigt. Schließlich wird das Problem der Evaluierung eines Diagnosetests in Abwesenheit eines Goldstandards aufgegriffen und über vorläufige Ergebnisse einer Untersuchung über die Schätzbarkeit von Parametern in einem ausgewählten Latente-Klasse-Modell berichtet (Anhang B.6). Dem Paradigma der Identifizierbarkeit zu Folge sind solche Modelle in der Anzahl schätzbarer Parameter beschränkt. Daher erschien es von grundsätzlichem Interesse, die numerischen Ergebnisse eines nicht-identifizierbaren Schätzproblems näher zu untersuchen.

B.1 Experimentelle Studie zur Abschätzung von Laboreinflüssen auf die Richtigkeit und Präzision der Ergebnisse eines Trypanosomen-ELISAs

In Kapitel 2 wurden Konzepte der Beurteilung von Qualitätseigenschaften von Diagnosetests vorgestellt. Ursachen für systematische und zufällige Komponenten des laboranalytischen Gesamtfehlers bei einem quantitativen serologischen Messverfahren wurden benannt (S. 23). Der in den folgenden speziellen Untersuchungen (Anhang B.2 und B.3) verwendete Antikörper-ELISA zum Nachweis der Trypanosomose beim Rind (Greiner et al., 1994 [97]) wurde auf bestimmte laboranalytische Fehlerquellen untersucht. Als Maß für die "*Richtigkeit*" wird in diesem Abschnitt der Mittelwert von Messungen unter gleichen Versuchsbedingungen angesehen, während die Varianz der Messwiederholungen als Maß für die (fehlende) "*Präzision*" verwendet wird.

Generell ist bei einem serologischen ELISA mit einer Variabilität der Mess-ergebnisse zwischen Untersuchungstagen oder Untersuchern zu rechnen. Auch war aus Voruntersuchungen bekannt, dass die Varianz mit dem Mittelwert der Messungen positiv korreliert ist. Hieraus ergibt sich, dass Studien zur Untersuchung von zufälligen Messfehlern an Hand von Untersuchungsproben mit unterschiedlichen Antikörpertitern durchgeführt werden sollten. Aus der konkreten Anwendungssituation ergaben sich weitere Fragestellungen. So war die Untersuchung eines möglichen Effekts der Lagerung der Antigen-beschichteten ELISA-Mikrotiterplatte bei $-20°C$ vor der Testung von Interesse. Aus Gründen der biologischen Sicherheit werden aus dem Ausland zur Untersuchung eingeführte Untersuchungsproben inaktiviert. Hierzu eignet sich beispielsweise die Verwendung von binärem Ethylenimin (BEI-Methode; Bahnemann, 1990 [9]). Zu untersuchen ist daher ein möglicher Einfluss dieser Inaktivierungsmethode auf das Messergebnis. Bei der Untersuchung einer großen Anzahl von Serumproben für eine serologische Projektstudie ist deren Aufbewahrung in Trägern im Format einer Mikrotiterplatte und die Verdünnung und Pipettierung der Proben mit einer Mehrkanalpipette von Vorteil. Da hier im Vergleich zur Arbeit mit einer Einkanalpipette mit kleineren Volumina gearbeitet wird, sollte ein möglicher Verlust an Messpräzision betrachtet werden. Schließlich war von Interesse, ob die Waschprozedur zwischen den einzelnen Inkubationsschritten des ELISA unter Verwendung einer laborüblichen Waschflasche im Vergleich zu einem ELISA-Waschautomaten Auswirkungen auf die Messergebnisse hat[1].

---

[1] Abschnitt B.1 basiert auf einer bisher nicht publizierten Studie, an der Christopher Kyeswa und Fabian H. Leendertz beteiligt waren.

Zielsetzung

In einem experimentellen Ansatz sollten die oben genannten Untersuchungs-
bedingungen auf ihren Einfluss auf den Mittelwert und die Varianz bei Mehr-
fachbestimmungen des *Trypanosoma* Antikörper-ELISAs untersucht werden.

Material und Methoden

Trypanosoma Antikörper-ELISA

Bei dem untersuchten Diagnosetest handelt es sich um einen indirekten ELISA
zum Nachweis von Antikörpern gegen Trypanosomen beim Rind. Der Test
wurde an anderer Stelle ausführlich beschrieben (Greiner et al., 1994 [97]).
Für die Erläuterung der vorliegenden Studie sind lediglich folgende kritische
Punkte des Testprotokolls von Interesse. Für größere Reihenuntersuchungen
erschien es sinnvoll, eine größere Anzahl von Antigen-beschichteten ELISA-
Platten herzustellen und bis zur Verwendung bei $-20°C$ zu lagern. Da die
Originalmethode für frisch beschichtete ELISA-Platten eingerichtet wurde,
bestand ein Untersuchungsbedarf hinsichtlich des möglichen Effekts der Lagerung. Vor der serologischen Untersuchung werden Serumproben durch Zugabe
von 0.001 M BEI chemisch inaktiviert. Der Effekt dieser Behandlung auf das
Testergebnis sollte untersucht werden. Am Tag der Untersuchung werden die
zu testenden, inaktivierten Seren mit Probenpuffer auf eine in Vorversuchen
optimierte Verdünnung von 1/200 eingestellt. Diese Verdünnung wird nach
dem Standardprotokoll für jedes Serum in einem Gesamtansatz von insgesamt
1.0 ml vorgenommen. Ein alternatives Protokoll unter Verwendung einer
Mehrkanalpipette führt zu einer großen Zeiteinsparung durch die simultane
Pipettierung von 10 Proben. Die Methode führt zur selben Endverdünnung,
erfordert allerdings kleinere Arbeitsvolumina und einen Zwischenschritt bei
der Verdünnung, wodurch ein Verlust bei der Messpräzision zu befürchten
ist. Für die Studie wurden drei Serumproben eines Rinds aus Deutschland
verwendet, je eine Serumaufarbeitung vom Tag 0, 10 und 30 nach einer
experimentellen Trypanosomeninfektion. Nach der protokollgemäßen Serum-
und Konjugatinkubation wird die Testplatte jeweils dreimal mit Waschpuf-
fer gewaschen. Dies erfolgt routinemäßig mit einer laborüblichen Waschflasche. Ein alternatives Testprotokoll sieht die Verwendung eines ELISA-
Waschautomaten (Multi-Reagent Washer, Dynatech AM 60), ebenfalls mit
drei Auffüllungen und Entleerungen der Kavitäten der ELISA-Platten, vor.
Nach der Enzym-Substrat-Reaktion und Abstoppen der Reaktion durch Ab-
senken des pH-Werts erfolgt eine photometrische Messung der Reaktion als
Extinktionswert (optische Dichte) bei 450 nm, der im Folgenden als X
bezeichnet wird.

Experimenteller Ansatz

Jeweils acht Messungen (Replikate) auf der selben Mikrotiterplatte unter
identischen Versuchsbedingungen wurden unter systematischer Veränderung
von sieben Faktoren der Versuchsbedingungen durchgeführt.

Faktor 1: Tag. 0=erster Tag der Untersuchung, 1=Wiederholung des Versuchs drei Tage später.
Faktor 2: Lagerung. 0=Verwendung der ELISA-Platte direkt nach der Beschichtung, 1=Verwendung der ELISA-Platte nach Lagerung bei −20°C
für zwei Wochen vor der Testung.
Faktor 3: Probe. 0=negatives Serum (am Tag der Infektion gewonnen), 1=positives Serum (am 10. Tag der Infektion gewonnen, 2=stark positives
Serum (am 30. Tag der Infektion gewonnen).
Faktor 4: Inaktivierung. 0=keine Inaktivierung, 1=Inaktivierung durch die
BEI-Methode.
Faktor 5: Verdünnung. 0=ein Verdünnungsschritt unter Verwendung einer
Einkanalpipette, 1=zwei Verdünungsschritte unter Verwendung einer Mehrkanalpipette.
Faktor 6: Waschautomat. 0=herkömmliche Waschung mit Waschflasche, 1=Waschung mit einem ELISA-Waschautomat.
Faktor 7: Untersucher. 0=Untersucher A, 1=Untersucher B.

Die Replikate wurden vollständig für alle der $n = 192$ Kombinationen der
sieben Faktoren gemessen ($2^2 \times 3 \times 2^4$ faktorielles Design). Demnach wurden
1536 Einzelmessungen durchgeführt.

Statistische Auswertung

Der Mittelwert Y, der logarithmierte Mittelwert und die logarithmierte Varianz Z für jedes der n Replikate wurden als Zielgrößen in drei multivariablen linearen Regressionsmodellen betrachtet, die folgendem Schema der
Modellbildung unterzogen wurden. Die beschriebenen sieben Einflussfaktoren
$(1, 2, \ldots, 7)$, sowie Interaktionen erster Ordnung $(12, 13, 14, \ldots, 67)$ und der
X-Achsenabschnitt (0) wurden als unabhängige Einflussfaktoren aufgefasst.
Die Signifikanz einzelner Faktoren oder Interaktionsterme wurde durch das
Verhältnis des geschätzten Koeffizienten und des jeweiligen Standardfehlers
beurteilt (Wald-Test). Beginnend mit den vollständigen Modellen wurde der
Term mit dem größten Wald-Test p-Wert entfernt, wenn $p > .05$ war. Diese
Prozedur wurde wiederholt bis die p-Werte aller verbleibenden Terme ein Signifikanzniveau von $\alpha = 0.05$ einhielten. Einzelfaktoren wurden nicht aus den
Modellen entfernt, wenn diese in signifikanten Interaktionstermen auftraten.
Die maximal reduzierten Modelle wurden zur Gegenprüfung schrittweise um
jeweils einen vorher entfernten Faktor oder Interaktionsterm erweitert. Die
Designmatrix (d.h. die Ausprägungen der Faktoren und Interaktionen des

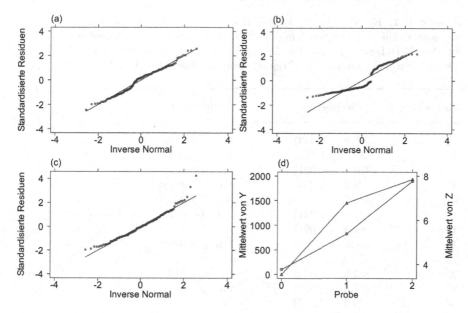

Abb. B.1. Verteilungsdiagnostik der Residuen von drei Modellen zur Untersuchung von Einflussfaktoren auf Richtigkeit und Präzision eines *Trypanosoma* Antikörper-ELISAs (a-c) und Überprüfung der Linearitätsannahme für den Faktor Probe (d). Normalverteilungsplots der standardisierten Residuen der endgültigen (nach rückwärts schrittweiser Elimination von Faktoren) Modelle für (a) den Mittelwert Y, (b) den logarithmierten Mittelwert $\log Y$ und (c) die logarithmierte Varianz Z als Zielvariable. (d) Plot der Mittelwerte von jeweils 64 Replikat-Mittelwerten (Y; markiert mit "o") und transformierten Varianzen (Z; markiert mit "△") für drei Ausprägungsstufen des Faktors Probe.

Modells für alle n Replikate) der endgültigen Modelle sei mit $\mathbf{X}$ bezeichnet. Standardisierte Residuen wurden berechnet, in dem die beobachteten Residuen durch deren Standardfehler, $s\sqrt{1-h_i}$ geteilt wurden, wobei s der geschätzte Residualstandardfehler des Modells und h_i das $i$te Hauptdiagonalelement der sogenannten Hat-Matrix $\mathbf{X}(\mathbf{X'X})^{-1}\mathbf{X'}$ ist. Die Residuen der vollständigen und endgültigen Modelle wurden mit einem Normalverteilungsplot visuell untersucht. Die Güte der endgültigen Modelle wurde durch das adjustierte Bestimmtheitsmaß $R^2 = 1 - [D_1(n-1)]/[D_0(n-p)]$ quantifiziert, wobei D_1 und D_0 die Deviance des aktuellen Modells und des Nullmodells und p die Anzahl der geschätzten Parameter bezeichnen. Für die numerischen und grafischen Analysen wurde das Programm Stata (Stata, Version 7.0; StataCorp., 2001 [235]) verwendet. Die Interpretation von Koeffizienten im Fall von signifikanten Interaktionen folgte Standardmethoden (Greenland, 1998 [82], S. 385f; Hair et al., 1995 [112], S. 107f).

160   B Weiterführende methodische Beispiele

Tabelle B.1. Koeffizienten (p-Werte) der multivariablen linearen Regressionsmodelle zur Untersuchung des Einflusses von 7 Studienfaktoren auf den Mittelwert (y) und die logarithmierte Varianz (z) von vier Wiederholungsmessungen eines *Trypanosoma* Antikörper-ELISAs[a]

Faktor[b]	Zielgröße y		Zielgröße z	
1	1.8	(.943)	-0.4	(.039)
2	-34.9	(.292)	0.6	(.009)
3	970.4	(<.001)	2.5	(<.001)
4	-29.2	(.255)	-0.6	(<.001)
6	n.a.[c]		0.4	(.083)
7	-67.8	(.041)	1.1	(<.001)
13	-84.9	(<.001)	n.a.	
15	n.a.		0.5	(.028)
23	-43.0	(.031)	n.a.	
26	-54.8	(.039)	-0.8	(.014)
27	111.0	(.001)	n.a.	
34	-45.4	(.023)	n.a.	
35	-37.3	(.003)	n.a.	
37	62.1	(.002)	-0.8	(<.001)
67	60.4	(.023)	n.a.	
0	79.5	(.008)	3.5	(<.001)

[a]Modellentwicklung durch schrittweise Entfernung von nicht-signifikanten ($p > .05$) Faktoren, beginnend mit dem vollständigen Modell (7 Faktoren und Interaktionen erster Ordnung). Bei Vorliegen von signifikanten Interaktionen wurden die zugehörigen Hauptfaktoren nicht entfernt.

[b]1=Tag, 2=Lagerung, 3=Probe, 4=Inaktivierung, 5=Verdünnung, 6=Waschen, 7=Untersucher, 13=Interaktion (Tag.Probe), ..., 0=X-Achsenabschnitt.

[c]n.a.= Faktor nicht ausgewählt im endgültigen Modell.

Ergebnisse

Die standardisierten Residuen des vollständigen (Ergebnis nicht gezeigt) und des endgültigen Modells für den Mittelwert Y folgten annähernd einer Normalverteilung (Abb. B.1, a). Dies war bei der Verwendung von $\log Y$ als Zielgröße nicht der Fall für das vollständige und für das endgültige Modell mit den Faktoren 3 und 7 (Bestimmtheitsmaß von 0.936; Abb. B.1, b), so dass mit dem nicht-transformierten Mittelwert als Zielgröße gearbeitet wurde. Der Faktor Probe zeigte einen nahezu linearen Einfluss auf den Mittelwert von Y in einer univariablen grafischen Analyse (Abb. B.1, d). Für das endgültige Modell zur Untersuchung der Einflussfaktoren für Y hatten alle sieben Faktoren, entweder allein oder als Bestandteile eines Interaktions-

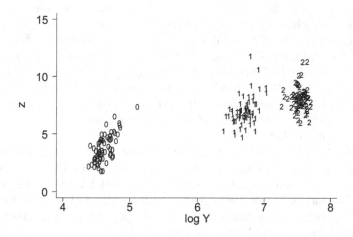

Abb. B.2. Modifiziertes Präzisions-Profil eines *Trypanosoma* Antikörper-ELISAs: Plot der logarithmierten Varianz (Z) gegen den logarithmierten Mittelwert ($\log Y$) von 192 8-fach Replikaten der Messungen (Symbole bezeichnen den Faktor Probe).

terms einen erklärenden Wert (Tab. B.1). Das endgültige Modell hat ein Bestimmtheitsmaß von 0.978. Etwa 98% der beobachteten Variabilität der Mittelwerte Y kann durch das Modell erklärt werden. Die Probe (3) hat einen positiven Effekt auf Y, der mit dem geschätzten Koeffizienten von 970.4 (wenn alle anderen Faktoren die Ausprägung "0" haben) einen dominierenden Einfluss hat. Dieser Einfluss wird noch verstärkt, wenn Untersucher (7) die Ausprägung "1" hat, jedoch geringfügig abgeschwächt, wenn die Faktoren Tag (1), Lagerung (2), Inaktivierung (4) und Verdünnung (5) die Ausprägung "1" haben. Einen negativen Effekt hat der Faktor Untersucher (7) wenn alle anderen Faktoren die Ausprägung "0" haben. Dieser negative Effekt wird geringfügig abgeschwächt, wenn Lagerung (2), Probe (3, siehe oben) und Waschen (6) die Ausprägung "1" haben. In der Kombination haben Lagerung (2) und Waschen (6) bei Ausprägung "1" einen negativen Effekt auf Y.

Die standardisierten Residuen des vollständigen (Ergebnis nicht gezeigt) und des endgültigen Modells für die logarithmierte Varianz Z folgten annähernd einer Normalverteilung (Abb. B.1, c). Der Faktor Probe zeigte auch hier einen nahezu linearen Einfluss auf den Mittelwert von Z (Abb. B.1, d). Auch im endgültigen Modell zur Untersuchung der Einflussfaktoren für Z hatten alle sieben Faktoren einen erklärenden Wert (Tab. B.1). Das endgültige Modell hat ein Bestimmtheitsmaß von 0.714. Etwa 71% der beobachteten Variabilität von Z kann durch das Modell erklärt werden. Die Ausprägung von "1" für Tag (1) hat einen negativen Effekt auf Z, was jedoch nur für die Ausprägung von "0" für Verdünnung (5) gilt. Nimmt letzterer Faktor die Ausprägung

"1" an, so ist dieser Effekt aufgehoben. Die Lagerung (2) hat einen positiven Effekt, wenn Waschen (6) "0" ist. Ist letzterer Faktor gleich "1", so ist dieser Effekt aufgehoben. Die Probe (3) hat einen starken positiven Effekt auf Z. Dieser Effekt wird geringfügig abgeschwächt, wenn Untersucher (7) gleich "1" ist. Generell hat die Inaktivierung einen geringfügig negativen Effekt auf Z, der unabhängig von Wechselwirkungen mit anderen Faktoren scheint. Der Untersucher (7) in der Ausprägung "1" hat einen deutlichen positiven Effekt auf Z. Wie erwähnt, wird dieser Effekt etwas abgeschwächt, wenn Probe (3) die Ausprägung "1" hat.

Zwischen dem Mittelwert und der Varianz besteht ein Zusammenhang, der zum einen durch den Koeffizienten für den Faktor Probe (3) im Modell für Z zum Ausdruck kommt. Andererseits wird dieser Befund unterstützt durch die grafische Darstellung der aggregierten Daten (Abb. B.1, d) und durch den Plot der (logarithmierten) Varianzen gegen die (logarithmierten) Mittelwerte für die 192 Gruppen von Messwerten (Abb. B.2).

Diskussion

Modellbildung

Die Modellierung von Mittelwerten im Rahmen eines generalisierten linearen Modells mit Identitäts-Link und normalverteilten Fehlern ist plausibel und die Verwendung der log-transformatierten Mittelwerte hatte explorativen Charakter. Die Untersuchung der Residuen wies eindeutig den nicht transformierten Mittelwert als die geeignetere Zielgröße aus. Die log-Transformation der Varianz erfolgte, um zumindest annähernd eine Normalverteilung herzustellen, ohne dass hierfür an dieser Stelle eine theoretische Begründung gegeben werden soll. Die Verteilung der Residuen der Modelle für die transformierte Varianz deutet auf die Zweckmäßigkeit dieses Vorgehens hin. Der Faktor Probe mit drei Ausprägungen wurde auf Grund des nahezu linearen Einflusses auf die Zielgrößen mit nur einer Variable modelliert.

Aus laborwissenschaftlichen Überlegungen heraus erschien die Einbeziehung möglicher Interaktion zwischen den sieben untersuchten Faktoren sinnvoll. Die Modellbildungsstrategie mit schrittweiser Entfernung von nichtsignifikanten Termen erlaubte eine Reduzierung der vollständigen Modelle mit 29 zu schätzenden Parametern auf endgültige Modelle mit 14 (Modell für Mittelwerte), beziehungsweise 10 (Modell für transformierte Varianz) Parametern.

Zusammenhang von Mittelwert und Varianz

Mit steigendem Mittelwert, ein Effekt der Probe (3), nimmt die Varianz bei der Messung zu. Dieser Effekt ist bekannt und kann durch Auftragen der Varianz (oder eines anderen Dispersionsmaßes) gegen den Mittelwert (oder ein anderes Maß der zentralen Tendenz) visuell untersucht werden. Gelegentlich werden solche Darstellungen als *Präzisions-Profil* bezeichnet (Vilja, 1994 [248]; wobei hier der Variationskoeffizient betrachtet wurde). Zur besseren Veranschaulichung wurde in der vorliegenden Arbeit die logarithmierte Varianz (Z) gegen den logarithmierten Mittelwert ($\log Y$) geplottet (Abb. B.2). Die "Lücken" zwischen den drei Punktwolken sind durch die willkürliche Auswahl von drei Serumproben bedingt. Innerhalb der Punktwolken scheint es zumindest für die negative Probe einen Zusammenhang zwischen Mittelwert und Varianz zu geben. Dies könnte darauf hindeuten, dass bei Mittelwerten im Bereich der positiven und stark positiven Probe ein Plateau der Varianz erreicht wird. In diesem Zusammenhang muss an eine mögliche Zensierung von Messdaten an der oberen Grenze des Messwertbereichs gedacht werden. Die Überprüfung der 1536 Rohmessdaten X ergab jedoch keinen Hinweis auf eine solche Zensierung. Bei der Sichtung von Originalarbeiten fällt auf, dass ein möglicher Anstieg der Varianz mit dem Mittelwert häufig durch Verwendung des Variationskoeffizienten als Dispersionsmaß maskiert wird. Beispielsweise wurde bei einem indirekten ELISA zum Nachweis von *Trypanosoma evansi*-Antikörpern bei Pferden für eine Negativ-Kontrolle ein Variationskoeffizient beschrieben, der sehr viel größer als der einer Positiv-Kontrolle ist (Monzon, 2000 [177]), welches auf den sehr niedrigen Messwert der Negativ-Kontrolle zurückzuführen sein dürfte.

Einflussfaktoren für die Richtigkeit

Bei den positiven Proben wurde eine geringfügige Abschwächung der Reaktion nach BEI-Behandlung festgestellt. Kyvsgaard et al. (1996 [144]) berichten übereinstimmend mit diesem Befund über eine geringgradige Abschwächung der Reaktivität von Serumproben von Schweinen und Rindern nach BEI-Behandlung für eine Reihe von serodiagnostischen ELISA-Systemen. Die mittlere Reaktionsveränderung (-45 und -90 OD für die positive und stark positive Probe) nach BEI-Behandlung für das Testsystem der vorliegenden Studie ist im diagnostischen Kontext nicht besorgniserregend, wird jedoch zu einer geringfügigen Unterschätzung der serologischen Prävalenz führen, wenn ein Grenzwert an Hand von nicht BEI-behandelten Proben erstellt wird.

Der Untersuchereinfluss ist bemerkenswert. In Abhängigkeit von der Ausprägung der Faktoren, die den Untersucherfaktor moderieren (Lagerung, Probe, Waschen) ergibt sich ein Koeffizient von -67.8 (alle drei Interaktionsfaktoren gleich "0") bis zu 227.7 (Lagerung=1, Probe=2, Waschen=1). Der Interaktionseinfluss der Probe könnte damit erklärt werden, dass der *Effekt* eines systematischen Unterschieds in der praktischen Durchführung des Tests (z.B. Pipettierung) vom tatsächlichen Titer der Probe abhängt. Eine plausible Erklärung des moderierenden Effekts der Lagerung und von Waschen konnte nicht gefunden werden.

Einflussfaktoren für die Präzision

Da die vorgenommene log-Transformation monoton ist, können die Effekte für Z (proportional) auch auf die inhaltlich relevante Zielgröße der Varianz bezogen werden. Die Transformation wurde vorgenommen, um die Voraussetzung zur Anwendung des statistischen Modells der linearen Regression zu erfüllen. Eine deutliche Verkleinerung der Varianz war bei der Versuchswiederholung zu verzeichnen. Dieser "Lerneffekt" war jedoch auf die Standard-Verdünnungs-methodik beschränkt. Generell vergrößerte die Tiefkühllagerung die Varianz. Dieser Effekt schien jedoch durch die Verwendung des Waschautomaten ausgeglichen zu werden. Der Befund der kleineren Varianz nach Anwendung der BEI-Inaktivierung ist möglicherweise auf einen negativen Effekt der Behandlung auf den Mittelwert zurückzuführen. Selbst die Variabilität innerhalb der durch den Faktor Probe gegebenen Gruppen von Messungen scheint durch die BEI-Behandlung negativ (geringere Varianz) beeinflusst zu sein. Einer der Untersucher hat offensichtlich präziser gearbeitet. Dieser Effekt, der besonders stark ausgeprägt war bei der negativen Probe, ist vermutlich auf längere Erfahrung bei der Handhabung der Pipetten zurückzuführen.

Schlussfolgerungen

In einem experimentellen Ansatz wurden sieben typische Einflussfaktoren für den Mittelwert und die Varianz bei Messungen mit einem *Trypanosoma* Antikörper-ELISA untersucht. Nach log-Transformation der Varianz konnten beide Zielgrößen in zwei multivariablen linearen Regressionsmodellen untersucht werden. Es ergab sich ein differenziertes Muster von Einflussgrößen der sieben Faktoren und der Interaktionsterme erster Ordnung für die beiden Zielgrößen.

Von praktischer Bedeutung sind die Befunde, dass Mittelwert und Varianz vom Untersucher (Hinweis auf die Notwendigkeit eines ausreichenden technischen Trainings) und von der Inaktivierung durch binäres Ethylenimin abhängen (Hinweis auf methodenspezifische Fehler). Die Abhängigkeit der Varianz vom Mittelwert und auch von der Lagerung der ELISA-Platten ist von praktischer Bedeutung. So sollte die empfohlene Verwendung eines hochtitrigen Serums zur Standardisierung von ELISA-Messungen (Wright et al., 1993 [258]) wegen der hohen inhärenten Variabilität solcher Seren kritisch überdacht werden. Technische Modifikationen der ELISA-Systeme, wie beispielsweise die Lagerung von beschichteten Testplatten bei Tiefkühltemperaturen haben einen potenziellen Effekt auf die Fehleranfälligkeit und sind daher unbedingt als Bestandteil in die Methodenevaluierung und -beschreibung mit einzubeziehen. Die Methode der Serumverdünnung und der Waschung der ELISA-Platte hatte nicht den erwarteten generellen Effekt auf die Zielgrößen. Es scheint, dass der ELISA robust gegenüber den hierdurch gegebenen verschiedenen Einflüssen ist.

B.2 Anwendung und Validierung einer Mischverteilungsanalyse zur Schätzung einer Prävalenz

Die Verwendung der Mischverteilungsanalyse zur Schätzung einer Prävalenz wurde in Beispiel 5.4 (S. 109) vorgestellt. Mischverteilungsmodelle sind für die Beschreibung von Zufallsgrößen (Messwerte, Beobachtungen oder Parameterschätzungen) geeignet, denen eine Heterogenität unterstellt werden kann (Böhning et al., 1992 [25]). Als Beispiel sei angenommen, dass eine Stichprobe von quantitativen Messergebnissen X eines serologischen Tests von Tieren vorliegt, die aus einer für den Status S endemischen Region gewonnen wurde. Vorausgesetzt sei ferner, dass die unbekannte Prävalenz von S deutlich größer als 0% und kleiner als 100% ist und dass auf Grund von Vorinformationen dem serologischen Test eine deutliche diagnostische Diskriminationsfähigkeit zwischen Tieren mit dem Status $S+$ und $S-$ zugesprochen werden kann. In einer vereinfachenden Betrachtung folgt X einer Normalverteilung mit dem bedingten Mittelwert μ_1 für den Status $S+$ und μ_2 für den Status $S-$ und der gemeinsamen Varianz σ^2 (Abschnitt 5.1, Abb. 5.1, S. 96). Schließlich sei davon auszugehen, dass in der fraglichen Population keine Einflussfaktoren vorhanden sind, die zu einer wesentlichen Verzerrung des Zusammenhangs zwischen X und S führen. Unter den getroffenen Annahmen kann nun postuliert werden, dass X einer gemischten Verteilung mit einer Anzahl von zwei Komponenten folgt. Die unbekannten Mittelwerte von X für die zwei Komponenten und deren relative Anteile in der Population sind unbekannt und können mittels Mischverteilungsanalyse geschätzt werden, wie an folgender Fallstudie über den serologischen Nachweis der Trypanosomose bei Rindern in Uganda mittels Antikörper-ELISA aufgezeigt werden soll[2].

Zielsetzung

Die quantitativen Messwerte des *Trypanosoma* Antikörper-ELISAs von Rindern aus einem endemischen Untersuchungsgebiet in Uganda sollen durch drei verschiedene Verfahren dichotomisiert werden. In Verfahren A wird ein Grenzwert an Hand von nicht-endemischen (deutschen) Rindern optimiert. In Verfahren B wird ein Grenzwert an Hand der ungeschichteten Stichprobe der exponierten Tiere mittels Mischverteilungsanalyse festgelegt. Analog hierzu wird in Verfahren C eine Schichtung der Stichprobe nach Altersgruppen verwendet. Als weiteres diagnostisches Kriterium soll der direkte Parasitennachweis herangezogen werden, bei dem insbesondere mit falsch negativen Befunden gerechnet werden muss. Der Zusammenhang zwischen den diagnostischen Beurteilungen und anderen biologischen Variablen soll untersucht werden, um Hinweise auf die Plausibilität der diagnostischen Klassifizierung zu erhalten. Die Ergebnisse einer Polymerase-Kettenreaktion (PCR) zum

---

[2] Anhang B.2 basiert auf der Arbeit von Greiner et al. (1997 [91]) und Greiner und Böhning (1998 [93]).

Nachweis trypanosomaler DNA aus einer weiterführenden Studie von Clausen et al. (1998[43]) sollen für eine vergleichende Beurteilung der Schätzungen der Prävalenz herangezogen werden.

Material und Methoden

Untersuchungsgebiet und Stichprobendesign

Die Daten stammen aus einer Querschnittsuntersuchung von Rindern in Mukono-County, Uganda, die Juni/Juli 1994 als Pilotstudie über das Vorkommen von Trypanozid-Resistenz in periurbanen Milchviehbetrieben durchgeführt wurde. Das Untersuchungsgebiet und die zweistufige Zufallsauswahl (Cluster-Sampling) wurde an anderer Stelle näher beschrieben (Greiner et al., 1997[91]). Insgesamt gelangten 487 Rinder von 50 Betrieben in die Stichprobe.

Betriebsdaten

Betriebsspezifische Informationen wurden mit einem vorgetesteten Fragebogen durch Befragung der Leiter oder Eigentümer der Betriebe erhoben. Für die folgenden Untersuchungen wurden Angaben erhoben über den Anteil "exotischer" Rinderrassen in der Herde in Prozent (PROPEXOT; 0=0, 1=>0 bis 60; 2=> 60), den Zugang zu See- oder Flussufern (WATER; 0=nein, 1=ja), Weidefläche in km^2 pro Tier (PASTURE; 0="Zero grazing", 1=>0 bis 0.008, 2=>0.008 bis 0.016, 3=>0.016), die Zugabe von Kraft- oder Ergänzungsfutter in kg pro Tier und Tag (FEEDSUPPLY; 0=0, 1=>0 bis 2, 2=>2 bis 3, 3=>3), die Tage nach letzter prophylaktischer oder kurativer Trypanozidbehandlung (PRETREAT; 0=> 200, 1=91 bis 200, 2=29 bis 90, 3=<29), die Anwendung von Trypanoziden in den Betrieben (DIMINAZENE, HOMIDIUM, ISOMETAMIDIUM; 0=nein, 1=ja), die Häufigkeit der Zeckenkontrolle durch Dip- oder Sprühbehandlung (DS) oder Pour-on (PO) (TICKCONT; 0=DS wöchentlich oder PO monatlich, 1=DS zweimal pro Woche oder PO einmal alle drei Wochen, 2=DS dreimal pro Woche oder PO zweimal pro Monat). Die Auswahl und Kodierung dieser Variablen erfolgte auf Grund von veterinärmedizinischen Annahmen und Vorinformationen. Der Einfluss von unabhängigen Variablen mit mehr als zwei Ausprägungsstufen wurde als linear über alle Kategorien angenommen.

Klinische und parasitologische Daten

Die Variablen Rassetyp (BREED; 0=lokal, 1=lokal eingekreuzt, 2="exotisch"), Geschlecht (SEX; 0=weiblich, 1=männlich), Altersgruppe (AGEGROUP; 0=bis zu 0.6, 1=>0.6 bis 1.2, 2=>1.2 bis 2, 3=>2 bis 5, 4=>5 Jahre), Hämatokritwert in Prozent (PCV; 0=bis zu 26, 1=>26 bis 29, 2=>29 bis 32, 3=>32) wurden auf Tierebene erhoben. Parasitologische Zielgröße ist der Nachweis von Trypanosomen im Jugularblut (TRYPS; 0=negativ,

1=positiv) mittels Hämatokrit-Zentrifugationstechnik (HCT; Woo, 1970 [255])
und Miniatur-Anionaustauscher-Zentrifugationstechnik (m-AECT; Lumsden,
1977 [156]).

Trypanosoma Antikörper-ELISA (Ab-ELISA)

Von $n = 457$ der untersuchten Tiere lag eine Serumprobe vor. Das Fehlen
von Serumproben bei etwa 6% der untersuchten Tiere wurde als nicht-
informativ angenommen. Der Ab-ELISA wurde durchgeführt wie an anderer
Stelle beschrieben (Greiner et al., 1994 [97]; Greiner et al., 1997 [91]). Die
quantitativen Ab-ELISA Messwerte lagen als standardisierte (Franke et al.,
1994 [68]) optische Dichte (OD) vor. Ein Grenzwert wurde als Summe aus
Mittelwert und dreifacher Standardabweichung der Messwerte von 86 negativen, nicht-exponierten Rindern aus Deutschland festgelegt (Verfahren A)
und zur Definition der serologischen Zielgröße SERORESP (0=negativ, 1=po-
sitiv) herangezogen. Durch eine computer-gestützte Mischverteilungsanalyse
(s. nächster Abschnitt) wurden die Messdaten der endemischen Population
auf latente Parameter-Heterogenität untersucht und, im Fall von zwei Subpopulationen, der Grenzwert x_0 (*"Intrinsic cut-off"*, s. nächster Abschnitt
und Abschnitt 5.5) zur Differenzierung zwischen vermeintlich seronegativen
(*"Low responder"*) und -positiven Tieren (*"High responder"*) ermittelt wie an
anderer Stelle beschrieben (Greiner et al., 1994 [97]). Durch ungeschichtete
Mischverteilungsanalyse wurde die Variable SEROSUSP (0=negativ, 1=po-
sitiv) definiert (Verfahren B), während eine alters-geschichtete Mischverteilungsanalyse zu geschichteten Grenzwerten und der serologischen Zielgröße
SEROAGE (0=negativ, 1=positiv) führte.

Trypanosoma spp. Polymeraseketten-Reaktion (PCR)

Im Nachgang zu der parasitologischen und serologischen Untersuchung wurden 181, zufällig aus den 487 Blutproben der Originalstichprobe ausgewählte
Proben mittels PCR von Clausen et al. (1998 [43]) auf trypanosomale DNA
untersucht.

Mischverteilungsanalyse

Es wurde unterstellt, dass die Ab-ELISA Daten X einer gemischten Verteilung mit einer latenten (nicht beobachteten) Anzahl von k Subpopulationen
(Mischungskomponenten) mit den Anteilen p_j, $j = 1,\ldots,k$, und den Mittelwerten μ_j entstammen. Die Dichtefunktion der gemischten Verteilung ist
$\sum_{j=1}^{k} p_j f(x|\mu_j)$, wobei $f(x)$ die Normalverteilungsfunktion bezeichnet. Der
Varianzparameter in $f(x)$ wird an Hand der Daten geschätzt, ist aber nicht
von weiterem Interesse (*"Nuisance parameter"*). Keinerlei Annahme wurde
über den Parameter k getroffen, um eine strikt datenorientierte Schätzung

der gemischten Verteilung zu erhalten. Die Parameter μ_j, p_j und σ_j^2 wurden durch Maximierung der Likelihoodfunktion

$$\prod_{i=1}^{n}\left[\sum_{j=1}^{k} f(x|\mu_j)p_j\right]$$

geschätzt, wobei das Programm C.A.MAN (Böhning et al., 1992 [25]) verwendet wurde. Die Maximum-Likelihoodschätzer der Parameter im Fall von $\hat{k} = 2$ können zur Konstruktion des Grenzwerts x_0 (Intrinsic cut-off) verwendet werden, der so gewählt wird, dass

$$p_1 \int_{x_0}^{\infty} f(x|\mu_1)dx = p_2 \int_{-\infty}^{x_0} f(x|\mu_2)dx$$

gilt. Für das Verfahren C wird dieser Ansatz geschichtet für AGEGROUP durchgeführt.

Untersuchung von Einflussfaktoren

Alle unabhängigen Studienvariablen, die einen Effekt auf eine der Zielgrößen TRYPS, SERORESP, SEROSUSP oder SEROAGE zeigten (Mantel-Haenszel Odds-Ratio adjustiert für AGEGROUP, PRETREAT und ISOMETAMIDIUM; $p < 0.05$; Bhat, 1994 [20]) wurden in multivariablen logistischen Regressionsmodellen (LR) für die vier Zielgrößen getrennt untersucht. Um für die durch das Cluster-Sampling bedingte extra-binomiale Varianz zu korrigieren, wurde ein mit der Betriebsidentifikation assoziierter Zufallseffekt (Random effects term) in den LR-Modellen berücksichtigt. Die Modellschätzungen erfolgten mit dem Programm EGRET (Logistic-binomial model for distinguishable data, LBDD; SERC, 1988 [223]). Als Effektgrößen wurden aus den Koeffizienten $\hat{\beta}$ Odds-Ratios ($\widehat{OR} = \exp(\hat{\beta})$) geschätzt. Die Signifikanz einzelner Variablen wurde mittels Wald-Test (Signifikanzniveau $\alpha = 0.05$) und die Signifikanz des Gesamtmodells wurde mittels Likelihood-Ratio Statistik (LRS; χ^2-Test mit einer Anzahl von Freiheitsgraden entsprechend der Anzahl von geschätzten Parametern; $\alpha = 0.05$) beurteilt. Die Signifikanz des Zufallseffekts in den geschätzten Modellen wurde durch Vergleich der Wurzel aus der LRS mit der Standardnormalverteilung in einem einseitigen Test ($\alpha = 0.05$) getestet (Atwill et al., 1995 [8]).

Andere statistische Methoden

Die parasitologische Klassifikation (TRYPS) wurde mit allen serologischen Klassifikationen (SERORESP, SEROSUSP, SEROAGE) in Form von Vierfeldertafeln gegenübergestellt. Aus den Tafeln wurden relative (bezogen auf

TRYPS) Effizienzen (Abschnitt 3.3.1, (3.5)) der serologischen Klassifizierung als einfache Proportionen berechnet. Der Kappa-Koeffizient $\kappa = (p_o - p_e)/(1 - p_e)$ wurde als Maß für die beobachtete (p_o), über die zufällige (unter Unabhängigkeit erwartete) Übereinstimmung (p_e) hinausgehende Übereinstimmung zweier dichotomer Variablen an Hand der Vierfeldertafeln geschätzt (Programm BIAS; Ackermann, 1992 [2]).

Ergebnisse

Biologische Einflussfaktoren

Der betriebsassoziierte Zufallseffekt in den vier gemischten LR-Modellen war nicht signifikant, so dass in den endgültigen Modellen nur feste Effekte der unabhängigen Einflussgrößen berücksichtigt wurden. Von den 13 Variablen im Modell mit der parasitologischen Zielgröße TRYPS wurden für PCV, PROPEXOT, WATER, FEEDSUPPLY und PRETREAT protektive Effekte ($\widehat{OR} < 1$) festgestellt. Vier Einflussgrößen trugen zur Erklärung der serologischen Zielgröße SERORESP bei, wobei mit einem Anstieg von AGEGROUP um eine Kategorie und mit der Anwendung von DIMINAZENE ein signifikant erhöhtes Risiko ($\widehat{OR} > 1$) und für einen Anstieg von PROPEXOT und TICKCONT um eine Einheit ein protektiver Effekt verbunden war. Das Effekt-Profil für die serologischen Zielgrößen SEROSUSP und SEROAGE dagegen wies einen mit AGEGROUP verbundenen Risikofaktor und einen mit steigender Kategorie von PCV und PROPEXOT verbundenen protektiven Effekt auf. Die Effekt-Profile der unabhängigen Variablen für die vier Zielgrößen sind grafisch dargestellt (Abb. B.3), numerische Ergebnisse sind in der Originalarbeit (Greiner et al., 1997 [91]) angegeben.

Prävalenzschätzungen

Die parasitologische Prävalenz (95%-Vertrauensbereich) in der Gesamtstichprobe ($n = 487$) basierend auf TRYPS war 17.9% (14.6–21.6%); eine Beschreibung der Trypanosomenspezies und Effektschätzungen aus univariablen Analysen der Einflussfaktoren sind in der Originalarbeit zu finden. Die serologische Prävalenz ($n = 457$) basierend auf SERORESP (Verfahren A) war 77.2% (73.1–81%). Bei den Mischverteilungsanalysen wurde die Anzahl der Subpopulationen jeweils auf $\hat{k} = 2$ geschätzt. Die hieraus abgeleiteten serologischen Prävalenzen nach SEROSUSP (Verfahren B) und SEROAGE (Verfahren C) waren 45.3% (40.7–49.9%) und 43.9% (39.4–48.7%) (Abb. B.4). Die relative (bezogen auf TRYPS) Effizienz für die Klassifikation nach SERORESP, SEROSUSP und SEROAGE war 37% (33–42%), 59% (55–64%) und 61% (56–65%). Es wurde eine signifikante aber nur gering über den Zufall hinausgehende Übereinstimmung zwischen den parasitologischen und den serologischen Diagnosen gefunden (SERORESP: $\hat{\kappa} = 0.077$; SEROSUSP: $\hat{\kappa} = 0.133$; SEROAGE: $\hat{\kappa} = 0.145$; $p < 0.001$ für alle Kombinationen).

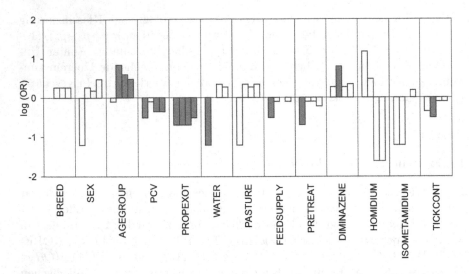

Abb. B.3. Logarithmierte geschätzte Odds-Ratios für 13 unabhängige Einflussgrößen (logistische Regression, weitere Erklärungen im Text) für die vier diagnostischen Zielgrößen TRYPS (n = 487), SERORESP, SEROSUSP und SEROAGE (n = 457) für Rinder aus periurbanen Milchviehbetrieben in Mukono-County, Uganda, Juni/Juli 1994 (vier Balken, von links nach rechts). Signifikante Effekte sind durch ausgefüllte Balken markiert (numerische Ergebnisse aus Greiner et al., 1997 [91]), Abbildung aus Greiner et al. (1995 [95]).

Eine PCR-basierte Prävalenzschätzung in einer aus 487 vorhandenen Blutproben gezogenen Stichprobe von 181 Tieren ergab eine Prävalenz von 34.8% (27.9−42.2%) (Clausen et al. (1998 [43]). Die Prävalenzschätzungen basierend auf dem parasitologischen Direktnachweis, den drei Verfahren zur Beurteilung des Ab-ELISAs und der PCR-Diagnostik sind in Abb. B.4 gegenübergestellt.

Diskussion

Modellierung

Ausgehend von der Annahme, dass biologische Einflussfaktoren (Abschnitt 2.2.3) auch bei der Auswahl von geeigneten Grenzwerten eine Rolle spielen (Greiner und Böhning, 1994 [92]) kann postuliert werden, dass diagnostische Aussagen unter Berücksichtigung solcher Einflussfaktoren an Zuverlässigkeit gewinnen. In der hier beschriebenen Arbeit wurden mutmaßliche biologische Einflussfaktoren für einen Ab-ELISA (mit drei verschiedenen Verfahren zur Dichotomisierung) zum Nachweis der Trypanosomose bei Rindern untersucht und mit dem Profil von Einflussgrößen für den parasitologischen Nachweis verglichen. Hierbei wurden gemischte LR-Modelle eingesetzt, die einer möglicherweise fehlenden Unabhängigkeit der Beobachtungen innerhalb von

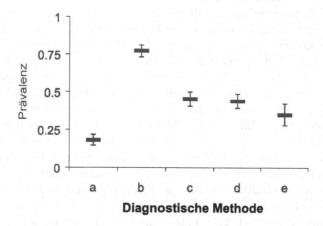

Abb. B.4. Prävalenzschätzungen (mit 95%-Vertrauens-
bereichen) der Trypanosomose bei Rindern aus periurbanen
Milchviehbetrieben in Mukono-County, Uganda (Juni/Juli 1994)
basierend auf den diagnostischen Variablen TRYPS (a),
SERORESP (b), SEROSUSP (c), SEROAGE (d) und PCR (e).
Stichprobenumfänge sind $n = 487$ (a), $n = 457$ (b, c, d), und
$n = 181$ (e) (Daten aus Greiner et al., 1997 [91] (a–d) und
Clausen et al., 1998 [43] (e); Abbildung modifiziert aus Greiner
et al., 1999 [104]).

Betrieben Rechnung tragen (McDermott et al., 1994 [171]; Atwill et al., 1995
[8]). Empirisch ergaben sich keine Hinweise auf extra-binomiale Varianz. Unter
Verwendung neuerer Ergebnisse über die Heterogenität der Verteilung der
parasitologischen Prävalenz in der vorliegenden Stichprobe (Böhning und
Greiner, 1998 [24]) müsste diese "Diagnose" der Homogenität eventuell in
Frage gestellt werden.

Einflussfaktoren

Der Vergleich der adjustierten Odds-Ratios zeigte, dass die serologische,
nicht aber die parasitologische Prävalenz mit dem Alter steigt. Eine Er-
klärungsmöglichkeit hierzu sind im Alter zunehmend auftretende residuale
Serumtiter, die nach Abklingen vorausgegangener Infektionen weiterbestehen.
Auch in der univariablen Analyse wurde ein deutlicher Anstieg der Mittelwerte
der quantitativen Ab-ELISA Werte mit zunehmendem Alter gesehen (Greiner
et al., 1997 [91]). Ein solcher serologischer Alterseffekt ist auch in den Studiendaten von Dwinger et al. (1988 [57]) dokumentiert. Diese Befunde weisen das
Alter als einen wichtigen biologischen Einflussfaktor aus und begründen die
altersgeschichtete Grenzwertfestlegung mittels SEROAGE. Erwartungsgemäß

waren Tiere mit einem höherem Hämatokritwert (PCV) häufiger parasitologisch (TRYPS) negativ; ein Abfall des Hämatokritwerts ist ein klinischer
Indikator für eine akute Trypanosomose bei Rindern (Clausen et al., 1993
[42]). Ein ebensolcher Zusammenhang wurde mit der serologischen Klassifikation SEROSUSP und SEROAGE gefunden, nicht aber mit SERORESP.
Es kann daher gefolgert werden, dass die serologische Klassifikation mittels Mischverteilungsanalyse im Gegensatz zur konventionellen serologischen
Klassifikation eine Diagnose der apparenten Trypanosomose gestattet. Der
Befund eines protektiven Effekts eines höheren Anteils exotischer Rassetypen
im Betrieb (PROPEXOT) für die serologische Klassifikation erscheint wegen
der bekannten hohen Empfänglichkeit solcher Rassen für die Trypanosomose
zunächst paradox. Offensichtlich liegt hier ein unkontrolliertes Confounding
mit einem protektiven Haltungsfaktor vor. Ein Spektrumbias (infizierte Tiere
einer exotischen Rasse könnten eine geringere Überlebenswahrscheinlichkeit
haben und daher in der Stichprobe unterrepräsentiert sein) kann nicht ausgeschlossen werden. Ebenso unerwartet war der für die parsitologische Zielvariable gesehene protektive Effekt des freien Zugangs der Tiere zu natürlichen
Wasserflächen, da deren Ufervegetation als Habitat der riverinen Tsetsefliegen
des Untersuchungsgebiets bekannt ist. Die Variable WATER scheint daher
nicht zur Beschreibung der Exposition geeignet. Der protektive Effekt einer
Zufütterung (FEEDSUPPLY) für eine parasitologisch patente Trypanosomose
kann als Hinweis auf den positiven Effekt der Energieversorgung auf das
Immunsystem gewertet werden. Während kürzere Zeitintervalle bei der Trypa-
nozidanwendung (PRETREAT) einen erwarteten protektiven Effekt auf die
parasitologisch patente Infektion zeigten, wurde ein paradoxer Risikoeffekt
der Anwendung des Trypanozids DIMINAZENE für SERORESP gefunden.
Hierzu ist zu bemerken, dass dieser Zielvariable ein konventioneller Grenzwert
mit deutlicher Tendenz zu hoher Sensitivität und hoher Falschpositiv-Rate
zu Grunde liegt. Auch scheint plausibel, dass DIMINAZENE indirekt auf
eine Infektionsexposition hindeutet. Da kein Effekt auf die parasitologische
Zielvariable gesehen wurde, muss hierin kein Indiz für eine Chemoresistenz
gesehen werden. Der protektive Effekt der Zeckenkontrolle (TICKCONT) auf
die Seropositivität (SERORESP) könnte mit der bekannten Wirksamkeit von
Akariziden zur Kontrolle von Tsetsefliegen (Fox et al., 1993 [67]; Okello-Onen
et al., 1994 [196]) in Zusammenhang gebracht werden. Grundsätzlich muss
auch an die Möglichkeit von Erinnerungsfehlern (*Recall bias*) bei der Erhebung
von betriebsspezifischen Daten gedacht werden.

Prävalenzschätzungen

Der Vergleich der parasitologischen Befunde mit den serologischen Ergebnis-
sen deutet auf eine gegenüber der konventionellen serologischen Klassifikation
(SERORESP) höhere relative Effizienz der serologischen Klassifikation mittels
Mischverteilungsanalyse (SEROSUSP, SEROAGE) hin. Zu einer ähnlichen
Interpretation – ohne eine implizite Unterstellung der Goldstandardqua-

lität der parasitologischen Diagnostik – gelangt man durch Verwendung des Kappa-Indizes. Allerdings sind beide Indizes prävalenzabhängig, so dass hier letztlich eine positive Bewertung der tendenziell höheren Grenzwerte aus der Mischverteilungsanalyse zum Ausdruck zu kommen scheint. Da der verteilungsimmanente Grenzwert mit zunehmendem Alter steigt (SEROAGE, Ergebnis nicht gezeigt) sollten die diagnostisch relevanten Grenzwerte im vorliegenden Anwendungsfall als alters-spezifisch angenommen werden.

Gemessen an der parasitologischen Prävalenzschätzung scheint der konventionelle Grenzwert zu einer deutlichen Überschätzung der Prävalenz zu führen, während die Grenzwerte aus der Mischverteilungsanalyse konservative Schätzungen ermöglichen. Der PCR-Methode kann wegen ihrer hohen inhärenten Sensitivität und Spezifität für den Nachweis der im Untersuchungsgebiet verbreiteten Trypanosomenspezies der Rang einer Quasi-Referenzmethode zugesprochen werden (Clausen et al., 1998 [43]). Die recht gute Übereinstimmung der Prävalenzschätzungen auf der Basis der PCR und der Mischverteilungsanalysen zeigt, dass letztere Methoden im Vergleich zu konventionellen Verfahren zu einer realistischeren Schätzung der Prävalenz führen.

Schlussfolgerungen

In einer seroepidemiologischen Studie über die Rindertrypanosomose in Mukono-County, Uganda, wurde das Alter der Tiere als ein wichtiger Einflussfaktor für einen serologischen Antikörpernachweis mittels ELISA identifiziert. Aus den Ergebnissen kann geschlossen werden, dass mit zunehmendem Alter die Wahrscheinlichkeit für falsch positive serologische Befunde steigt. Die Mischverteilungsanalyse als eine strikt datenorientierte explorative Methode kann bei Vorliegen einer bimodalen empirischen Häufigkeitsverteilung von quantitativen Messdaten zur Differenzierung zwischen vermeintlich serologisch negativen (*Low responder*) und positiven (*High responder*) Tieren in der Stichprobe verwendet werden. Somit wird eine Prävalenzschätzung durch einen für die Anwendung nicht validierten Diagnosetest in Abwesenheit einer Referenzmethode ermöglicht (Greiner et al., 1994 [97]). Die Anwendung der Mischverteilungsanalyse zur Abschätzung der Prävalenz in einer endemischen Population an Hand von quantitativen serologischen Messdaten wurde empfohlen, um in Abwesenheit von Referenzmethoden zu einer orientierenden Schätzung zu gelangen (OIE, 2000 [194]). Die Ergebnisse dieser Arbeit unterstützen diese Empfehlung.

B.3 Survival-Analyse zur Abschätzung von Einflussfaktoren für die diagnostische Latenzphase beim Nachweis der Rindertrypanosomose

Die Labordiagnostik von Infektionskrankheiten erfolgt durch den Nachweis des Infektionserregers, seiner Stoffwechsel- oder Abbauprodukte oder aber durch den Nachweis von spezifischen Reaktionen des humoralen oder zellulären Immunsystems des Wirtstiers. Die verschiedenen diagnostischen Indikatoren treten im Laufe einer Infektionsepisode mit einer teilweise typischen zeitlichen Charakteristik auf. In Abschnitt 2.2.3 wurde das Infektionsstadium als ein Beispiel für einen biologischen Einflussfaktor für die Sensitivität von Diagnosetests beschrieben. Die "diagnostische Latenzphase" (Zeitspanne zwischen Infektionseintritt und Erstnachweis) ist ein Ausdruck für den Einflussfaktor "frühes Infektionsstadium". Der Effekt dieses Phänomens hinsichtlich der diagnostischen Klassifikation kann durch eine (für das Infektionsstadium) geschichtete Querschnittsstudie evaluiert werden (Abschnitt 3.3.2). Eine Longitudinalstudie dagegen ist notwendig, um die Latenzphase quantitativ abzuschätzen. Ein übliches Verfahren zur Untersuchung von Zeitspannen bis zum Eintritt eines Ereignisses ist die Überlebensanalyse[3] (*Survival-Analyse*).

Zur Illustration dient ein Beispiel aus der Tropenveterinärmedizin. Mattioli et al. (1998 [168]) haben Gruppen von Rindern der Rassen N'Dama, Gobra und Gobra×N'Dama F1-Tiere in einem endemischen Gebiet in The Gambia, West-Afrika, dem natürlichen Infektionsdruck durch Trypanosomen ausgesetzt und in regelmäßigen Abständen klinisch (Hämatokritwert), parasitologisch (Trypanosomen-Direktnachweis) und serologisch (Trypanosomen Antigen-ELISA) untersucht. Ein niedriger Hämatokritwert ist ein klinischer Indikator für das Vorliegen einer Trypanosomose. Im Untersuchungsgebiet wird die Trypanosomose durch Tsetsefliegen übertragen[4].

Zielsetzung

Die Latenzphasen der verschiedenen diagnostischen Systeme (klinisches, parasitologisches und serologisches Diagnoseverfahren, drei Rinderrassen) sollen verglichen werden um Hinweise auf deren diagnostische Nützlichkeit zu erhalten.

Material und Methoden

Experimentelles Design, diagnostische Verfahren

Das experimentelle Design der Studie ist im Detail an anderer Stelle beschrieben worden (Mattioli et al., 1998 [168]). Zwölf N'Dama, 12 Gobra und

---

[3] "Überleben" kann hier gleichgesetzt werden mit "Test negativ". Das Ereignis ist "Test positiv".

[4] Anhang B.3 basiert auf der Arbeit von Greiner et al. (2001 [103]), einem Nachdruck von Greiner et al., 2000 [102]).

12 N'Dama×Gobra F1-Tiere (6 männliche und 6 weibliche Tiere in jeder Kohorte), im Alter zwischen 1.5 und 2.5 Jahren zu Beginn der Exposition, wurden in nicht-endemischen (Tsetse-freien) Gebieten aufgezogen, mit einem Anthelminthikum behandelt (Albendazol, 7.5 mg/kg Körpergewicht) und etwa 4 Wochen for Exposition mit einem Trypanozid (Diminazenazeturat, 7 mg/kg Körpergewicht) behandelt. Im August 1995 wurden die Tiere in eine Herde in der Niamina-Region in The Gambia eingestellt und hierdurch einem mittleren bis hohen Infektionsdruck durch Trypanosomen ausgesetzt.

Jeden zweiten Tag während der ersten drei Monate nach Exposition und danach zweimal in der Woche über einen Beobachtungszeitraum von insgesamt 180 Tagen wurden die Tiere klinisch (Hämatokritwert in Prozent), parasitologisch (Nachweis von Trypanosomen durch die *Buffy-coat technique*, BCT) und serologisch (Nachweis von *Trypanosoma* (*T.*) *brucei*, *T.congolense* und *T.vivax* Antigen im ELISA) untersucht. Grenzwerte für einen "pathologischen" Hämatokritwert wurden individuell für jedes der Tiere bestimmt. Hierzu wurde der Mittelwert abzüglich 2 Standardabweichungen aller Messwerte des Tiers bis zum (und einschließlich) Tag 10 nach Exposition verwendet. Messwerte kleiner als der individuelle Grenzwert wurden als "niedrig" bezeichnet. Die klinische Diagnose einer Trypanosomeninfektion wurde gestellt, wenn mindestens zwei niedrige Hämatokritwerte von drei aufeinanderfolgenden (der aktuellen, der vorhergehenden und der folgenden) Messungen beobachtet wurden. Die serologische Testung folgte dem ELISA-Protokoll TPR 1.2 der Joint FAO/IAEA Division und basierte auf monoklonalen Antikörpern gegen die drei genannten Trypanosomenspezies (Nantulya et al., 1987 [186]). Laut Protokoll wurde ein Grenzwert von 25% der Positivkontrolle für alle drei serologische Tests verwendet. Wegen der Hinweise auf Kreuzreaktionen zwischen den drei Antigen-Tests (Mozaria et al., 1998 [182]) wurden die Ergebnisse parallel ausgewertet (*T*+ wenn mindestens einer der Tests positiv ist).

Statistische Auswertung

Die zentralen Größen der Auswertung sind die Zeit (in Tagen) von Beginn der Exposition bis zur ersten klinischen Diagnose (klinische Inzidenz, Ic), zur ersten parasitologischen Diagnose (parasitolgische Inzidenz, Ip) und bis zur ersten serologischen Diagnose (serologische Inzidenz, Is). Wiederkehrende diagnostische Ereignisse wurden nicht berücksichtigt. Die Zeitdifferenz (TD) zwischen dem ersten parasitologischen und ersten serologischen Nachweis ist somit die Is-Zeit minus der Ip-Zeit. Der Effekt der Rinderrasse und des Geschlechts auf die individuellen Hämatokrit-Grenzwerte und auf TD wurde durch Varianzanalyse (ANOVA) untersucht. Residuen nach Anpassung der ANOVA-Modelle wurden mittels Kolmogoroff-Smirnoff-Test auf Normalverteilung untersucht. Der Effekt der Rinderrasse auf die verschiedenen diagnostischen Inzidenzzeiten ("Überlebenszeit" in der generischen Terminologie der Survival-Analyse) wurde durch Darstellung der Kaplan-Meier Überlebens-

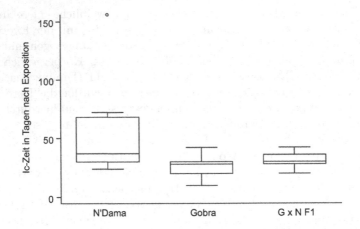

Abb. B.5. Verteilung der klinischen Inzidenzzeit (Ic, basierend auf dem Absinken des Hämatokritwerts) der Trypanosomeninfektion bei drei Rinderrassen ($n = 12$ in jeder Kohorte) unter natürlichem Infektionsdruck in The Gambia, dargestellt als Box-Plots. Die Box zeigt den Interquartilsbereich (IR) an und ist durch den Median unterteilt. Die senkrechten Linien erstrecken sich zum größten, bzw. kleinsten beobachteten Wert innerhalb 1.5 IR über dem 75sten, bzw. unter dem 25sten Perzentil. Werte außerhalb dieser Spanne sind als Punkte dargestellt (Abbildung aus Greiner et al., 2001 [103]).

funktion sowie durch eine Cox-Regression (Stata, Version 5.0; s. StataCorp., 2001 [235]) untersucht. Letztere erlaubt eine Adjustierung für den Einfluss weiterer Variablen (Confounding). "Relative Risiken" (*Hazard ratios*) für zeitunabhängige (Rinderrasse, Geschlecht) und zeitabhängige (Hämatokritwert, parasitologischer Status) Variablen wurden als exponential-transformierte Koeffizienten der Cox-Modelle erhalten. Das relative Risiko (RR) für die Kategorie eines Faktors bezieht sich auf eine angegebene Referenzkategorie; im Fall einer kontinuierlichen Kovariable auf einen Anstieg um eine Einheit (Sahai und Kurshid, 1995 [217]). Die Modellanpassung wurde durch eine Chi-Quadrat-Statistik beschrieben. Die Verteilung der parasitologisch gesicherten Erstnachweise der drei verschiedenen Trypanosomenspezies wurde auf Homogenität zwischen den Rinderrassen mittels Log-Rank-Test untersucht (Kalbfleisch und Prentice, 1980 [138]).

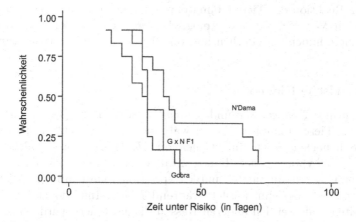

Abb. B.6. Kaplan-Meier-Wahrscheinlichkeiten für die klinische Inzidenz der Trypanosomeninfektion (basierend auf dem Absinken des Hämatokritwerts) für drei Rasse-Kohorten von jeweils 12 Rindern unter natürlichem Infektionsdruck in The Gambia (Abbildung aus Greiner et al., 2001 [103]).

Ergebnisse

Klinische Diagnose

Die Mittelwerte der Grenzwerte für den Hämatokritwert waren 22.1, 23.1 und 21.2% für N'Dama, Gobra und F1-Tiere. Die Variabilität dieser Grenzwerte war größer innerhalb als zwischen den drei Rinderrassen (ANOVA, $p > 0.15$; KS-Test konsistent mit normalverteilten Residuen, $p = 0.91$). Die klinische Diagnose bei N'Dama-Rindern erfolgte später als bei Rindern der anderen Rassen (Abb. B.5). Die minimale Ic-Zeit (d.h. Expositionszeit bis zur ersten klinischen Diagnose) war 24, 14 und 20 Tage in N'Dama, Gobra und F1-Tieren. Die maximale Ic-Zeit von 156 Tagen wurde in einem männlichen N'Dama-Rind beobachtet. Eines der F1-Tiere verblieb während des Beobachtungszeitraums in der klinischen Diagnostik negativ. Dieses Tier hatte jedoch den niedrigsten Hämatokritgrenzwert von allen 36 Tieren (16.2%). Kaplan-Meier Schätzungen zeigen deutliche Unterschiede zwischen den Überlebensfunktionen der N'Dama-Rinder und der anderen Rinderrassen bezogen auf die klinische Diagnose (Abb. B.6). Für die weitere Analyse wurden Gobra und F1-Tiere daher in eine Kategorie zusammengefasst.

Das RR (95%-Vertrauensbereich) für den Faktor Rinderrasse (Gobra und F1 vs. N'Dama), Geschlecht, Nachweis von Trypanosomen zum Zeitpunkt t und Anzahl der Nachweise von Trypanosomen bis zu und ausschließlich t war 1.5 (0.7, 3.3), 0.8 (0.4, 1.7), 2.6 (1.2, 5.7) und 1.1 (0.9, 1.4), geschätzt durch Cox-Regression ($\chi^2 = 10.6$, df=4, $p = 0.03$). Das relative Risiko einer klinisch relevanten Reaktion des Tiers (Hämatokritsenkung) ist 2.6 in parasitologisch positiven im Vergleich zu parasitologisch negativen Tieren; parasitologisch positive Tiere haben ein deutlich höheres "Risiko" einer positiven klinischen Diagnose.

Parasitologische Diagnose

Infektionen mit *T.congolense* und *T.vivax* wurden in 44 (16/36) und 100% (36/36) der Tiere zumindest einmal während der Beobachtungsperiode parasitologisch nachgewiesen. Infektionen mit *T. brucei* wurden nicht festgestellt. Die Nullhypothese der Homogenität der Verteilung der *T.congolense*-Infektionen bezogen auf die Zeit unter Exposition konnte auf dem 5% Signifikanzniveau nicht abgelehnt werden, während *T.vivax*-Infektionen bei N'Dama Tieren seltener als bei den anderen Rassen diagnostiziert wurde (Log-Rank-Test, $p = 0.01$). Die Ip-Zeit (Zeit bis zum ersten parasitologischen Nachweis) reichte von 14 (F1-Tier) bis 74 (N'Dama) Tagen (Abb. B.7). Generell wurde die Infektion in den N'Dama-Rindern später also bei den anderen Rassen festgestellt (Abb. B.7), was auch durch eine von den anderen Rassen deutlich abgesetzte Kaplan-Meier Überlebensfunktion zum Ausdruck kommt (Abb. B.8).

In einem Cox-Regressionsmodell ($\chi^2 = 13.9$, df=4, $p = 0.008$) wurde ein RR (95%-Vertrauensbereich) von 4.8 (1.7, 13.9), 2.0 (0.9, 4.1), 1.0 (0.8, 1.2) und 1.0 (0.9, 1.2) für die Faktoren Rinderrasse (Gobra und F1 vs. N'Dama), Geschlecht, Hämatokritwert (in %) zum Zeitpunkt t und Anzahl von klinischen Nachweisen bis zu (aber ausschließlich) t geschätzt. Demnach ist von untersuchten Faktoren nur die Rinderrasse zur Erklärung der parasitologischen Inzidenzrate geeignet.

Serologische Diagnose

Zwei N'Dama-Rinder blieben im Beobachtungszeitraum serologisch negativ. Die Is-Zeit (Zeit bis zum ersten serologischen Nachweis) reichte von 2 (1 N'Dama und 1 F1-Tier) bis 159 (N'Dama) Tagen (Abb. B.9). Die Kaplan-Meier Überlebensfunktion läßt vermuten, dass die Reihenfolge der Rinderrassen bezogen auf die serologische Nachweisrate (in aufsteigender Reihenfolge) Gobra, F1 und N'Dama ist (Abb. B.10).

Das RR (95%-Vertrauensbereich) für die Rinderrasse (Gobra und F1 vs. N'Dama), Geschlecht, Nachweis von Trypanosomen zum Zeitpunkt t und Anzahl von parasitologischen Diagnosen bis zu (aber ausschließlich) t wurde in der Cox-Regression ($\chi^2 = 7.1$, df=4, $p = 0.13$) mit 3.0 (1.2, 7.3), 1.0 (0.5, 2.0), 0.7 (0.2, 2.0) und 1.0 (0.9, 1.2) geschätzt. Das gleiche Modell ($\chi^2 = 4.3$, df=4, $p = 0.37$), welches nur an Hand von Gobra und F1-Tieren geschätzt wurde ergab 0.8 (0.3, 2.0), 1.7 (0.7, 4.2), 0.3 (0.1, 1.3) und 1.1 (0.9, 1.3) für die selben Faktoren. Beide Modelle waren nicht signifikant nach der χ^2-Statistik. Der vermeintliche Effekt der Rinderrasse auf die serologische Nachweisrate muss mit Vorsicht interpretiert werden.

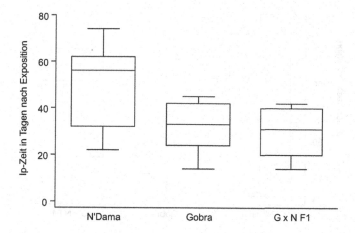

Abb. B.7. Verteilung der parasitologischen Inzidenzzeit (Ip) der Trypanosomeninfektion bei drei Rinderrassen ($n = 12$ in jeder Kohorte) unter natürlichem Infektionsdruck in The Gambia, dargestellt als Box-Plots (Erklärungen in Abb. B.5) (Abbildung aus Greiner et al., 2001 [103]).

Zeitdifferenz zwischen erster parasitologischer und erster serologischer Diagnose

Die Zeitdifferenz (TD) zwischen erster serologischer und erster parasitologischer Diagnose variierte zwischen -56 und 115 mit einem Median von 12.

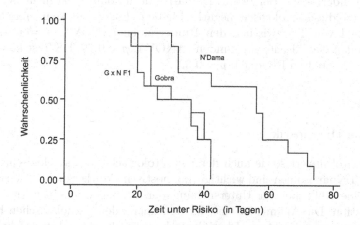

Abb. B.8. Kaplan-Meier-Wahrscheinlichkeiten für die parasitologische Inzidenz der Trypanosomeninfektion für drei Rasse-Kohorten von jeweils 12 Rindern unter natürlichem Infektionsdruck in The Gambia (Abbildung aus Greiner et al., 2001 [103]).

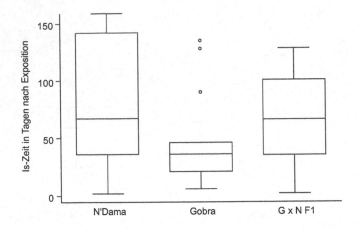

Abb. B.9. Verteilung der serologischen Inzidenzzeit (Is, basierend auf den Ergebnissen von drei Antigen-ELISA Tests) der Trypanosomeninfektion bei drei Rinderrassen ($n = 12$ in jeder Kohorte) unter natürlichem Infektionsdruck in The Gambia, dargestellt als Box-Plots (Erklärungen in Abb. B.5) (Abbildung aus Greiner et al., 2001 [103]).

Negative Werte für TD entstehen, wenn die serologische Diagnose vor der parasitologischen Diagnose erfolgt. Der Median (Interquartilsbereich) von TD für N'Dama, Gobra und F1-Tiere war 28 (118), 1 (42) und 33 (76) Tage (Abb. B.11). Der Anteil der Tiere mit positiver TD war 7/10, 6/12 und 9/12 für die drei Rinderrassen. Bei zwei N'Dama-Rindern konnte TD nicht bestimmt werden, da diese serologisch negativ blieben. Es wurde kein signifikanter Unterschied von TD zwischen den Rinderrassen (ANOVA, $p = 0.64$) und zwischen den Geschlechtern gefunden (ANOVA, $p = 0.79$; KS-Test konsistent mit normalverteilten Residuen, $p = 0.33$).

Diskussion

Klinische Diagnostik

Der Hämatokritwert sowie auch der parasitologische und serologische Nachweis von Trypanosomen sind wichtige diagnostische Marker und spielen darüber hinaus eine Rolle bei der Untersuchung der Pathogenese einer Trypanosomeninfektion. Die Anämie ist eine der dominierenden pathologischen Effekte der Trypanosomeninfektion. Physiologische oder durch andere Infektionserreger bedingte Schwankungen des Hämatokritwerts wurden in dieser Studie berücksichtigt, indem individuelle kritischen Werte für einen niedrigen Hämatokrit angewendet wurden. Diese individuellen Grenzwerte zeigten eine

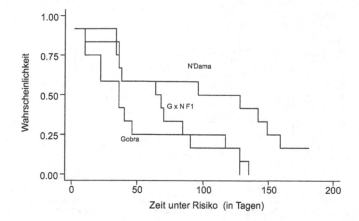

Abb. B.10. Kaplan-Meier-Wahrscheinlichkeiten für die serologische Inzidenz der Trypanosomeninfektion (basierend auf den Ergebnissen von drei Antigen-ELISA Tests) für drei Rasse-Kohorten von jeweils 12 Rindern unter natürlichem Infektionsdruck in The Gambia (Abbildung aus Greiner et al., 2001 [103]).

deutliche Variabilität, insbesondere auch innerhalb der untersuchten Rasse-Kohorten. Daher kann der klinischen Diagnostik eine weitgehende Spezifität für Trypanosomen-bedingte Hämatokritveränderungen unterstellt werden. Allerdings ist in 2.5% der Messungen unter Nicht-Expositionsbedingungen zufallsbedingt mit einem niedrigen Hämatokritwert zu rechnen. Um die Empfindlichkeit bei der Schätzung der klinischen Inzidenzzeit gegenüber Zufallsschwankungen zu vermindern, wurde die klinische Inzidenz in einer Art von gleitendem Durchschnitt definiert. Eine univariable Analyse zeigte, dass N'Dama-Rinder später als die anderen Rinderrassen mit einem Abfall des Hämatokritwerts reagieren (Abb. B.5). In der multivariablen Cox-Regression konnte dieser Effekt auf den aktuellen (parasitologischen) Infektionsstatus zurückgeführt werden. Eine rasse-abhängige Reaktionsweise der Rinder wurde angenommen, da bekannt ist, dass autochthone Rassen des Typs *Bos taurus* (N'Dama) im Gegensatz zu Rindern des Zebu-Typs (Gobra) die Fähigkeit zu einer Kontrolle der Infektion haben – ein Phänomen, welches als "Trypanotoleranz" beschrieben wurde (Murray et al., 1982 [185]; Dwinger et al., 1994 [56]).

Parasitologische Diagnose

Die univariable (Abb. B.7, B.8) und multivariable Analyse (Cox-Regression) erbrachte klare Hinweise darauf, dass die parasitologische Inzidenzzeit bei N'Dama-Rindern länger als bei den anderen Rassen ist. Eine Einschränkung

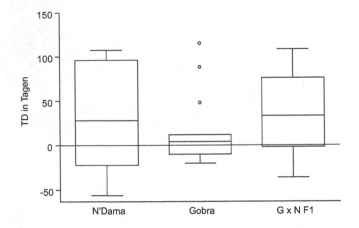

Abb. B.11. Verteilung der Zeit zwischen erster parasitologischer und erster serologische Diagnose (TD) der Trypanosomeninfektion bei drei Rinderrassen ($n = 12$ in jeder Kohorte) unter natürlichem Infektionsdruck in The Gambia, dargestellt als Box-Plots (Erklärungen in Abb. B.5). Ein positiver Wert für TD zeigt an, dass zuerst eine parasitologische und dann eine serologische Diagnose erfolgte (Abbildung aus Greiner et al., 2001 [103]).

der Gültigkeit dieser Interpretation ergibt sich allerdings aus der Tatsache, dass in dieser Studie unter natürlichen Expositionsbedingungen der eigentliche Akt der Infektion nicht beobachtet werden konnte. Obwohl angenommen werden kann, dass Rinder innerhalb einer Expositionszeit von wenigen Wochen alle infiziert worden sind, können die "wahren" Inzidenzzeiten nicht angegeben werden (dies gilt ebenso für die anderen Diagnosetests). Die inhaltlich bedeutsame Interpretation einer längeren parasitologischen Inzidenzzeit bei den N'Dama-Rindern ist daher zunächst spekulativ. N'Dama-Rinder sind entweder später infiziert worden oder – eine konstante Inzidenzrate bei allen Rinderrassen angenommen – die Trypanosomen haben später eine nachweisbare Dichte im peripheren Blut erreicht. Beide Effekte könnten auch gleichzeitig auftreten. Clausen et al. (1989 [41]) fanden ähnliche Unterschiede in der Präpatenzperiode zwischen den Rassen Baoulé (*Bos taurus*, als trypanotolerant angesehen) und Zebu. Allerdings gibt es auch experimentelle Hinweise auf eine etwa gleich lange Zeitspanne zwischen Infektion und Nachweisbarkeit der Infektion bei trypanotoleranten und anderen Rinderrassen (persönliche Mitteilung von Dr. P.-H. Clausen). Aus den genannten Gründen ist die beobachtete Inzidenzzeit möglicherweise stark fehlerbehaftet. Generell sollte angenommen werden, dass die parasitologische Inzidenzzeit von der analytischen Sensitivität (Nachweisgrenze) des Detektionsverfahrens abhängt (s. hierzu Paris et al., 1982 [198]).

In der vorliegenden epidemiologischen Situation haben Infektionen mit *T.vivax* mehr Gewicht auf die untersuchten Phänomene als Infektionen mit *T.congolense*, wie aus den parasitologischen Daten abzulesen ist. Die dargestellten Ergebnisse können tendenziell reproduziert werden, wenn der parasitologische Nachweis von *T.vivax* als Zielvariable verwendet wird (Ergebnisse nicht gezeigt).

Serologische Diagnose

Die serologischen Daten sind nicht eindeutig zu beurteilen. Zwei der 36 Tiere (1 N'Dama, 1 F1) waren bereits am Tag 2 nach Exposition ELISA positiv. Trypanosomen wurden in diesen Tieren erst am Tag 58 und 38 nach Exposition gefunden. Zwei N'Dama-Rinder verblieben serologisch negativ während des gesamten Beobachtungszeitraums. In diesen Tieren wurden Trypanosomen am Tag 30 und 66 parasitologisch festgestellt. Aus Sicht einer Evaluierung des kombinierten (parallele Interpretation der drei Speziesvarianten) Antigen-ELISAs ergibt sich eine Sensitivität von 0.83 (10/12) für N'Dama-Rinder. Dies muss als eine niedrige Sensitivität angesehen werden, insbesondere weil hier wiederholte Messungen für jedes der 12 Tiere zu Grunde liegen. Eine Schätzung der Spezifität ist nicht möglich (und auch nicht beabsichtigt). In einem Report der Arbeitsgruppe "*Ag-ELISA: current problems und potential solutions*" wurde sowohl die Sensitivität als auch die Spezifität des Trypanosomose Antigen-ELISAs niedriger als gewünscht und hoch variabel eingeschätzt (Mozaria et al., 1998 [182]). Daher bleibt der Infektionsstatus der zwei Tiere mit frühen serologischen Diagnosen obskur. Augenscheinliche Unterschiede in der serologischen Inzidenz zwischen den Rinderrassen (Abb. B.9, B.10) konnten in der multivariablen Analyse nicht bestätigt werden, da die entsprechenden Cox-Modelle keine globale Signifikanz zeigten. Da die Größe der Kohorten klein war, sollte ein Rasseeffekt auf die serologische Inzidenz nicht ausgeschlossen werden. Eine solche Interpretation wäre in Übereinstimmung mit den parasitologischen Ergebnissen.

Zeitdifferenz zwischen erster parasitologischer und erster serologischer Diagnose

Die Zeitdifferenz (TD) zwischen erstem serologischen und erstem parasitologischen Nachweis zeigte eine starke Variabilität. Im häufigsten Fall wurden Trypanosomen zunächst parasitologisch und danach serologisch nachgewiesen (Abb. B.11). Es kann vermutet werden, dass in Fällen einer großen absoluten Zeitdifferenz sich die beiden Diagnosen auf unterschiedliche Infektionsereignisse beziehen. Ferner ist mit einem Anteil von falsch positiven serologischen Befunden zu rechnen. Möglicherweise wurden auch milde oder abortierte Primärinfektionen serologisch aber nicht parasitologisch nachgewiesen. In diesem Sinn wäre ein negativer Wert für TD die Folge einer diagnostisch richtigen Serokonversion, gefolgt von einem parasitologischen Nachweis einer Sekundärinfektion.

Praktische und methodische Begrenzungen

Die geringe Größe der Kohorten (je 12 Tiere) führte zu einer deutlichen Begrenzung der statistischen Macht der Auswertung. Eine kritische Annahme der Cox-Regression ist die Proportionalität der Hazard-Raten (Sahai und Kurshid, 1995 [217]). Da die Kaplan-Meier Kurven für Gobra und F1-Tiere gelegentlich überkreuzen, wurden die beiden Rassen für die multivariablen Analysen in eine Kategorie zusammengefasst. Wichtige potenzielle Erklärungsvariablen, zum Beispiel über Infektionen, die durch Zecken übertragen werden, fehlen. Mattioli et al. (1998 [168]) berichten über den Befall der Tiere dieser Studie mit Zecken und folgern, dass der Hämatokritwert der N'Dama-Rinder hierdurch weniger stark beeinträchtigt ist. Der pathogene Effekt der Trypanosomose auf den Hämatokritwert ist gut untersucht und gilt selbst auf dem Hintergrund eines bestehenden Zeckenbefalls (Murray, 1979 [184]).

Epidemiologische Implikationen

Die beschriebene longitudinale Studie erlaubt Aussagen über die Inzidenz der Trypanosomeninfektion unter natürlichem Infektionsdruck. Die Rinderrasse N'Dama konnte als protektiver Faktor für die Infektion im Vergleich zu Gobra und F1-Tieren herausgestellt werden. Die Ergebnisse sind zunächst nur für den gewählten Versuchsansatz gültig (Exposition Infektions-naiver Tiere im Alter zwischen 1.5 und 2.5 Jahren). Die positive Zeitdifferenz zwischen der ersten parasitologischen und ersten serologischen Diagnose ist ein Indiz für eine diagnostische Latenzphase des serologischen Nachweisverfahrens (Antikörperlatenz). In einem "diagnostischen Fenster" von bis zu über 100 Tagen können falsch negative serologische Befunde auftreten. Hierbei konnte kein Rasse-Effekt nachgewiesen werden. Die Quantifizierung der diagnostischen Latenzphase könnte potenziell wesentlich zur Charakterisierung eines Diagnosetests beitragen.

Schlussfolgerungen

Die Beobachtungen dieser longitudinalen Studie bestätigen wichtige Unterschiede in der Reaktion von trypanotoleranten (N'Dama) und weniger trypanotoleranten (Gobra, F1) Rindern auf eine natürliche Infektion mit Trypanosomen. Der longitudinale Studienansatz ermöglicht die Abschätzung der Zeit bis zum Erstnachweis als eine Annäherung an die diagnostische Latenzphase und trägt daher wesentlich zur Abschätzung der diagnostischen Nützlichkeit der verwendeten Diagnoseverfahren bei. Eine computer-gestützte

Survival-Analyse erlaubt unterschiedliche Eingangsdaten (*Entry dates*) und Ausfälle (*Drop-outs*) (in der vorliegenden Studie nicht beobachtet) und daher die Berechnung exakter Werte für den Nenner von Inzidenzraten. Die Cox-Regression bietet die Möglichkeit der multivariablen Modellierung möglicher Einflussfaktoren (statische und dynamische) auf die "Überlebenszeit" (im vorliegenden Fall Zeit bis zur ersten Diagnose). Es kann auch herausgestellt werden, dass Inzidenzstudien konzeptionell besser zur Untersuchung von Risikofaktoren für die Trypanosomose geeignet sind als Prävalenz-basierte Studien (Querschnittsstudien). Tatsächliche protektive Faktoren für das Überleben unter einer Trypanosomeninfektion können in einem Querschnittsstudienansatz fälschlicherweise als Risikofaktoren interpretiert werden. Aus Sicht der praktischen Trypanosomendiagnostik liefert die vorliegende Studie weitere Anhaltspunkte für eine kritische Einschätzung der diagnostischen Leistung der verwendeten Trypanosomen Antigen-ELISA Serodiagnostik.

B.4 Quantitative Literaturstudie zur Abschätzung von Einflussfaktoren für die diagnostische Güte der Trichinellose-Serodiagnostik bei Menschen und Schweinen mittels ELISA

In Abschnitt 4.4 wurden Ziele und Methoden der Meta-Analyse diagnostischer Tests (MADT) beschrieben[5]. Standardverfahren der MADT setzen voraus, dass jede der Primärstudien genau ein Wertepaar $(\widehat{Se}, \widehat{Sp})$ zur Analyse beiträgt und bei der grafischen Darstellung durch genau einen Datenpunkt im Raum des ROC-Quadrats repräsentiert wird. Primärstudien, in denen nur ein Wertepaar der Güteparameter geschätzt wird, können als "*einfacher Studientyp*" bezeichnet werden. Ferner wird davon ausgegangen, dass die Güteparameter unabhängig und identisch verteilt sind (iid-Annahme). In der Praxis gibt es Abweichungen von dieser idealen Situation, da in einzelnen Publikationen häufig mehr als nur ein Wertepaar der Güteindizes angegeben wird. Solche Primärstudien können demnach als "*multipler Studientyp*" bezeichnet werden, wobei verschiedene Varianten zu unterscheiden wären. Eine Publikation kann Angaben zu verschiedenen Diagnosetests oder technischen Modifikationen eines Tests enthalten oder aber die Evaluierung für unterschiedliche Tierarten beschreiben (*multipler Studientyp I*). Güteparameter können jedoch auch für einen Satz unterschiedlicher Grenzwerte berechnet werden (*multipler Studientyp II*). Schließlich können Güteparameter für unterschiedliche Referenzpopulationen einer Tierart etabliert werden (*multipler Studientyp III*). Hierbei muss unterschieden werden zwischen der Einbeziehung unabhängiger Referenzpopulationen (*multipler Studientyp*

---

[5] Anhang B.4 basiert auf der Arbeit von Greiner et al., 1996 [96] und Greiner et al. (2002 [108]).

IIIa) und Wiederholungsuntersuchungen in zeitlichen Abständen an der selben Referenzpopulation (bzw. Probanden oder Stichprobe) (*multipler Studientyp IIIb*). Kombinationen verschiedener multipler Studientypen können auftreten. Auch durch Anwendung verschiedener "Goldstandard-Methoden" kann es zu einer multiplen Güteschätzungen kommen. In diesen Fällen sollte jedoch die beste Goldstandard-Methode ausgewählt werden oder der Versuch einer diagnostisch optimalen Kombination der Goldstandard-Methoden (ohne Verwendung des fraglichen Diagnosetests) unternommen werden. Es muss betont werden, dass die in Abschnitt 4.4.1 formulierten Zielsetzungen der MADT nicht sinnvoll mit der Einbeziehung multipler Studientypen (insbesondere Typ I) in Einklang gebracht werden können. Allerdings konstatieren auch Irwig et al. (1995 [124]), dass unterschiedliche Diagnosetests durchaus Gegenstand *einer* MADT sein können. Mögliche Zielsetzungen eines solchen Vorgehens könnte der Vergleich der Diagnosetests sein oder aber die Untersuchung von Einflussfaktoren für die diagnostische Güte für eine Gruppe (eng verwandter) Diagnosetests.

Eine MADT unter Einbeziehung multipler Studientypen wird hier am Beispiel einer systematischen Literaturstudie über Evaluierungsstudien von ELISA-Verfahren zum Nachweis von *Trichinella*-Antikörpern beim Mensch und bei Schweinen ausgeführt (Beispiel 4.5, S. 89). Die Trichinellose ist eine Zoonose und führt unbehandelt zu schwerwiegenden medizinischen Komplikationen. ELISA-Verfahren wurden für die Diagnostik sowohl beim Mensch (Ljundström, 1983 [153]) als auch beim Schwein empfohlen (Gamble, 1997 [74]). Auf europäischer Ebene wurden konkrete Vorschläge über die Möglichkeit der Zertifikation "*Trichinella*-freier" Betriebe und Regionen ausgearbeitet, bei der die serologische Untersuchung von zugekauften Schweinen mittels ELISA vorgesehen ist (Borowka und Ring, 1993 [26]).

Zielsetzung

Das Ziel der Untersuchung ist die Identifikation von Einflussfaktoren für die diagnostische Güte von ELISA-Verfahren für den Trichinellosenachweis beim Mensch und bei Schweinen über ein breites Spektrum von Randbedingungen im Sinn einer Meta-Regressionsanalyse. Einflussfaktoren für Sensitivität und Spezifität sollen gesondert behandelt und multiple Studien berücksichtigt werden.

Material und Methoden

Literaturrecherche

Die Datenbanken Medline©, VetCD©, BeastCD© und CAB Helminthological Abstracts© wurden als Suchrahmen verwendet. Die Syntax der Abfrage lautete "(TRICHIN*) and (ELISA or ENZYME-LIN* or ENZYMELIN* or

ENZYME-IMMUN* or IMMUNO-ASSAY or IMMUNOASSAY or IMMUNO-DIAGN* or IMMUNODIAGN* or EIA)" (Greiner et al., 1997 [94]). Die Literaturstellen wurden von Experten auf Vollständigkeit überprüft. Eingeschlossen wurden Publikationen über Antikörper-ELISA zur Diagnose der Trichinellose bei Menschen und Schweinen aus den Jahren 1990 bis 1995, bei denen die Anzahlen richtig positiver, falsch positiver, falsch negativer und richtig negativer Befunde angegeben waren oder aus den publizierten Ergebnissen berechnet werden konnten. Ausgeschlossen wurden Studien (oder Einzelergebnisse) mit Stichprobenumfängen kleiner als fünf. Ergebnisse aus Untersuchungen an positiven Referenzprobanden bei einer Probengewinnung vor dem 10. Tag nach der Infektion oder (im Fall einer multiplen Studie des Typs IIIb) innerhalb von 9 Tagen nach einem bereits verwendeten Untersuchungstermin wurden ebenso ausgeschlossen. Die Publikationssprache war kein Ausschlusskriterium, abgesehen von chinesischer Originalliteratur. Eine Liste der ausgeschlossenen Publikationen ist vom Autor erhältlich.

Datenerfassung

Ein Datensatz mit der Anzahl von r nach den Einschlusskriterien qualifizierten Schätzungen einer Sensitivität wurde erstellt. Hierbei wurden gegebenenfalls auch die in einer Publikation beschriebenen unterscheidbaren technischen Varianten des ELISAs (multiple Studie Typ I) separat berücksichtigt. Für jeden Diagnosetest oder jede Variante des ELISAs in einer Publikation wurden gegebenenfalls verschiedene Grenzwerte (multiple Studie Typ II), verschiedene positive Referenzpopulationen (multiple Studie Typ IIIa) oder Untersuchungstermine (multiple Studie Typ IIIb) aufgenommen. Basisgrößen waren die Anzahl der richtig positiven Befunde (a_i) und der Stichprobenumfang der entsprechenden Stichprobe (m_{1i}), wobei der Index $i = 1, \dots, r$ die einzelne Parameterschätzung bezeichnet. Zu jedem Wert einer Sensitivität $\widehat{Se}_i = a_i/m_{1i}$ wurde als "Gegenparameter" der (an den Stichprobenumfängen m_2) gewichtete Mittelwert aller verfügbaren Sensitivitäts-Schätzungen für den jeweiligen Diagnosetest (oder Testvariante) in der betreffenden Publikation herangezogen.

Ein zweiter Datensatz mit der Anzahl von s verfügbaren Spezifitäts-Schätzungen wurde erstellt. Hierbei waren die Anzahl richtig negativer Befunde (d_i) und die zugehörige Stichprobengröße (m_{2i}) die Zielgrößen, $i = 1, \dots, s$. Die mit jedem Wert $\widehat{Sp}_i = d_i/m_{2i}$ assoziierte Sensitivität ("Gegenparameter") wurde auch hier als gewichteter Mittelwert berechnet, wobei der erste Untersuchungstermin nach dem 35. Tag nach der Infektion im Fall einer multiplen Studie des Typs IIIb verwendet wurde.

Als potenzielle Einflussfaktoren allgemeiner Art wurden das Publikationsjahr (YEAR; 0=1990, 1991, 1=1992+) und die Tierart (SPECIES; 0= Mensch, 1=Schwein) erfasst. Als technische Faktoren wurden die Qualität des Testantigens (AGPREP; 0=Rohantigen oder Larven-Extraktantigen, 1=exkretorisch/sekretorisches [E/S] oder gereinigtes Antigen), die Spezifität des verwendeten anti-IgG Konjugats (CONJUG; 0=anti-whole-Ig, 1=anti-IgM, IgG oder IgE Fraktion), die Serumtitrationsmethode (TITER; 0=Einpunktmessung, 1=Titration) und die Auswahl der oberen Grenze eines Vertrauensbereichs für Negativkontrollen als Grenzwert zu Gunsten der Spezifität (SPW; 0=nein, 1=ja) berücksichtigt. Aspekte des Studiendesigns umfassten den Status der negativen Referenzpopulation (STATN; 0=gesunde Probanden, Probanden mit anderen Erkrankungen, 1=andere Auswahlkriterien), den Status der positiven Referenzpopulation (STATP; 0=experimentelle Infektion beim Schwein oder klinisch fortgeschrittene Erkrankung, 1=andere Auswahlkriterien), den Untersuchungszeitpunkt (DPI, Tage nach Infektion; 0=10-25, 1=26+, 2=keine Information), die Stichprobenumfänge (NNEG und NPOS; 0=5-15, 1=16-50, 2=51+) und die Wiederverwendung der Referenzpopulationen für die Grenzwertoptimierung und Evaluierung als Hinweis auf einen Resubstitutionsbias (RESUBST; 0=nein, 1=ja).

Untersuchung von Einflussfaktoren für Sensitivität und Spezifität

Zur Untersuchung der Sensitivität und Spezifität wurden zwei gemischte logistische Regressionsmodelle verwendet. Als feste Effekte (*Fixed effects terms*) wurde der X-Achsenabschnitt (α_F), der logit-transformierte Gegenparameter (x_i) und der Vektor von unabhängigen Variablen ($\mathbf{z}_i$) berücksichtigt. Als Zufallseffekt (*Random-effects term*) wurde der X-Achsenabschnitt α_R eingeführt, wobei eine mögliche Korrelation der Einzelbeobachtungen auf Ebene der Publikation unterstellt wurde. Die Modelle haben die allgemeine Form

$$\text{logit}\,(\hat{\theta}_i) = \alpha_F + \alpha_R + \beta x_i + \gamma' \mathbf{z}_i.$$

Bei der Analyse der Sensitivität ist $\hat{\theta}_i = a_i/m_{1i}$ und x_i bezeichnet die logit-transformierte (mit $\frac{1}{2}$-Korrektur), gewichtete Spezifität als Gegenparameter. Der Vektor $\mathbf{z}_i$ beinhaltet die Variablen YEAR, SPECIES, AGPREP, CONJUG, TITER, STATP, DPI, NPOS und RESUBST, wobei Variablen mit mehr als zwei Ausprägungsstufen mit einer Dummy-Kodierung verwendet wurden. Der Gegenparameter modelliert den möglichen Effekt eines Grenzwerts. Die Koeffizienten des Modells wurden mittels EGRET (LBDD-6-Modul, logistic-binomial model for distinguishable data with 6 support points; SERC, 1988 [223]) geschätzt. Hierbei wurde eine schrittweise Elimination von nichtsignifikanten Faktoren (beginnend mit dem größten p-Wert der Likelihood-Ratio-Statistik (LRS, bezogen auf die χ^2-Verteilung mit einer Anzahl von Freiheitsgraden (df) gleich der Anzahl von geschätzten Koeffizienten minus eins). Diese Prozedur wurde wiederholt bis die LRS signifikant ($p < .05$) war. Die Güte des endgültigen Modells wurde durch die LRS (aktuelles Model versus Model mit X-Achsenabschnitt und Gegenparameter) angegeben. EGRET vergleicht das Verhältnis von Koeffizient und zugehörigem Standardfehler mit der zweiseitigen (bei Zufallseffekten einseitigen) Standardnormalverteilung

(Wald-Test). Die Analyse der Einflussfaktoren für die Spezifität wurde analog hierzu durchgeführt unter Verwendung der unabhängigen Variablen YEAR, SPECIES, CONJUG, TITER, SPW, STATN, NNEG und RESUBST.

Weitere Analysen

Die beobachteten Effektgrößen wurden in einem ROC-Quadrat dargestellt (Abb. 4.8, S. 94), wobei alle möglichen Kombinationen einer Se- und Sp-Schätzung im Fall von multiplen Studien (Typ II und III) verwendet wurden. Eine sROC-Funktion (Moses et al., 1993 [180]) wurde angepasst, wie an anderer Stelle beschrieben (Abschnitt 4.4.3). Ein χ^2-Test auf Homogenität (Signifikanzniveau $\alpha = 0.1$; Freiheitsgrade=Anzahl von Schätzungen minus 1) für die Sensitivität und Spezifität wurde unter Verwendung von a_i und d_i als beobachtete Häufigkeiten und $m_{1i}\widehat{Se}_p$, bzw. $m_{2i}\widehat{Sp}_p$ als erwartete Häufigkeiten durchgeführt. Hierbei bezeichnen $\widehat{Se}_p = \sum_{i=1}^r a_i / \sum_{i=1}^r m_{1i}$ und $\widehat{Sp}_p = \sum_{i=1}^s d_i / \sum_{i=1}^s m_{2i}$ die gepoolte Sensitivitäts-, bzw. Spezifitäts-Schätzung.

Das Gütemaß $\widehat{D}_i = \log[(a_i + .5)(d_i + .5)/(b_i + .5)(c_i + .5)] \approx \log(\widehat{OR}_i)$ sowie $\widehat{\mathrm{Var}}(\widehat{D}_i) = 1/(a_i + .5) + 1/(b_i + .5) + 1/(c_i + .5) + 1/(d_i + .5)$ (Agresti, 1996 [3]) wurde für jede primäre Einzelstudie des einfachen Typs, bzw. für alle Kombinationsmöglichkeiten der zwei Güteparameter für Primärstudien des multiplen Typs II und III berechnet und gegeneinander aufgetragen ("Funnel-Plot", Abb. B.12).

Ergebnisse

Charakterisierung der Primärstudien

Zwölf Publikationen (7 humanmedizinische und 5 veterinärmedizinische Arbeiten) wurden in die MADT eingeschlossen (Arriaga et al., 1995 [7]; Bruschi et al., 1990 [28]; Chan und Ko, 1990 [35]; Dzebenski et al., 1994 [60]; Gamble, 1995 [73]; Lind et al., 1991 [151]; Mahannop et al., 1992 [159]; Mahannop et al., 1995 [160]; Morakote et al., 1991 [178]; Morakote et al., 1992 [179]; Nöckler et al., 1995 [190]; Serrano et al., 1992 [224]). Bei drei Publikationen handelte es sich um einen einfachen Studientyp, 9 Publikationen folgten verschiedenen multiplen Studientypen (Tab. B.2). Die Nullhypothese der Homogenität wurde für die Se-Schätzungen (χ^2=132.53; df=55, $p <$ .001), nicht aber für die Sp-Schätzungen abgelehnt (χ^2=3.87; df=33, p = 1.0). Die Verteilung der unabhängigen Variablen wurde an anderer Stelle beschrieben (Greiner et al., 1997 [94]).

Einflussfaktoren für Sensitivität und Spezifität

Vor allem die Schätzungen für die Sensitivität zeigten eine starke Variabilität, die nicht allein durch den Effekt eines Grenzwerts erklärt werden kann, wie

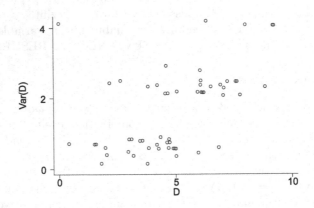

Abb. B.12. Grafische Darstellung der Varianz $\widehat{\mathrm{Var}}\,(\widehat{D}_i)$ und des Güteparameters $\widehat{D}_i \approx \log(OR_i)$ für 72 Kombinationen einer Se- und Sp-Schätzung ("Funnel-Plot") aus einer quantitativen Literaturstudie über die serologische Diagnostik der Trichinellose (Beispiel 4.5).

aus der grafischen sROC-Analyse hervorgeht (Abb. 4.8, S. 94). Angesichts der Hinweise auf Heterogenität (bei den Se-Schätzungen) wurde nach Zusammenhängen zwischen den Güteparametern und den unabhängigen Variablen gesucht. Hierbei fiel ein deutlicher Zusammenhang zwischen der Antigenpräparation (AGPREP) und der Spezifität auf. Von den 7 Sp-Schätzungen unter den Bedingungen eines verfeinerten Testantigens (AGPREP=1) waren alle Ergebnisse gleich 100%, während dies nur bei 8 von 27 Schätzungen mit einem einfachen Antigen (AGPREP=0) zutrifft. Daher wurden alle Primärschätzungen von der multivariablen Analyse ausgeschlossen, die mit dem verfeinerten Antigen erhoben wurden.

In dem gemischten logistisch-binomialen Regressionsmodell für die Sensitivität wurden fünf Einflussfaktoren ermittelt, die im Vergleich zum Grundmodell eine signifikante Anpassung ermöglichten ($\mathrm{LRS}(df = 6) = 321.6, p < .001$). Nach der Wald-Teststatistik erscheint die Sensitivität besser in Schweinen als in Menschen (SPECIES, $p = .005$), besser in anderen als experimentellen oder klinisch fortgeschrittenen Infektionen (STATP, $p = .005$), besser bei einer Untersuchung im Abstand von mindestens 26 Tagen nach der Infektion (DPI=1, $p < .001$) und schlechter für Stichproben von 16 bis 50 Probanden als für kleinere Stichproben (NPOS=1, $p = .006$). Der Gegenparameter (logit Sp) hatte einen signifikanten ($p < .001$) negativen Effekt (Tab. B.3).

Für die Spezifität wurden in dem entsprechenden gemischten logistisch-binomialen Modell folgende Einflussfaktoren ermittelt (endgültiges Model: $\mathrm{LRS}(df = 4) = 31.4, p < .001$). Nach den Ergebnissen des Wald-Tests erschien die Spezifität besser in Studien, die nach 1991 publiziert wurden (YEAR, $p <$

Tabelle B.2. Typen von Primärstudien zur Evaluierung von *Trichinella* Antikörper-ELISAs (publiziert zwischen 1990 und 1995) und Anzahl von Sensitivitäts- und Spezifitäts-Schätzungen[a]

PUBNR[b]	Studientyp	m	c	p	n	t	Sensitivität	Spezifität
1	I/IIIa	3	1	1	4	1	3	12
2	IIIa	1	1	1	2	1	1	2
3	IIIa	1	1	1	2	1	1	2
4	I/IIIb	3	1	1	1	7	21	3
5	I/IIIa/IIIb	2	1	1	2	2	4	4
6	einfach	1	1	1	1	1	1	1
7	I	3	1	1	1	1	3	3
8	IIIa	1	1	1	2	1	1	2
9	einfach	1	1	1	1	1	1	1
10	II/IIIb	1	2	1	1	5	10	2
11	IIIb	1	1	1	1	9	9	1
12	einfach	1	1	1	1	1	1	1
Summe							34	56

[a]Publikationen mit nur einem Wertepaar (Se, Sp) gelten als einfacher Studientyp und Publikationen, bei denen ein oder mehrere Werte m, c, n, p oder t größer eins sind, gelten als multiple Studientypen. Hierbei ist m die Anzahl der Diagnosetests ($m > 1$ für Typ I), c die Anzahl der Grenzwerte ($c > 1$ für Typ II), p und n die Anzahlen der positiven und negativen Referenzpopulationen ($n+p > 2$ für Typ IIIa) und t die Anzahl von Untersuchungsterminen einer positiven Referenzpopulation ($t > 1$ für Typ IIIb).

[b]PUBNR=Publikationsnummer.

.001), besser bei Menschen als beim Schwein (SPECIES, $p = .010$), schlechter bei Titrationsverfahren als bei Einpunkt-Messung (TITER, $p < .001$) und besser in gesunden Probanden oder Kontrollen mit anderen Erkrankungen (STATN, $p = .001$). Der Gegenparameter (logit Se) hatte einen signifikanten ($p < .001$) negativen Effekt (Tab. B.3).

Diskussion

Parameter-Heterogenität und Schätzung von Einflussfaktoren

Das Ziel der Untersuchung war die Identifikation von Einflussfaktoren für die Se und Sp von Trichinellose Antikörper-ELISAs an Hand einer quantitativen Literaturstudie. Die Schätzung der "globalen Testgüte" war angesichts der verschiedenen Testsysteme (Mensch/Schwein, verschiedene Modifikationen des ELISAs) weder möglich noch angestrebt. Durch die Variabilität der Randbedingungen war die Annahme einer Parameter-Heterogenität begründet.

Tabelle B.3. Koeffizienten (Wald-Test p-Werte) der gemischten logistisch-binomialen Regressionsmodelle[a] zur Analyse von Einflussfaktoren für die Sensitivität und Spezifität von *Trichinella* Antikörper-ELISAs (Meta-Analyse von 12 Studien aus den Jahren 1990 bis 1995; Greiner et al., 2002 [108])

Variable[b]	Sensitivität (Se)		Spezifität (Sp)	
YEAR	n.i.[c]		1.17	($<$ .001)
SPECIES	4.25	(.005)	-1.67	(.010)
CONJUG	n.i.		n.i.	
TITER	n.i.		-1.70	($<$ .001)
SPW	n.a.		n.i.	
STATN	n.a.		-2.43	(.001)
STATP	4.25	(.005)	n.a.	
DPI	20.38	(.995)	n.a.	
	3.65	($<$ .001)	n.a.	
NPOS	0.23	(.455)	n.a.	
	0.96	(.006)	n.a.	
RESUBST	n.i.		n.i.	
x	-0.27	($<$ .001)	-0.57	($<$ .001)

[a]Gemischte logistisch-binomiale Modelle (Sp: $n = 27$; Se: $n = 56$) angepasst durch schrittweise Elimination von Variablen. Die Grundmodelle enthalten den X-Achsenabschnitt, den Gegenparameter x (logit $\widehat{Sp}$ für das Se-Modell, logit $\widehat{Se}$ für das Sp-Modell) sowie einen Zufallseffekt-Term (α_R). Für das Se-Modell ist $\hat{\alpha}_R = 0.95$ und für das Sp-Modell ist $\hat{\alpha}_R = 0.23 \times 10^{-14}$.

[b]Publikationsjahr (YEAR; 0=1990, 1991, 1=1992+), (SPECIES; 0=human, 1=swine), Testantigen (AGPREP; 0=Rohantigen oder Larven-Extraktantigen, 1=exkretorisch/sekretorisches [E/S] oder gereinigtes Antigen), anti-IgG Konjugat (CONJUG; 0=anti-whole-Ig, 1=anti-IgM, IgG oder IgE Fraktion), Serumtitration (TITER; 0=Einpunktmessung, 1=Titration), Grenzwert zu Gunsten der Spezifität (SPW;, 0=nein, 1=ja), Status der negativen Referenzpopulation (STATN; 0=gesunde Probanden, Probanden mit anderen Erkrankungen, 1=andere Auswahlkriterien), Status der positiven Referenzpopulation (STATP; 0=experimentelle Infektion beim Schwein oder klinisch fortgeschrittene Erkrankung, 1=andere Auswahlkriterien), Untersuchungszeitpunkt in Tagen nach Infektion (DPI; 0=10-25, 1=26+, 2=keine Information), Stichprobenumfänge (NNEG und NPOS; 0=5-15, 1=16-50, 2=51+), Hinweis auf Resubstitutionsbias (RESUBST; 0=nein, 1=ja). Die Vergleichskategorie bei allen Variablen ist "0". Koeffizienten für Variablen mit mehr als zwei Kategorien sind in absteigender Reihenfolge gezeigt.

[c] n.i.=Variable nicht im endgültigen Modell, n.a.=Variable für dieses Modell nicht angemessen.

Letztere konnte für den Parameter Se, nicht aber für den Parameter Sp mit einem Homogenitätstest nachgewiesen werden. Da die Macht solcher Tests gering ist, wurden zwei gemischte (*Fixed und random effects*) logistische Regressionsmodelle zur Untersuchung der Einflussfaktoren verwendet.

Problem der multiplen Parameter-Schätzungen

In Publikationen des multiplen Studientyps (vor allem IIIa und IIIb) ist keine eindeutige Zuordnung jeweils zweier Schätzungen $\widehat{Se}$ und $\widehat{Sp}$ gegeben. Eine numerische Zusammenfassung (Pooling) von Einzelergebnissen würde eine solche Paarbildung zwar ermöglichen, ist aber mit einem Informationsverlust verbunden, der angesichts des Untersuchungsziels nicht hingenommen werden kann. Dem Paradigma der $\widehat{Se}, \widehat{Sp}$-Paarbildung folgend wurden für solche multiplen Studien alle möglichen Kombinationen der vorhandenen Güteparameter verwendet, um die Datengrundlage für eine sROC-Analyse zu schaffen (Abb. 4.8, S. 94). An anderer Stelle wurde auf die Probleme hingewiesen, die sich aus statistischer Sicht hieraus ergeben (Abschnitt 4.4.4, S.89). Hier sei angemerkt, dass die Konstruktion eines gemeinsamen Güteindex für Se und Sp für die vorliegende Fragestellung nicht relevant ist. Die vorgeschlagenen Modelle ermöglichen eine getrennte Analyse von Einflussfaktoren für Se und Sp. Durch Verwendung des Gegenparameters als erklärende Variable wird für den möglichen Effekt des Grenzwerts adjustiert. Die fehlende Unabhängigkeit zwischen den Einzelergebnissen einer multiplen Studie wurde durch einen Zufallseffekt-Term modelliert. Hierdurch können populations-spezifische Effekte in der Anwesenheit einer Überdispersion geschätzt werden.

Inhaltliche Interpretation

Die Diagnostik der Trichinellose mittels Antikörper-ELISA beim Menschen war durch eine schlechtere Se und bessere Sp als bei Schweinen charakterisiert. Dies könnte als Indiz für eine unterschiedliche Anwendungssituation gedeutet werden, da der ELISA beim Menschen im Rahmen der Diagnostik zur Bestätigung eingesetzt wird, während beim Schwein eher die Anwendung als Screening-Test in Betracht kommt. Dieser Effekt kann wegen der Adjustierung für den Gegenparameter nicht dem Grenzwert zugeschrieben werden. Die Auswahl der Referenzpopulationen für die Evaluierung von Diagnosetests ist ein kritischer Faktor (Knottnerus und Leffers, 1992 [141]; Miettinen und Caro, 1994 [175]; Abschnitte 3.3.4 und 3.4). Die Ergebnisse des Regressionsmodell für die Sp erlauben den Schluss, dass experimentelle Infektionen (beim Schwein) und klinisch fortgeschrittene Fälle (beim Mensch) mit einer schlechteren Se verbunden sind als andere Referenzpopulationen. Das Gegenteil wurde häufig in der serologischen Diagnostik beobachtet (Gerhardt und Keller, 1986 [79]). Nach dem 25. Tag der Infektion wurde eine bessere Se festgestellt. Dieser Befund ist plausibel wegen des Anstiegs der Konzentration spezifischer

Antikörper im Verlauf der Infektion. Bei einer mittleren Stichprobengröße wurde eine deutlich schlechtere *Se* gefunden als bei Studien mit kleinen Stichprobenumfängen. Dieser Effekt könnte auf eine Tendenz zu einem Auswahlbias bei kleinen Stichproben hindeuten oder andererseits das Ergebnis eines unkontrollierten Confoundings darstellen. Ein bestimmender Faktor für eine perfekte Spezifität war die Verwendung eines verfeinerten Antigens (AGPREP, Ergebnis einer explorativen Datenanalyse). Einzelschätzungen mit diesem Merkmal wurden daher von der multivariablen Analyse ausgeschlossen. In den Untersuchungen, bei denen kein verfeinertes Antigen eingesetzt wurde, konnte 1991 und später eine gegenüber den Vorjahren verbesserte *Sp* festgestellt werden. Hierfür könnten unbeobachtete Veränderungen der Methode oder andere Trend-Effekte verantwortlich gemacht werden. Bei der Titration von Seren wurde eine schlechtere *Sp* als bei der Einpunkt-Messung gefunden. Die Einpunkt-Messung wurde für seroepidemiologische Untersuchungen in der Veterinärmedizin empfohlen (Wright et al., 1993 [258]). Die *Sp* erschien besser in gesunden Probanden oder in Probanden mit anderen Krankheiten als bei anderen Auswahlpopulationen. Dies kann als Hinweis auf eine Überschätzung dieses Parameters bei der Verwendung nicht-adäquater Referenzpopulationen gedeutet werden. Die negativen Koeffizienten der Gegenparameter in beiden Modellen unterstreichen die Notwendigkeit für die Adjustierung für den Grenzwert.

Interne und externe Validität der Ergebnisse

Die vorliegende Meta-Analyse war durch eine geringe Anzahl qualifizierter Publikationen begrenzt. Petitti (1994 [199], S. 126) weist darauf hin, dass eine kleine Anzahl von Primärstudien in einer Meta-Analyse die Anwendung von Regressionsmethoden nicht ausschließt, wohl aber die Anzahl der erklärenden Variablen begrenzt. Einige vermutete Einflussvariablen (z.B. CONJUG) konnten möglicherweise durch die geringe Anzahl der Studien nicht verifiziert werden. Wichtige Design-Faktoren konnten wegen ihrer Verteilung nicht bei der Analyse berücksichtigt werden. Beispielsweise führt eine fehlende Blindtestung zu einem Subjektivitätsbias (Mulrow et al., 1989 [183]; Abschnitt 3.4). Nur in einer Publikation (Human-Studie) wurde angegeben, dass mit kodierten Proben gearbeitet wurde. Bekannt ist außerdem, dass die diagnostischen Parameter durch die Verwendung eines Intermediärbereichs ("Grauzone", Abschnitt 5.3.4) verbessert werden. In zwei Studien (eine Human- und eine Veterinär-Studie) wurden Intermediärbereiche verwendet. Der Funnel-Plot (Abb. B.12) zeigt keine deutliche symmetrische, trichterförmige Gestalt. Obwohl ein solches Bild als Indiz für einen Publikationsbias gedeutet werden könnte, wird dieser Interpretation hier nicht gefolgt. Zum einen liegt der Grafik ein augmentierter Datensatz zu Grunde, der aus oben genannten Gründen keine statistische Auswertung erfahren sollte. Zum anderen wird aus der sROC-Grafik (Abb. 4.8, S. 94) deutlich, dass in vielen Publikationen außerordentlich

schlechte Güteparameter (insbesondere Se) angegeben wurden, was eher gegen
einen Publikationsbias spricht.

Schlussfolgerung

Die vorgeschlagenen gemischten logistischen Regressionsmodelle erwiesen sich
als geeignet, Einflussfaktoren für Sensitivität und Spezifität eines Diagnosetests basierend auf einer quantitativen Literaturstudie zu untersuchen.
Am Beispiel der serologischen Diagnostik der Trichinellose bei Mensch und
Schwein konnten einige substanzielle Befunde erhoben werden. Die Struktur
der Modelle ermöglicht die Verwendung von Publikationen, die mehr als ein
Parameter-Paar zur Analyse beitragen.

B.5 Stochastische Simulationsstudie zur Kostenabschätzung der alternativen Trichinenuntersuchung

In Deutschland werden gegenwärtig etwa 100 Mio. DM pro Jahr für die
Untersuchung von Schlachtschweinen auf Trichinen (Trichinenschau) ausge-
geben, wobei in den Jahren 1990 bis 1995 maximal 3 Fälle auf jeweils etwa
40 Mio. Schlachtungen/Jahr registriert wurden (Quelle: Statistisches Bun-
desamt)[6]. Basierend auf diesen Angaben ist die Prävalenz der Trichinellose
beim Schlachtschwein in Deutschland kleiner als 1/10 000 000. Die Abschaf-
fung der generellen Trichinenschau wäre aus wirtschaftlichen Erwägungen
wünschenswert; ein Katalog von Bedingungen und Maßnahmen wurde in
diesem Zusammenhang vorgeschlagen (Borowka und Ring, 1993 [26]; Ring,
1995 [210]). Nach einem Vorschlag der Arbeitsgruppe "Trichinella free areas"
unter Berufung auf § 6.2 der Richtlinie 64/433/EWG können Schlachtschweine
von der Trichinenschau befreit werden, sofern diese von "trichinenfreien
Betrieben" in einem nicht-endemischen Gebiet stammen[7]. Der Status der En-
demizität wird aufgrund epidemiologischer Untersuchungen ermittelt. Neben
der Registrierung und Identifizierung des Bestands erfordert die Zertifikation
eines trichinenfreien Betriebs strikte Hygienemaßnahmen. Im Rahmen einer
modifizierten Trichinellose-Untersuchung (MTU) ist vorgesehen, weiterhin
sämtliche Mastschweine aus nicht-zertifizierten Mastbetrieben der Trichinenschau zuzuführen. In zertifizierten Mastbetrieben müssen Ferkel, die von einem nicht-zertifizierten Ferkelerzeugungsbetrieb zugekauft worden sind, nach

---

[6] Anhang B.5 ist eine Reproduktion der Arbeit von Greiner und Baumann (1998
[87]). Siehe auch Greiner et al. (1998 [88]).

[7] Ring, C., Martinez-Fernandez, Pozio, E., van Knapen, F., Winter, H., Henriksen,
S. A., Weiß, H. (1996): Report on "Trichinella free areas" (non-endemic
areas). Bericht der Arbeitsgruppe "Trichinella free areas" im Auftrag des
wissenschaftlichen Veterinärkomitees der EG.

einer dreiwöchigen Quarantäne einer serologischen Testung auf *Trichinella*-Antikörper unterzogen werden (Abb. B.13). Die Konsequenzen eines positiven Testergebnisses bei einem Mastferkel sind nicht im Detail ausgeführt. In den folgenden Betrachtungen wird davon ausgegangen, dass Seroreagenten von der weiteren Mast ausgeschlossen werden und hierüber hinaus keine weiteren Konsequenzen für den Mastbetrieb entstehen. Es ist bekannt, dass bei serologischen Tests zum Nachweis von *Trichinella*-Antikörpern auch mit falsch positiven Klassifikationen gerechnet werden muss, weil das Vorliegen einer heterologen Helminthose die Spezifität des Tests beeinträchtigen könnte (Serrano et al., 1992 [224]; Jakob et al., 1994 [132]; Nöckler et al., 1995 [190]). Bei einer sehr geringen Prävalenz der Trichinellose beim Schlachtschwein sind positive Testresultate mit einer hohen Wahrscheinlichkeit als falsch positiv einzuschätzen, da der prädiktive Wert eines positiven Testergebnisses extrem klein wird (Greiner et al., 1997 [94]). Falsch positive Resultate verursachen Kosten durch die Reglementierung der betroffenen Tiere und durch Haltungskosten während der Quarantäne vor der Testung. Darüber hinaus entstehen für alle zu testenden Tiere Kosten für Probenentnahme und Testdurchführung. Aus dem Gebiet der Entscheidungsanalyse (*"Decision analysis"*; Petitti, 1994 [199]) stehen Methoden zur Verfügung, die für die Bearbeitung des vorliegenden Problems geeignet sind. Smith (1993 [230]) beschreibt die Einbeziehung von diagnostischen Tests in Entscheidungsanalysen. Auf die Möglichkeit der stochastischen Simulation im Zusammenhang mit der Tierseuchenbekämpfung wurde von Ryan (1995 [214]) hingewiesen.

Zielsetzung

Die Kosten für eine modifizierte Trichinellose-Untersuchung (MTU) beim Schlachtschwein sollen abgeschätzt und mit den Kosten für die bisherige Trichinenschau verglichen werden. Hierzu soll das Zusammenwirken von möglichen Einflussfaktoren durch ein stochastisches Modell beschrieben werden, deren Zielgröße die erwartete Differenz der jährlichen Gesamtkosten (in DM) unter der modifizierten und konventionellen Kontrollmethode ist.

Methodik

Modellspezifikation

Die Zielgröße der Untersuchung ist die Kostendifferenz zwischen der MTU und der konventionellen Trichinellose-Untersuchung (DIF; Tab. B.4). Das Fließdiagramm für die MTU (Abb. B.13) zeigt die Verknüpfung der entstehenden Kosten für den serologischen Test (STK), für die Trichinenschau (TSK) und für falsch positive Testresultate (FPK) mit entsprechenden Eintrittswahrscheinlichkeiten, die durch den Anteil der Schlachtschweine aus zertifizierten Mastbetrieben (AnM), den Anteil der verfügbaren zertifizierten Mastferkel (AnF), der Prävalenz von potenziell kreuz-reagierenden Helminthosen außer

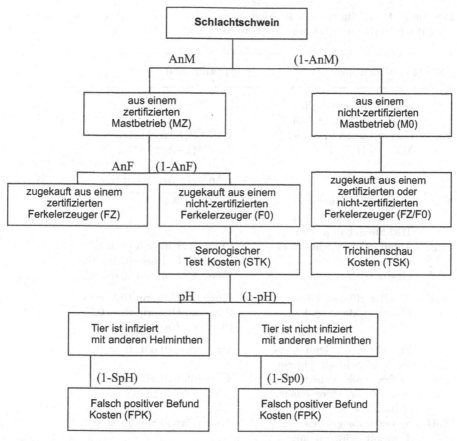

Abb. B.13. Fließdiagramm der modifizierten Trichinellose-Untersuchung (MTU) basierend auf einem Vorschlag der Arbeitsgruppe "Trichinella free areas" (Abkürzungen in Tab. B.4).

Trichinellose (pH) und der Spezität des serologischen Tests mit (SpH) und ohne (Sp0) kreuzreagierende Helminthose gegeben sind. Da die genannten Variablen empirisch nicht bekannt sind, wurden sie nach Konsultation mit Experten (Dr. Voigt, Dr. Nöckler, Referenzlaboratorium Trichinellose, BgVV, Berlin; Dr. Teuffert, Institut für Epidemiologie der Bundesforschungsanstalt für Viruskrankheiten der Tiere, Wusterhausen) durch uniforme (im Fall von Minimum/Maximum-Schätzungen) oder triangulare (im Fall von Minimum/wahrscheinlichster Wert/ Maximum-Schätzungen) Verteilungen dargestellt (Tab. B.4). Der Umfang der Zertifikation von Betrieben über die Zeit wurde als nicht konstant angenommen. Drei hypothetische Phasen der Implementierung der MTU wurden betrachtet. Phase A ist durch einen relativ geringen Anteil von zertifizierten Mästern (AnM) und einen höheren

Tabelle B.4. Spezifikationen des Modells zur Abschätzung der Kostenentwicklung unter der modifizierten Trichinellose-Untersuchung (MTU)[a]

Variable / Bedeutung		Spezifikation
DIF	Kostendifferenz bedingt durch die MTU in DM	$Kn-Ka$
Kn	Gesamtkosten unter der MTU in DM	4×10^7 [(1−AnM)TSK +AnM(1−AnF)STK +AnM(1−AnF)pH(1−SpH)FPK +AnM(1−AnF)(1−pH)(1−Sp0)FPK]
Ka	Gesamtkosten unter der bisherigen allgemeinen Trichinenschau in DM	4×10^7 TSK
AnM	Anteil der Schlachtschweine aus zertifizierten Mastbetrieben	Phase A: Uniform (0, 0.1)[b] Phase B: Uniform (0.1; 0.66) Phase C: Uniform (0.66; 0.95)
AnF	Anteil verfügbarer zertifizierter Mastferkel	Phase A: Uniform (0.5, 0.8) Phase B: Uniform (0.6, 0.9) Phase C: Uniform (0.8, 1)
pH	Prävalenz von Helminthosen beim Schlachtschwein	Triangular (0.001, 0.02, 0.1)
Sp0	Sp des serologischen Tests für Schweine ohne Helminthosen	Triangular (0.97, 0.995, 1)
SpH	Sp des serologischen Tests für Schweine mit Helminthosen	Triangular (0.8, 0.95, 0.98)
STK	Serologischer Test: DM Kosten/Tier	Uniform (3, 10)
TSK	Trichinenschau: DM Kosten/Tier	Triangular (0.2, 2, 4.5)
FPK	Falsch positiv Diagnose: DM Kosten/Tier	Uniform (50, 150)

[a]Die Zielgröße DIF bezieht sich auf Kosten/Jahr und basiert auf der Annahme von 40 Millionen Schlachtungen/Jahr.

[b]Korrelation zwischen AnM und AnF (Produkt-Moment-Korrelationskoeffizient jeweils 0.9).

Anteil von zertifizierten Ferkelerzeugern (AnF) gekennzeichnet (Tab. B.4). In Phase B und C nimmt AnM jeweils stärker zu als AnF. In allen Phasen ist AnM<AnF. Diese Annahmen sind zugunsten der MTU und spiegeln

Tabelle B.5. Geschätzte Kostenendifferenz (DIF, in Mio DM) in drei hypothetischen Phasen der Implementierung der modifizierten Trichinellose-Untersuchung. Ergebnisse des Simulationsmodells.

Phase	Minimum	Maximum	Mittelwert
A	−12.29	10.83	0.39
B	−93.84	52.83	−7.61
C	−163.39	52.06	−47.40

ansatzweise ein kostenorientiertes Verhalten der Schweinemäster wider. Die Beschreibung und Spezifikation der weiteren Variablen ist Tabelle B.4 zu entnehmen.

Simulation und Sensitivitätsanalyse

Die abhängige Zielgröße DIF gibt den finanziellen Nutzen der modifizierten Untersuchung wieder und folgt einer a priori unbekannten Verteilungsfunktion, weil in ihre Berechnung die stochastische Variabilität von acht Einflussgrößen eingeht. Ein positiver Wert für DIF bedeutet, dass die gesamtwirtschaftlichen Kosten bei der Schlachtung von 40 Mio. Schweinen unter der MTU gegenüber der konventionellen Trichinenschau steigen; ein negativer Wert zeigt eine Kosteneinsparung an. Durch eine Monte-Carlo-Simulation (10 000 Iterationen, Latin-Hypercube sampling; @RISK Version 5.0, Palisade Com.) wurden für die Einflussgrößen Zufallszahlen aus definierten Verteilungen (Tab. B.4) gezogen und die resultierende Verteilung von DIF ermittelt. Der Einfluss der stochastischen Variablen auf die Zielgröße wurde an Hand einer linearen Regression mit standardisierten Einflussvariablen geprüft (Sensitivitätsanalyse).

Ergebnisse

Das Simulationsmodell ergab für die hypothetischen Phasen A bis C der MTU-Implementierung   unterschiedliche   Verteilungen   der   Zielgröße   DIF (Abb. B.14). Die überwiegende Masse der Verteilung von DIF lag für Phase A im positiven und für Phase B und C im negativen Bereich. Die Minima, Maxima und Mittelwerte sind in Tab. B.5 angegeben. Eine günstige (DIF<0) Kostenentwicklung ergab sich in 3577, 5848 und 9185 von jeweils 10 000 simulierten Szenarien der Phasen A bis C. Das Verhältnis der Wahrscheinlichkeiten einer günstigen gegenüber einer ungünstigen Kostenentwicklung durch die MTU ist demnach etwa 1/1.79, 1/0.71 und 1/0.09 in den Phasen A bis C. In der Sensitivitätsanalyse waren die Kosten für die Trichinenschau (TSK)

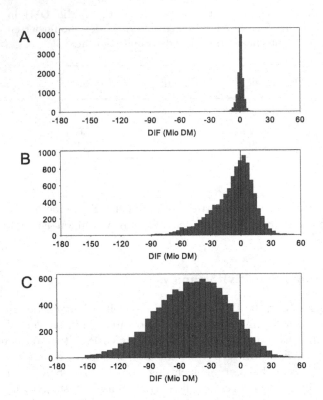

Abb. B.14. Simulation der Kostendifferenz (DIF) unter der modifizierten Trichinellose-Untersuchung in drei hypothetischen Phasen (A, B, C) der Implementierung (stochastisches Simulationsmodells mit 8 Einflussgrößen; 10 000 Iterationen).

und der Anteil der verfügbaren Mastferkel (AnF) in allen Phasen A bis C positiv mit einer Kosteneinsparung korreliert (Abb. B.15). Die Kosten des serologischen Tests (STK) dagegen waren durchgehend mit einer ungünstigen Kostenentwicklung verbunden. Ein hoher Anteil an zertifizierten Mästern (AnM) war in Phase A positiv und in Phase B und C negativ mit einer Kostensteigerung unter der MTU korreliert. Alle drei Phasen ergaben übereinstimmend eine negative Korrelation der Spezifität der serologischen Methode (Sp0, SpH) und eine positive Korrelation der Kosten durch falsch positive Resultate (FPK) und der Prävalenz der kreuzreagierenden Helminthose (pH) mit einer ungünstigen Kostenentwicklung unter der MTU.

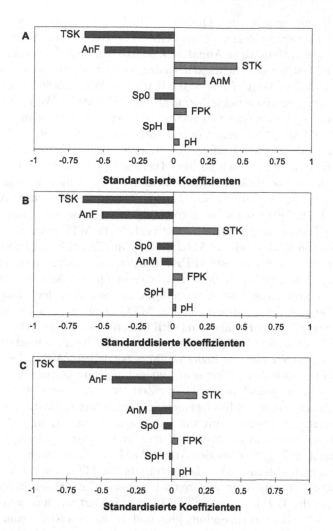

Abb. B.15. Sensitivitätsanalyse der Kostenfaktoren der modifizierten Trichinellose-Untersuchung für drei hypothetischen Phasen der Implementierung (A, B, C). Die Koeffizienten der Variablen (Abkürzungen in Tab. B.4) geben den Grad und die Richtung des Einflusses dieser Faktoren auf die zu erwartende Kostenentwicklung wieder (Sortierung in absteigender Folge nach dem Grad des Einflusses).

Diskussion

Die Anwendung von serologischen Verfahren im Rahmen einer MTU ist problematisch. Geht man von einer (überschätzten) Prävalenz der Trichinellose beim Schlachtschwein von 10^{-7} (1 Fall auf 10 Mio. Schlachtungen) aus und nimmt an, dass der serologische Test eine Sensitivität und Spezifität von 99.99% hat (eine optimistische Annahme), so ist nach dem Satz von Bayes die Wahrscheinlichkeit für die Richtigkeit eines positiven serologischen Befundes (positiver prädiktiver Wert) $PPW = 0.001$ und die Wahrscheinlichkeit für die Richtigkeit eines negativen Befundes (negativer prädiktiver Wert) $NPW = 1$. Es muss erwartet werden, dass von 1000 serologisch positiven Schweinen nur 1 Schwein tatsächlich mit Trichinen infiziert ist. Mit falsch negativen Befunden muss nicht in nenneswertem Umfang gerechnet werden. Daher wurden im Modell nur die Kosten durch falsch positive Testresultate betrachtet. Die Annahmen bezüglich der Spezifität des serologischen Tests beruhen auf einer Meta-Analyse von ELISA-Verfahren zum Nachweis von *Trichinella*-Antikörpern (Greiner et al. 1997 [94]) sowie auf Expertenmeinung. Die Notwendigkeit von serologischen Testungen geht aus dem Entwurf für die MTU hervor und ist aus dem Fließdiagramm zu ersehen (Abb. B.13). Für die Schätzung von Kosten durch falsch positive Serumtests (FPK) wurden die Schätzungen von Tier- und Haltungskosten während der dreiwöchigen Quarantäne berücksichtigt (FPK=Ferkelkosten+Mastkosten unter Quarantäne). Ziel der Modellierung ist jedoch, die globalen Kosten unter der MTU abzuschätzen. Daher wurde neben direkten (STK) und indirekten (FPK) Kosten der serologischen Testung auch die Trichinenschau (TSK) berücksichtigt. In der Realität wird der Anteil an Schlachtschweinen aus zertifizierten Mastbetrieben (AnM) bei Inkrafttreten der MTU zunächst gering sein und mit einer unbekannten zeitlichen Dynamik zunehmen, jedoch in absehbarer Zeit 100% nicht erreichen. Gleiches gilt für den Anteil von Schlachtschweinen aus zertifizierten Mastbetrieben, die von zertifizierten Ferkelerzeugern zugekauft worden sind (AnF). Zugunsten der MTU wurde aufgrund marktwirtschaftlicher Überlegungen angenommen, dass der Anteil AnF größer als der Anteil AnM ist. Es ergeben sich hieraus die Anteile an Schlachtschweinen, die auch unter der MTU der Trichinenschau zugeführt oder serologisch getestet werden müssen. Tatsächlich können auch die Kosten für die Trichinenschau (TSK) nur geschätzt werden, weil es keine bundesweit einheitliche Tarifregelung gibt und die Kosten ferner vom Umfang des untersuchten Probenpools abhängen. In die Testkosten (STK) gehen Kosten für Probengewinnung, -transport und -untersuchung ein. Die Kosten für die unter der MTU vorgesehenen Hygienemaßnahmen und architektonische Barrieren werden explizit nicht berücksichtigt, da mit ihnen eine allgemeine Verbesserung des Produktionssystems verbunden ist. Die Simulation erbrachte Hinweise auf das Risiko erhöhter Kosten unter der MTU in dieser Phase der Implementierung (hypothetische Phase A). Unter den von uns gewählten Randbedingungen ist die Wahrscheinlichkeit für eine Kostensteigerung unter der MTU in der Frühphase etwa 64%. Später (hypothetische Phasen B und C) ist eher mit einer Kostenreduzierung unter der MTU zu rechnen. Die Wahrscheinlichkeit für eine günstige Kostenentwicklung beträgt dann 58% (hypothetische Phase B) und 92% (hypothetische Phase C). Erwartungsgemäß waren in allen drei Phasen die Kosten der Trichinenschau (TSK), der Anteil der verfügbaren zertifizierten Mastferkel (AnF) und die Testspezifität (Sp0, SpH) mit einer Kostensenkung und die Kosten des serologischen Tests (STK), der falsch positiven Befunde (FPK), sowie die Prävalenz kreuzreagierender Helminthosen (pH) mit einer Kostensteigerung unter der MTU korreliert. In der Phase A war der Anteil der zertifizierten Mastschweine (AnM) mit einer Kostensteigerung, in Phase B und C mit einer Kostensenkung der MTU verbunden. Dieser Effekt ist nur scheinbar paradox. Die serologischen Tests verursachen höhere Kosten pro Tier als die Trichinenschau. Da in der Frühphase der Implementierung die Verfügbarkeit zertifizierter Ferkel (AnF) noch begrenzt ist, hängt der Umfang der serologischen Tests direkt von AnM ab. In den späteren Phasen steigt AnF und der Anteil von Schlachtschweinen aus zertifizierten Betrieben (AnM) und führt somit zur Einsparung von serologischen Test und der Trichinenschau.

Schlussfolgerung

Aus der Untersuchung kann abgeleitet werden, dass die Zertifikation von Ferkelerzeugern ein wesentlicher, limitierender Faktor für den wirtschaftlichen Nutzen der MTU darstellt. In der Praxis wäre unbedingt für eine Abstimmung der Zertifikation von Mästern und Zulieferern (Ferkelerzeuger) Sorge zu tragen. Wegen der direkten und indirekten Kosten sollten serologische Verfahren nicht in großem Umfang bei der Kontrolle der Trichinellose beim Schlachtschwein eingesetzt werden. Unter epidemiologischen Gesichtspunkten wäre der generelle Verzicht auf Trichinenschau und Serologie bei Tieren aus zertifizierten Mastbetrieben denkbar. Wegen der sehr niedrigen Eintrittswahrscheinlichkeit sind im Modell die Kosten durch Trichinelloseausbrüche nicht berücksichtigt. In den letzten 40 Jahren waren in Europa Ausbrüche nicht auf infizierte Schweine aus industrieller Haltung zurückzuführen (Ring, 1995 [210]). Die Methodik der stochastischen Simulation erlaubt die Einbeziehung von Modellparametern, die mit Hilfe von Expertenmeinungen parameterisiert werden.

B.6 Validierungsstudie zur Testevaluierung ohne Goldstandard unter Verwendung eines erweiterten Latente-Klasse-Modells

In Abschnitt 4.3 wurde ein Stichprobenmodell vorgestellt, nach dem aus zwei unabhängigen Populationen die Ergebnisse zweier Diagnosetests vorliegen. Die beobachteten Daten können in zwei Vierfeldertafeln zusammengefasst werden (Abb. 4.7, S. 94). Unter der Annahme, dass die diagnostische Güte der Tests in den zwei Populationen konstant ist und dass es keinerlei Korrelationen zwischen Testfehlern (Abschnitt 4.2.4) gibt, können die acht Zellen der Befundmatrix mit insgesamt sechs Parametern (und den Stichprobenumfängen

$n_{..1}$, $n_{..2}$) angegeben werden (4.9). In Abschnitt 4.3.1 wurde angeführt, dass die beobachteten Daten in diesem sogenannten "einfachen 2P2T-Modell" gerade die Identifizierbarkeit des Schätzproblems mit 6 unbekannten Parametern gewährleisten. Nun stellt sich die grundsätzliche Frage nach der Qualität von Schätzungen (sofern diese überhaupt möglich sind) bei einem nicht identifizierbaren Schätzproblem[8].

Zielsetzung

Zunächst soll der Versuch einer grafischen Darstellung der Log-Likelihoodfunktion für ein einfaches 2P2T-Modell unternommen werden, um Anhaltspunkte für eine vermutete Multimodalität der Zielfunktion zu erhalten. An Hand eines vorgegebenen Vektors von sieben Parametern soll dann ein erweitertes, nicht-identifizierbares 2P2T-Modell mit entsprechenden hypothetischen ("wahren") Vierfeldertafeln erstellt werden. Unter Verwendung der generierten Daten soll durch Maximum-Likelihood (ML)-Schätzung eine Wiederfindung der Parameter versucht werden und die Eigenschaften der Schätzungen untersucht werden. Wegen der vermuteten Multimodalität der Log-Likelihoodfunktion soll ein robustes numerisches Verfahren zu deren Optimierung eingesetzt werden. Das hierzu ausgewählte Prinzip eines genetischen Algorithmus wird im folgenden Abschnitt vorgestellt.

Genetische Algorithmen (GA)

Unter einem GA versteht man ein numerisches Optimierungsverfahren unter Anwendung von Prinzipien der Evolution (Holland, 1975 [118]). Für jedes der p Elemente des Lösungsvektors θ wird eine Population Ω_i, $i = 1, \ldots, p$, der Größe N von Werten im Bit-String-Format erzeugt. Die Elemente der Populationen werden durch eine Fitnessfunktion F bewertet, die durch eine mathematische Beschreibung des Optimierungsproblems erstellt wird. Die Log-Likelihoodfunktion (4.10) wäre eine sinnvolle Fitnessfunktion bei der Schätzung des einfachen 2P2T-Modells. Die Lösung $\theta_{GA}(t)$ für den Generationszeitpunkt t ist diejenige Kombination von Elementen aus Ω_i der Generationen $1, \ldots, t$, die zu einem Optimum von F führt. Die Auswahl von Elementen zur Reproduktion erfolgt ebenfalls gesteuert durch F. Variabilität kommt zu Stande durch die Initialisierung mit Zufallszahlen sowie durch Punktmutationen innerhalb (Abb. B.16) und Crossover zwischen den elterlichen Bit-Strings (Abb. B.17). Als Abbruchkriterium wird meist eine bestimmte Laufzeit oder Anzahl von Generationen (Iterationen) des GA festgelegt. Näheres zur Funktionsweise von GAs ist bei Banzhaf et al. (1998 [12]) zu finden. Für die vorliegende Studie wurde eine Implementierung eines GAs in C++ von Selhorst (Institut für Epidemiologie, Bundesforschungsanstalt für Viruskrankheiten der Tiere, Wusterhausen) verwendet.

---

[8] Anhang B.6 basiert auf einer Arbeit von Greiner und Selhorst (2000 [106]).

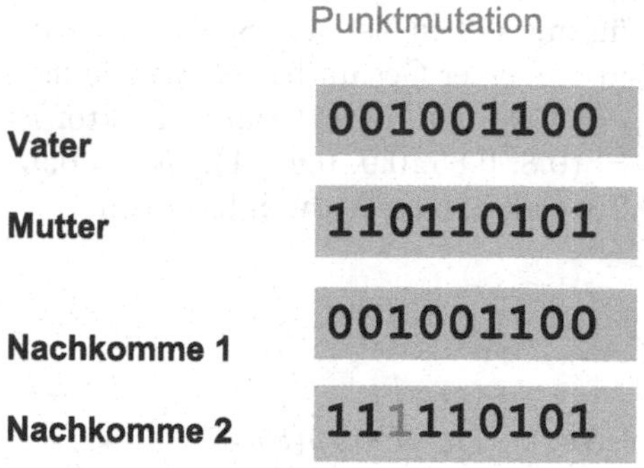

Punktmutation

Vater	001001100
Mutter	110110101
Nachkomme 1	001001100
Nachkomme 2	111110101

Abb. B.16. Prinzipien des genetischen Algorithmus: Punktmutation bei der Vererbung eines mütterlichen Bit-Strings.

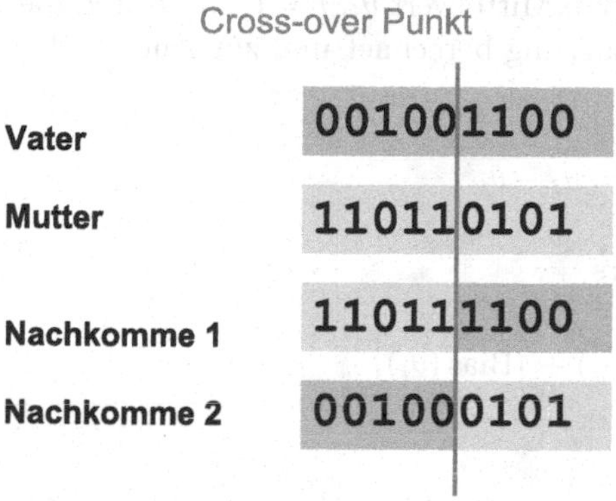

Cross-over Punkt

Vater	001001100
Mutter	110110101
Nachkomme 1	110111100
Nachkomme 2	001000101

Abb. B.17. Prinzipien des genetischen Algorithmus: Crossover bei der Vererbung von Bit-Strings.

Charakterisierung der Log-Likelihoodfunktion

Die Log-Likelihoodfunktion (4.10) für ein einfaches 2P2T-Modell mit den Daten aus Beispiel 4.4 wurde für die Charakterisierung der Zielfunktion verwendet. Da der 6-dimensionale Parameterraum grafisch nicht darstellbar ist, wurde die Zielfunktion für jeweils zwei Parameter als drei-dimensionale Grafik für alle möglichen Parameter-Paarungen aufgezeichnet (Abb. B.18; angefertigt mit Maple V, Version 5.1, Waterloo Maple Inc.). Die verbleibenden vier Parameter wurden jeweils auf den Wert ihrer ML-Schätzer gesetzt und somit fixiert.

Erweitertes 2P2T-Modell

Die Annahme einer konstanten Se_1 in den zwei Populationen wurde fallengelassen, um ein erweitertes Modell zu erhalten, in dem 7 Parameter zu schätzen sind. Da nur 6 Freiheitsgrade zur Verfügung stehen, ist das Schätzproblem nicht eindeutig identifizierbar. Ausgehend von einer Gesamtbesetzungshäufigkeit der zwei Vierfeldertafeln $n_{..1} = n_{..2} = 1000$ und dem Parametervektor θ mit den 7 Elementen $Se_{11} = 0.8$, $Se_{12} = (0.8, 0.85, 0.9, 0.95, 1)$, $Se_2 = 0.9$, $Sp_1 = 0.8$, $Sp_2 = 0.9$, $P_1 = 0.1$, $P_2 = 0.2$ wurden unter Verwendung von

$$o_{111} = 1000 \left[P_1 Se_{11} Se_2 + (1 - P_1)(1 - Sp_1)(1 - Sp_2) \right]$$

$$\dots$$

$$o_{222} = 1000 \left[P_2 (1 - Se_{12}(1 - Se_2) + (1 - P_2) Sp_1 Sp_2 \right]$$

für jedes Szenario bezüglich Se_{12} zwei Vierfeldertafeln generiert. Der GA wurde 500 Mal für jedes Szenario wiederholt. In jedem Set von 500 Optimierungsergebnissen wurde der geschätzte Mittelwert $\bar{\hat{\theta}}_i$, $i = 1, \dots, 7$, und die Varianz $\mathrm{Var}\,(\hat{\theta}_i)$ der $i$ten Parameterschätzung berechnet und zur Angabe des Bias

$$\mathrm{Bias}\,(\hat{\theta}_i) = \bar{\hat{\theta}}_i - \theta_i$$

und des mittleren quadratischen Fehlers

$$\mathrm{MSE}\,(\hat{\theta}_i) = \mathrm{Var}\,(\hat{\theta}_i) + \left[\mathrm{Bias}\,(\hat{\theta}_i) \right]^2$$

verwendet.

Ergebnisse

Die Log-Likelihoodfunktion, dargestellt in Abhängigkeit von jeweils zwei Parametern, zeigte für alle $\binom{6}{2} = 15$ möglichen Parameter-Paarungen keine Hinweise auf eine Multimodalität (Abb. B.18). Das Ergebnis der Evaluierungsstudie zeigt, dass die sieben zu schätzenden Parameter nach der Güte der Schätzung in drei Gruppen eingeteilt werden können. Gruppe 1 (Sp_1, Se_2) wurde mit extrem geringer Varianz sowie praktisch unverzerrt geschätzt (MSE < 0.001) (Tab. B.6). Gruppe 2 (Sp_2, p_1, p_2) wurde mit einer mittleren Güte ($0.012 \leq$ MSE ≤ 0.026) systematisch unterschätzt, während Gruppe 3 (Se_{11}, Se_{12}) durch ein schlechteres Schätzergebnis ($0.066 \leq$ MSE ≤ 0.0364) und eine systematische Überschätzung charakterisiert ist. Die grafische Darstellung von Bias, Varianz und MSE belegt deutlich diese Unterschiede (Abb. B.19).

Diskussion

An anderer Stelle konnte gezeigt werden, dass Standardprobleme der Parameterschätzung (modifizierte Box-Cox-Transformation, lineare Regression,

Adjustierung für Missklassifikation bei Risikofaktor-Studien und Evaluierung ohne Goldstandard in einem einfachen 2P2T-Modell) mittels GA numerisch exakt gelöst werden können (Greiner und Selhorst, 2000 [106]). Es kann daher postuliert werden, dass die statistischen Eigenschaften von GA-Schätzern grundsätzlich durch die Fitnessfunktion gegeben sind und die Ergebnisse der Maximierung weitgehend methodenunabhängig sind. Analog zum biologischen Vorbild hat der GA keinen natürlichen Endpunkt, obgleich durch Einstellungen der Mutations- und Crossoverrate das Auffinden von optimalen Lösungen beschleunigt werden kann. Das charakteristische Verhalten des GA, nach Auffinden eines Optimums dieses wieder zu verlassen, kann bei multimodalen Optimierungsszenarien vorteilhaft sein. Sogenannte "Hillclimbing" Algorithmen wie beispielsweise Newton-Raphson und Expectation-Maximisation können bei ungünstigen Startwerten zu lokalen Maxima führen.

Die Frage, ob das einfache 2P2T-Modell eine multimodale Likelihood-Oberfläche besitzt, konnte nicht beantwortet werden. Die 2-dimensional monotonen Likelihood-Oberflächen für jeweils ein Parameterpaar (Abb. B.18) ist sicherlich noch kein ausreichendes Indiz für die Monomodalität der Zielfunktion. Auch liegen keine publizierten Erfahrungen über eventuelle Probleme der Reproduzierbarkeit der Parameterschätzung bei Anwendung unterschiedlicher Startwerte für den EM- und NR-Algorithmus vor.

Die wesentliche Motivation für die Anwendung von GA lag allerdings in dem Problem der Nicht-Identifizierbarkeit im erweiterten 2P2T-Modell. Die Ergebnisse deuten darauf hin, dass einzelne Parameter das Schätzproblem "dominieren" im Sinn einer extrem kleinen Streubreite bei wiederholter Schätzung mit zufällig ausgewählten Startwerten. Interessanter Weise waren die dominanten Parameter für die simulierten Datensätze praktisch unverzerrt. GAs können somit wertvolle Hinweise zur Struktur mehrdimensionaler Lösungsräume bei nicht-identifizierbaren Schätzproblemen liefern. Im hier beobachteten Extremfall von Einpunktverteilungen für die Schätzungen von $\widehat{Se}_2$ und $\widehat{Sp}_1$ könnten diese auf die jeweilig beobachteten Mittelwerte festgelegt und das reduzierte Modell eindeutig geschätzt werden.

Die Gültigkeit der vorliegenden Evaluierungsstudie ist zunächst auf das untersuchte Szenario mit den hier ausgewählten sieben Parametern beschränkt. Es wurde nicht untersucht, ob Schätzungen aller möglichen Sets von sieben beliebigen Parametern zu einer interpretierbaren Struktur der Verteilungen der ML-Schätzer führen. Insbesondere könnte vermutet werden, dass die Schätzung der Fehlerkorrelationen wegen der Abhängigkeit von den Güteparametern zu Problemen bei der Schätzung führt.

Schlussfolgerung

Bei der Anwendung von zwei Diagnosetests zur Untersuchung von zwei jeweils verbundenen Stichproben aus zwei Populationen mit unbekannter aber unterschiedlicher Prävalenz können durch Maximierung der Likelihood-Funktion sechs unbekannte Parameter (die vier Güteparameter der Diagnose-

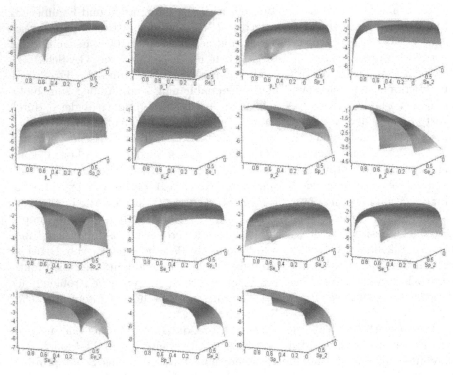

Abb. B.18. Darstellung der Log-Likelihoodfunktion (4.10) für jeweils ein Parameterpaar im einfachen 2P2T-Modell (Daten aus Beispiel 4.4).

tests und die zwei Prävalenzen) geschätzt werden. In der vorliegenden Studie wurde ein genetischer Algorithmus für die Maximum-Likelihood-Schätzung der Parameter eingesetzt, der unempfindlich gegenüber lokalen Maxima in der Likelihood-Funktion ist. Es konnte gezeigt werden, dass mit dieser Methode der numerischen Optimierung auch der Lösungsraum für ein nicht identifizierbares Schätzproblem mit sieben unbekannten Parametern untersucht werden kann. Die Ergebnisse bei der Anwendung für eine hypothetische empirische Häufigkeitsverteilung mit bekannten Parametern weisen darauf hin, dass der Lösungsraum in einer Weise strukturiert ist, die durch eine praktisch unverzerrte und extrem präzise Schätzung einzelner Parameter charakterisiert ist. Demzufolge könnte dieser Ansatz als eine komplett datenorientierte Alternative zur Anwendung von Bayes-Verfahren bei der Lösung nicht identifizierbarer Schätzprobleme angesehen werden, die an anderer Stelle diskutiert wurde (Johnson et al., 2001 [134]).

Tabelle B.6. Bias (Bias), Varianz (Var) und Mittlerer quadratischer Fehler (MSE) bei der Schätzung von 7 Parametern in einem erweiterten, nicht identifizierbaren 2P2T-Modell in 5 verschiedenen Szenarien ($\widehat{Se}_{12} = 0.8, \ldots, 1$) (Abschnitt B.6).

Parameter		0.80	0.85	0.90	0.95	1.00
$\widehat{Se}_{11}$	Bias	-0.1110	-0.1217	-0.1479	-0.1646	-0.1800
	Var	0.0096	0.0082	0.0071	0.0053	0.0040
	MSE	0.0219	0.0231	0.0290	0.0324	0.0364
$\widehat{Se}_{12}$	Bias	-0.0604	-0.0713	-0.0940	-0.1123	-0.1317
	Var	0.0029	0.0031	0.0033	0.0030	0.0029
	MSE	0.0066	0.0082	0.0122	0.0157	0.0202
$\widehat{Se}_2$	Bias	-0.0004	-0.0001	0.0000	0.0000	0.0000
	Var	0.0000	0.0000	0.0000	0.0000	0.0000
	MSE	0.0000	0.0000	0.0000	0.0000	0.0000
$\widehat{Sp}_1$	Bias	0.0000	0.0000	0.0000	0.0000	0.0000
	Var	0.0000	0.0000	0.0000	0.0000	0.0000
	MSE	0.0000	0.0000	0.0000	0.0000	0.0000
$\widehat{Sp}_2$	Bias	0.0262	0.0285	0.0353	0.0394	0.0438
	Var	0.0006	0.0006	0.0006	0.0005	0.0005
	MSE	0.0013	0.0014	0.0019	0.0021	0.0024
$\hat{p}_1$	Bias	0.0279	0.0302	0.0373	0.0416	0.0461
	Var	0.0007	0.0007	0.0006	0.0005	0.0005
	MSE	0.0015	0.0016	0.0020	0.0023	0.0026
$\hat{p}_2$	Bias	0.0249	0.0269	0.0332	0.0370	0.0410
	Var	0.0005	0.0005	0.0005	0.0004	0.0004
	MSE	0.0012	0.0012	0.0016	0.0018	0.0021

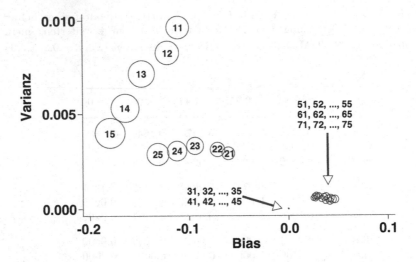

Abb. B.19. Bias und Varianz bei der Parameterschätzung in einem erweiterten (7 Parameter) 2P2T-Modell. In der Kennzeichnung ij für jede Parameterschätzung bezeichnet $i = 1, \ldots, 7$ den Parameter (Se_{11}, Se_{12}, Se_2, Sp_1, Sp_2, p_1, p_2) und $j = 1, \ldots, 5$ das Optimierungsszenario (80, 85, 90, 95, und 100% Se_{12}). Die Größe der Kreise ist proportional zum mittleren quadratischen Fehler (MSE).

C

Herleitungen und Erläuterungen

Anhang C enthält einige ausgewählte mathematische Herleitungen und
Erläuterungen. Zunächst wird der Zusammenhang zwischen den prädiktiven
Werten und dem Bayes Theorem erläutert (Anhang C.1). Die Beziehung
zwischen der Prävalenz und apparenten Prävalenz wird numerisch und grafisch
verdeutlicht (Anhang C.2). Die näherungsweisen statistischen Eigenschaften
des Rogan-Gladen-Schätzers werden ausgeführt (Anhang C.3).

C.1 Prädiktive Werte und Bayes Theorem

Unter Anwendung des nach Thomas Bayes (1701–1761) benannten Theorems
(Bayes, 1763 [14]) können die Posterioriwahrscheinlichkeiten für das Vorliegen
des wahren Status bei einem Tier mit gegebenem Diagnosebefund $\Pr(S \mid T)$
durch die Prioriwahrscheinlichkeiten $\Pr(S)$ und die bedingten Wahrscheinlichkeiten $\Pr(T \mid S)$ dargestellt werden, wobei S und T eine positive (+) oder
negative (−) Ausprägung haben können. Unter Verwendung der bekannten
Notation (Abschnitt 3.3.1) ist

$$
\begin{aligned}
\Pr(S+) &= P, & \Pr(S-) &= 1 - P, \\
\Pr(T+ \mid S+) &= Se, & \Pr(T- \mid S+) &= 1 - Se, \\
\Pr(T- \mid S-) &= Sp, & \Pr(T+ \mid S-) &= 1 - Sp, \\
\Pr(S+ \mid T+) &= PPW, & \Pr(S- \mid T+) &= 1 - PPW, \\
\Pr(S- \mid T-) &= NPW, & \Pr(S+ \mid T-) &= 1 - NPW.
\end{aligned}
$$

Das Bayes Theorem zeigt den Zusammenhang zwischen den bedingten Wahrscheinlichkeiten und der Prävalenz auf und hat hier die allgemeine Form

$$
\Pr(S \mid T) = [\Pr(T \mid S)\,\Pr(S)] / \Pr(T).
$$

Durch Einsetzen der jeweiligen Terme erhält man den positiven (PPW) und negativen prädiktiven Wert (NPW), sowie deren Komplementärwerte wie folgt.

$$\Pr(S+\mid T+) = \frac{\Pr(T+\mid S+)\,\Pr(S+)}{\Pr(T+)}$$

$$= \frac{Se\,P}{Se\,P + (1-P)(1-Sp)} = PPW \qquad\qquad (C.1)$$

$$\Pr(S-\mid T+) = \frac{\Pr(T+\mid S-)\,\Pr(S-)}{\Pr(T+)}$$

$$= \frac{(1-Sp)\,(1-P)}{Se\,P + (1-P)(1-Sp)} = 1 - PPW$$

$$\Pr(S-\mid T-) = \frac{\Pr(T-\mid S-)\,\Pr(S-)}{\Pr(T-)}$$

$$= \frac{Sp\,(1-P)}{(1-Se)\,P + (1-P)Sp} = NPW \qquad\qquad (C.2)$$

$$\Pr(S+\mid T-) = \frac{\Pr(T-\mid S+)\,\Pr(S+)}{\Pr(T-)}$$

$$= \frac{(1-Se)\,P}{(1-Se)\,P + (1-P)Sp} = 1 - NPW.$$

Aufschlussreich ist die Untersuchung der prädiktiven Werte als eine Funktion der Prävalenz. Beispielsweise könnte von Interesse sein, bei welcher Prävalenz (P_0) der Fall $PPW = NPW$ eintritt. Durch Gleichsetzung von (C.1) und (C.2) erhält man $P_0 = 1/2$ in der Situation $Se = Sp$. Für beliebige Werte für die Güteparameter ist

$$P_0 = \frac{1}{1 + \sqrt{\frac{Se(1-Se)}{Sp(1-Sp)}}}$$

$$= \frac{1}{1 + \sqrt{(LR+)(LR-)}}.$$

C.2 Beziehung zwischen Prävalenz und apparenter Prävalenz

In diesem Abschnitt wird der formale Zusammenhang zwischen der Prävalenz (P) und der apparenten Prävalenz (AP) näher erläutert. In Abschnitt 3.3.1 wurde AP als Summe aus der mit P gewichteten Sensitivität (Se) und der mit $(1 - P)$ gewichteten Falschpositiv-Rate $(1 - Sp)$ ausgedrückt (Gl. 3.9). Durch einfache Umformung erhält man

$$AP = \delta + \gamma P \qquad\qquad (C.3)$$

mit den Parametern $\delta = 1 - Sp$ und $\gamma = Se + Sp - 1 = J$ (Youden-Index). Durch Auflösen nach P erhält man die Form des adjustierten Prävalenzschätzers nach Rogan und Gladen (Abschnitt 6.2.1). Inhaltlich ist es angezeigt, AP als eine abhängige Größe aufzufassen. Die unabhängigen Einflussgrößen sind Se, Sp oder die hieraus abgeleiteten Parameter Falschpositiv-Rate und Youden-Index sowie P. Für alle validen Werte (zwischen null und eins, Grenzen eingeschlossen) der Einflussgrößen ist die abhängige Größe AP ebenfalls auf das Intervall $[0, 1]$ beschränkt. Der Rogan-Gladen-Schätzer besitzt diese "natürliche" Begrenzung nicht, da Werte für $\widehat{AP}$ beobachtet werden können, die mit der gegebenen Se, Sp und P nicht konsistent sind. Hierdurch kann die in der Definitionsformel (6.16) vorgenommene Zensierung begründet werden. Eine Null-Zensierung wird immer dann eintreten, wenn $AP < 1 - Sp$ ist und eine Eins-Zensierung wird bei $\widehat{AP} > Se$ notwendig sein.

Die lineare Beziehung zwischen AP und P kann grafisch interpretiert werden (Abb. C.1). Für die Extremwerte $P = 0$ und $P = 1$ nimmt AP die Größe $(1 - Sp)$ (Falschpositiv-Rate) und Se ("Richtigpositiv-Rate") an. Die Differenz dieser Größen ist wegen der Begrenzung der P-Werte identisch mit der Steigung der Geraden in (C.3) (Youden-Index). Der Maximalwert der Steigung ($J = 1$) wird bei einem perfekten Test erreicht und zeigt eine Identität der wahren und apparenten Prävalenz an. Nicht-perfekte, aber informative Tests haben eine Steigung von $0 < J < 1$. Die zu erwartende apparente Prävalenz für gegebene Werte für P, Se und Sp kann dann von der Grafik abgelesen werden.

C.3 Rogan-Gladen-Schätzer

Asymptotische Eigenschaften

Der sensitivitäts- und spezifitätsadjustierte Prävalenzschätzer nach Rogan und Gladen (1978 [211]),

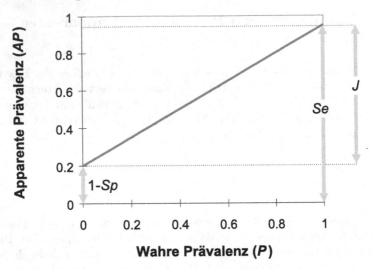

Abb. C.1. Lineare Beziehung zwischen der Prävalenz und der apparenten Prävalenz an Hand einer angenommenen Sensitivität von $Se = 0.95$ und Spezifität von $Sp = 0.8$ (Beispiel 6.3). Es ergibt sich der Youden-Index $J = Se - (1 - Sp) = Se + Sp - 1 = 0.75$.

$$\hat{\theta} = \frac{\widehat{AP} + Sp - 1}{Se + Sp - 1},$$

wobei $\widehat{AP}$, Se und Sp die apparente (durch den Test geschätzte) Prävalenz, die bekannte Sensitivität und Spezifität bezeichnen, ist ein Maximum-Likelihood (ML)-Schätzer, wie im Folgenden gezeigt wird. Die dichotome Variable X bezeichne ein negatives ($X = 0$) und positives ($X = 1$) Testresultat. Bei der Untersuchung einer Stichprobe mit der Größe n ist $\widehat{AP} = Y/n$, $Y = \sum_{i=1}^{n} X_i$, ein unverzerrter Maximum-Likelihood-Schätzer der Wahrscheinlichkeit für ein positives Testresultat, welche gegeben ist durch

$$\Pr(X = 1 \mid Se, Sp, \theta) = Se\,\theta + (1 - Sp)\,(1 - \theta)$$
$$= \delta + \gamma\,\theta.$$

Hierbei ist θ die unbekannte Prävalenz in der Population. Die weiteren Größen $\gamma = Se + Sp - 1$ und $\delta = 1 - Sp$ werden auch als *Youden-Index* (Youden, 1950) und Falschpositiv-Rate bezeichnet. Nun folgt X der Bernoulli-Verteilung,

$$f(x \mid \delta + \gamma\,\theta) = [\delta + \gamma\,\theta]^x \, [1 - (\delta + \gamma\,\theta)]^{1-x}$$

mit dem Erwartungswert $E(x) = \delta + \gamma\,\theta$. Der ML-Schätzer für den unbekannten Parameter θ ist der Wert $\hat{\theta}$, der die Likelihoodfunktion L (welche hier die Form einer Binomialverteilung annimmt) maximiert. $\hat{\theta}$ ist durch die Nullstelle der 1. Ableitung der Likelihoodfunktion gegeben (C.4).

$$L(\theta \mid \gamma, \delta) = \binom{n}{Y} [\delta + \gamma\,\theta]^{Y}\,[1 - (\delta + \gamma\,\theta)]^{n-Y}$$

$$\log L(\theta \mid \gamma, \delta) = \log \binom{n}{Y} + Y \log[\delta + \gamma\,\theta] + (n - Y)\log[1 - (\delta + \gamma\,\theta)]$$

$$\frac{d\log L(\theta \mid \gamma, \delta)}{d\theta} = \frac{Y\,\gamma}{\delta + \gamma\,\theta} - \frac{(n-Y)\,\gamma}{1 - (\delta + \gamma\,\theta)} \tag{C.4}$$

$$0 = \frac{Y\,\gamma}{\hat{\theta}\,\gamma + \delta} - \frac{(n-Y)\,\gamma}{1 - (\hat{\theta}\,\gamma + \delta)}$$

$$= \frac{Y\,\gamma\,(1 - (\hat{\theta}\,\gamma + \delta)) - (n - Y)\,(\hat{\theta}\,\gamma + \delta)}{(\hat{\theta}\,\gamma + \delta)\,(1 - (\hat{\theta}\,\gamma + \delta))}$$

$$Y\,(1 - (\hat{\theta}\,\gamma + \delta)) = (n - Y)\,(\hat{\theta}\,\gamma + \delta)$$

$$\frac{n}{Y} = \frac{1}{\hat{\theta}\,\gamma + \delta}$$

$$\frac{Y}{n} = \hat{\theta}\,\gamma + \delta$$

$$\hat{\theta} = \frac{\frac{Y}{n} - \delta}{\gamma} = \frac{\widehat{AP} + Sp - 1}{Se + Sp - 1}.$$

Der Erwartungswert des adjustierten ML-Schätzers ist

$$E(\hat{\theta}) = E\left[\frac{\frac{Y}{n} - \delta}{\gamma}\right]$$

$$= E\,[Y]\,\frac{1}{n\,\gamma} - \frac{\delta}{\gamma}$$

$$= n\,(\delta + \gamma\,\theta)\,\frac{1}{n\,\gamma} - \frac{\delta}{\gamma} = \theta,$$

wodurch gezeigt wird, dass $\hat{\theta}$ ein unverzerrter Schätzer ist. Die Varianz von $\hat{\theta}$, wieder unter der Annahme von konstanten Werten für γ und δ, ist gegeben durch

$$Var(\hat{\theta}) = Var\left[\frac{Y/n}{\gamma}\right] = \frac{1}{n^2\gamma^2}\,Var(Y)$$

$$= \frac{n}{n^2\gamma^2}\, Var(x)$$

$$= \frac{1}{n\,\gamma^2}(\delta + \gamma\,\theta)\,(1 - (\delta + \gamma\,\theta)). \qquad (\text{C.5})$$

Der Schätzer $\hat{\theta}$ ist konsistent, da $E(\hat{\theta}) = \theta$ und $Var(\hat{\theta}) \to 0$ wenn $n \to \infty$, also $\hat{\theta} \to \theta$. Der Vergleich von (C.5) mit der Cramér-Rao-Schranke (Minimum variance bound, MVB) zeigt, dass $\hat{\theta}$ ein unverzerrter Schätzer mit minimaler Varianz (d.h. maximaler absoluter Effizienz) ist. Denn

$$MVB = \frac{[\tau'(\theta)]^2}{-E\left[\frac{d^2 \log L}{d\theta^2}\right]}$$

$$= \frac{1}{-E\left[-\frac{n\,\gamma^2}{(1-(\delta+\gamma\,\theta))} - \frac{n\,\gamma^2}{\delta+\gamma\,\theta}\right]}$$

$$= \frac{(\delta + \gamma\,\theta)\,(1 - (\delta + \gamma\,\theta))}{\gamma^2\,n} = Var(\hat{\theta}).$$

Hierbei haben wir die Schätzfunktion $\tau(\theta) = \theta$ mit $\tau'(\theta) = 1$ und die Erwartungswerte $E(Y) = n\,(\delta + \gamma\,\theta)$ sowie $E(n - Y) = n(1 - (\delta + \gamma\,\theta))$ verwendet. Schließlich erhält man die geschätzte Varianz von $\hat{\theta}$, indem $\delta + \gamma\,\theta$ durch $\widehat{AP}$ ersetzt wird. Nun ist $\widehat{Var}\,(\widehat{AP}) = \widehat{AP}\,(1 - \widehat{AP})/n$ und die asymptotische Verteilung des Schätzers $\hat{\theta}$ kann mit $N[\theta, \frac{1}{\gamma^2}\widehat{Var}\,(\widehat{AP})]$ angegeben werden.

Mittlerer quadratischer Fehler

In Beispiel 6.3 wurde der Rogan-Gladen-Schätzer zur Adjustierung einer Prävalenzschätzung verwendet, wobei der Verzerrungsfehler (Bias) der nicht-adjustierten Schätzung nur $\text{Bias}\,(\widehat{AP}) = 0.01$ betrug (s. S. 128). Für nicht-perfekte Diagnosetests ($J < 1$) ist eine Bias-Korrektur potenziell sinnvoll, führt jedoch zu einer Vergrößerung der Varianz um den Faktor (bei bekannter Se, Sp) $1/J^2$. Demnach stellt sich die Frage, ob der Verlust an Präzision durch den Zugewinn an Erwartungstreue kompensiert werden kann und somit die Anwendung der Bias-Korrektur überhaupt sinnvoll ist. Dies soll im Folgenden durch Anwendung des Konzepts des mittleren quadratischen Fehlers des Schätzers $\hat{\theta}$ (*Mean square error*, MSE) untersucht werden, welcher definiert ist als

$$\text{MSE}\,(\hat{\theta}) = \text{Var}\,(\hat{\theta}) + (\text{Bias}\,(\hat{\theta}))^2.$$

Von Interesse ist nun die Gegenüberstellung des geschätzten mittleren quadratischen Fehlers der nicht-adjustierten und der (nach Rogan und Gladen) adjustierten Prävalenzschätzung,

$$\widehat{\mathrm{MSE}}\,(\widehat{AP}) = \frac{\widehat{AP}(1 - \widehat{AP})}{n} + \left(\widehat{AP} - \frac{\widehat{AP} - 1 + Sp}{Se + Sp - 1}\right)^2$$

$$\widehat{\mathrm{MSE}}_1(\widehat{P}_{rg}) = \frac{\widehat{AP}(1 - \widehat{AP})}{nJ^2}.$$

Hierbei wurde die Varianzschätzung von $\widehat{P}_{rg}$ nach (6.17) und das Ergebnis $\mathrm{Bias}\,(\widehat{P}_{rg}) = 0$ (Abschnitt C.3) verwendet. Können nur Schätzungen von $\widehat{Se}$ aus einer Stichprobe des Umfangs m_1 und $\widehat{Sp}$ aus einer Stichprobe des Umfangs m_2 herangezogen werden, ergibt sich wegen (6.18)

$$\widehat{\mathrm{MSE}}_2(\widehat{P}_{rg}) = \frac{\widehat{AP}(1 - \widehat{AP})}{nJ^2} + \frac{\widehat{Se}(1 - \widehat{Se})\widehat{P}^2}{m_1 J^2} + \frac{\widehat{Sp}(1 - \widehat{Sp})(1 - \widehat{P})^2}{m_2 J^2}.$$

Hieraus ergeben sich zwei Definitionen des Verhältnisses $(\widehat{R})$ der mittleren quadratischen Fehler der adjustierten und nicht-adjustierten Schätzung,

$$\widehat{R}_1 = \frac{\widehat{\mathrm{MSE}}_1(\widehat{P}_{rg})}{\widehat{\mathrm{MSE}}\,(\widehat{AP})}, \quad \widehat{R}_2 = \frac{\widehat{\mathrm{MSE}}_2(\widehat{P}_{rg})}{\widehat{\mathrm{MSE}}\,(\widehat{AP})}.$$

Nehmen diese Verhältnis-Indizes Werte größer als eins an, so ist $\widehat{\mathrm{MSE}}\,(\widehat{P}_{rg}) > \widehat{\mathrm{MSE}}\,(\widehat{AP})$. In diesen Fällen ist die Adjustierung im Sinn des MSE-Kriteriums nicht sinnvoll. Im Folgenden soll nun die Charakteristik von $\widehat{R}$ zur Entwicklung von kritischen Werten für $\widehat{AP}$ untersucht werden, um Entscheidungskriterien bezüglich der Anwendung des Rogan-Gladen-Schätzers zu erhalten. Zur Lösung von algebraischen Problemen wurde das Programm Maple (Waterloo Maple Inc., Version 5.1) verwendet. Maple-Syntax ist durch **Fettdruck** gekennzeichnet.

Der Wert für $\widehat{AP}$, für den das Verhälnis der MSEs maximal oder minimal wird, ist durch die Nullstelle der ersten Ableitung definiert. Für $\widehat{R}_1$ ergibt sich[1]

$$\frac{d\widehat{R}_1)}{d\widehat{AP}} = 0$$

$$\widehat{AP}_{1,\max} = \frac{Sp - 1}{Se + Sp - 2}, \frac{1 - Sp}{Se - Sp},$$

---

[1] `dR1:=diff(R1, AP);` wobei `R1` und `AP` die Größen $\widehat{R}_1$ und $\widehat{AP}$ symbolisieren.

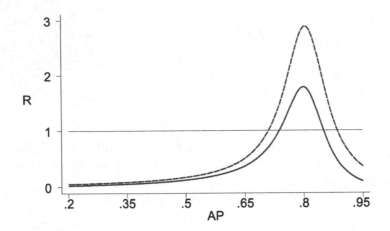

Abb. C.2. Verhältnis (R) des geschätzten mittleren quadratischen Fehlers ($\widehat{MSE}$) des adjustierten Prävalenzschätzers nach Rogan und Gladen zum $\widehat{MSE}$ der nicht adjustierten (apparenten) Prävalenzschätzung. Zu Grunde liegen Stichproben der Umfänge $n = 350$, $m_1 = 120$ und $m_2 = 250$ für die Schätzung der Prävalenz, Sensitivität und Spezifität (Daten aus Beispiel 6.3).

wobei die zweite Lösung verworfen werden kann, da sie nicht den geforderten Wertebereich $[0, 1]$ für $\widehat{AP}$ sicherstellt. Im Szenario des Beispiels 6.3 liegt bei $\widehat{AP}_{1,\max} = 0.8$ ein Maximum vor, da die zweite Ableitung von $\widehat{R}_1$ nach $\widehat{AP}$ negativ ist[2] (Abb. C.2). Wird $\widehat{R}$ gleich eins gesetzt und nach $\widehat{AP}$ aufgelöst[3], so ergeben sich die kritischen Werte

$$\widehat{AP}_c = 0.738,\ 0.851.$$

Für beobachtete apparente Prävalenzen in dem Intervall $[0.738, 0.851]$ sollte auf eine Bias-Korrektur verzichtet werden, da $\widehat{MSE}_1(\widehat{P}_{rg}) > \widehat{MSE}(\widehat{AP})$. Im vorliegenden Beispiel ist $\widehat{AP} = 0.77$, also die Anwendung der Rogan-Gladen-Schätzung nicht angezeigt. Tatsächlich ist in diesem Beispiel $\widehat{MSE}_1(\widehat{P}_{rg}) = 0.0009$ und $\widehat{MSE}(\widehat{AP}) = 0.0006$ und $\widehat{R}_1 = 1.5$.

In analoger Weise kann vorgegangen werden, wenn stochastische Werte für $\widehat{Se}$ und $\widehat{Sp}$ vorliegen. Für $\widehat{R}_2$ ergibt sich dann

---

[2] `d2R1:=diff(dR1,AP);`
[3] `cAP:=solve(R1=1,AP);`

$$\frac{d\widehat{R}_2}{d\widehat{AP}} = 0$$

$$\widehat{AP}_{2,\max} = f(\widehat{Se}, \widehat{Sp}, m_1, m_2, n),$$

d.h., die kritischen Werte für $\widehat{AP}$ sind wiederum eine Funktion der Güteparameter und Stichprobenumfänge. Die algebraische oder numerische Lösung erfolgte hier mit Maple (Abb. C.2).

Literaturverzeichnis

1. Abel, U., 1993. *Die Bewertung diagnostischer Tests.* Hippokrates, Stuttgart.
2. Ackermann, H., 1992. *BiAS. Biometrische Analyse von Stichproben. Validierung und Beispiele.* Epsilon-Verlag, Hochheim-Darmstadt.
3. Agresti, A., 1996. *An introduction to categorical data analysis.* John Wiley & Sons, New York.
4. Alonzo, T. A. und Pepe, M. S., 1999. Using a combination of reference tests to assess the accuracy of a new diagnostic test. *Stat. Med. 18*, 2987–3003.
5. Altman, D. G., 1991. *Practical statistics for medical research.* Chapman and Hall, London.
6. Anonymous, 2000. *Draft: Guidelines for establishing quality systems in Veterinary Diagnostic Testing Laboratories. Report of a Joint FAO/IAEA Consultants Meeting/Workshop organized by the Joint FAO/IAEA Division of Nuclear Techniques in Food and Agriculture, FAO/IAEA Agriculture and Biotechnology Laboratory and Department for Technical Co-operation, Vienna, 4-8 September 2000.* Joint FAO/IAEA Programme of Nuclear Techniques in Food and Agriculture, Vienna.
7. Arriaga, C., Yepez-Mulia, L., Morilla, A. und Ortega-Pierres, G., 1995. Detection of circulating Trichinella spiralis muscle larva antigens in serum samples of experimentally and naturally infected swine. *Vet. Parasitol. 58*, 319–326.
8. Atwill, E. R., Mohammed, H. O., Scarlett, J. M. und Mcculloch, C. E., 1995. Extending the interpretation and utility of mixed effects logistic regression models. *Prev. Vet. Med. 24*, 187–201.
9. Bahnemann, H. G., 1990. Inactivation of viral antigens for vaccine preparation with particular reference to the application of binary ethylenimine. *Vaccine 8*, 299–303.
10. Baldock, F. C., 1988. Epidemiological evaluation of immunological tests. In: *ELISA technology in diagnosis and research*, G. W. Burgess (Hrsg.). Graduate School of Tropical Veterinary Science, James Cook University of North Queensland, Australia, Townsville, S. 332–336.
11. Bamber, D., 1975. The area above the ordinal dominance graph and the area below the receiver operating characteristic graph. *J. Math. Psychol. 12*, 387–415.

12. Banzhaf, W., Nordin, P., Keller, R. E. und Francone, F. D., 1998. *Genetic Programming - an introduction.* Morgan Kaufmann Publishers, San Francisco, USA.

13. Barajas-Rojas, J. A., Riemann, H. P. und Franti, C. E., 1993. Notes about determining the cut-off value in enzyme-linked immunosorbent assay (ELISA). Letter to the Editor. *Prev. Vet. Med. 15*, 231–233.

14. Bayes, T., 1763. An assay toward solving a problem in the doctrine of chance. *Philos. Tr. R. Soc. London 53*, 370–418.

15. Begg, C. B., 1987. Biases in the assessment of diagnostic tests. *Stat. Med. 6*, 411–423.

16. Begg, C. B. und Greenes, R. A., 1983. Assessment of diagnostic tests when disease verification is subject to selection bias. *Biometrics 39*, 207–215.

17. Bennett, B. M., 1972. On comparisons of sensitivity, specificity, and predictive value of a number of diagnostic procedures. *Biometrics 28*, 793–800.

18. Bergamaschi, E., 1995. Quality assurance for immunochemical methods. *Toxicol. Lett. 77*, 205–208.

19. Berkson, J., 1947. "Cost-utility" as a measure of the efficiency of a test. *J. Am. Stat. Assoc. 42*, 246–255.

20. Bhat, T. S., 1994. *Seroepidemiological investigations on Trypanosoma specific antibody levels in dairy cattle in Mukono County, Uganda (MSc-Thesis in Epidemiology and Preventive Veterinary Medicine).* Fachbereich Veterinärmedizin der Freien Universität Berlin, Berlin.

21. Bland, J. M. und Altman, D. G., 1986. Statistical method for assessing agreement between two methods of clinical measurement. *Lancet i*, 307–310.

22. Boelaert, M., El Safi, S., Mousa, H., Githure, J., Mbati, P., Shrestha, J., De Muynck, A., Le Ray, D. und Van der Stuyft, P., 1999. Multi-centre evaluation of repeatability and reproducibility of the direct agglutination test for visceral leishmaniasis.. *Trop. Med. Int. Health 4*, 31–37.

23. Bogner, K. H. und Forschner, E., 1994. Optimierung labortechnischer und organisatorischer Abläufe durch Nutzung der Flexibilitätsreserven von ELISA-Systemen. *Tierarztl. Umschau 49*, 82–94.

24. Böhning, D. und Greiner, M., 1998. Prevalence estimation under heterogeneity in the example of bovine trypanosomosis in Uganda. *Prev. Vet. Med. 36*, 11–23.

25. Böhning, D., Schlattmann, P. und Lindsay, B., 1992. Computer-assisted analysis of mixtures (C.A.MAN): statistical algorithms. *Biometrics 48*, 283–303.

26. Borowka, H. J. und Ring, C., 1997. Trichinenfreie Region - eine realistische Prämisse für den Verbraucherschutz. *Fleischwirtschaft 73*, 1362–1365.

27. Bruneau, N. N. und Thorburn, M. A., 1999. Use of the Delphi panel method to assess expert perception of the accuracy of screening test systems for infectious pancreatic necrosis virus and infectious hematopoietic necrosis virus. *J. Aquat. Anim. Health 11*, 139–147.

28. Bruschi, F., Tassi, C. und Pozio, E., 1990. Parasite-specific antibody responses in Trichinella sp. human infection: a one year follow-up. *Am. J. Trop. Med. Hyg. 43*, 186–193.

29. Buck, A. A. und Gart, J. J., 1966. Comparison of a screening test and a reference test in epidemiologic studies. I. Indices of agreement and their relation to prevalence. *Am. J. Epidemiol. 83*, 586–592.

30. Campbell, G., 1994. Advances in statistical methodology for the evaluation of diagnostic and laboratory tests. *Stat. Med. 13*, 499–508.

31. Cannon, R. M. und Roe, R. T., 1982. *Livestock disease surveys: a field manual for veterinarians.* Australian Government Publishing Service, Canberra.

32. Caporale, V., Nannini, D. und Ricci, L., 1998. Quality assurance in veterinary diagnostic laboratories. *Rev. Sci. Tech. OIE 17*, 459–468.

33. Carlson, K. J., Skates, S. J. und Singer, D. E., 1994. Screening for ovarian cancer. *Ann. Intern. Med. 121*, 124–132.

34. Centor, R. M., 1992. Estimating confidence intervals of likelihood ratios. *Med. Decis. Making 12*, 229–233.

35. Chan, S. W. und Ko, R. C., 1990. Serodiagnosis of human trichinosis using a gel filtration antigen and indirect IgG-ELISA. *T. Roy. Soc. Trop. Med. H. 84*, 721–722.

36. Chessum, B. S. und Denmark, J. R., 1978. Inconstant ELISA. *Lancet January*, 161.

37. Chiecchio, A., Malvano, R., Giglioli, F. und Bo, A., 1994. Performance assessment of coupled tests: the effects of statistical non-independence. *Eur. J. Clin. Chem. Clin. 32*, 169–175.

38. Cho, H. J., McNab, B., Dubuc, C., Jordan, L., Afshar, A., Magar, R., Prins, S. und Eernisse, K., 1997. Comparative study of serological methods for the detection of antibodies to porcine reproductive and respiratory syndrome virus. *Can. J. Vet. Res. 61*, 161–166.

39. Choi, B. C. K., 1998. Slopes of a receiver operating characteristic curve and likelihood ratios for a diagnostic test. *Am. J. Epidemiol. 148*, 1127–1132.

40. Christensen, J. und Gardner, I. A., 2000. Herd-level interpretation of test results for epidemiologic studies of animal diseases. *Prev. Vet. Med. 45*, 83–106.

41. Clausen, P.-H., Sidibe, I., Bassinga, A., Richard, X., Bauer, B. und Pohlit, H., 1989. Susceptibility to African trypanisomisasis of West African shorthorn (Baoule) and Zebu cattle in Burkina Faso: a comparative study. In: *Livestock Production and Diseases in the Tropics (Proceedings of the Sixth International Conference of Institutes for Tropical Veterinary Medicine, AITVM, Wageningen, The Netherlands).* AITVM, Wageningen, S. 318–320.

42. Clausen, P.-H., Sidibe, I., Bassinga, A., Richard, X., Bauer, B. und Pohlit, H., 1993. Pathogenesis and pathology of African trypanosomiasis in Baoulé, N'Dama/Baoulé cross bred and Zebu cattle in Burkina Faso 1.Clinical performance under high natural tsetse challenge. *Trop. Med. Parasitol. 44*, 99–107.

43. Clausen, P.-H., Wiemann, A., Patzelt, R. J., Kakaire, D., Poetzsch, C., Peregrine, A. und Mehlitz, D., 1998. Use of a PCR assay for the specific and sensitive detection of Trypanosoma spp. in naturally infected dairy cattle in peri-urban Kampala, Uganda. *Ann. NY Acad. Sci. 849*, 21–31.

44. Cochran, W. G., 1977. *Sampling techniques.* John Wiley & Sons, New York.

45. Cohen, J., 1960. A coefficient of agreement for nominal scales. *Educ. Psych. Meas. 20*, 37–46.

46. Collett, D., 1999. *Modelling binary data.* Chapman and Hall/Crc, Boca Raton.

47. Collins, M. T., Sockett, D. C., Ridge, S., Cox, J. C., Carpenter, T. E., Gardner, I. A., Leontides, L. und Parsons, T. D., 1996. Evaluation of a commercial enzyme-linked immunosorbent assay for Johne's disease Veterinary economics - tips, tricks, and traps Financial evaluation of vaccination and testing alternatives for control of parvovirus-induced reproductive failure in swine. *J. Clin. Microbiol. 208*, 863–869.

48. Cowling, D. W., Gardner, I. A. und Johnson, W. O., 1999. Comparison of methods for estimation of individual-level prevalence based on pooled samples. *Prev. Vet. Med. 39*, 211–225.

49. Craven, R. B., Quan, T. J., Bailey, R. E., Dattwyler, R., Ryan, R. W., Sigal, L. H., Steere, A. C., Sullivan, B., Johnson, B. B., Dennis, D. T. und Gubler, D. J., 1996. Serodiagnostic testing for Lyme disease: results of a multicenter serologic evaluation. *Emerg. Infect. Dis. 2*, 136–140.

50. DAE, 2000.   Leitlinien und Empfehlungen zur Sicherung von Guter Epidemiologischer Praxis (GEP). *Gesundheitswesen 2*, 295–302.

51. de Vet, H. C. W., van der Weijden, T., Muris, J. W. M., Heyrman, J., Buntinx, F. und Knottnerus, J. A., 2001. Systematic reviews of diagnostic research. Considerations about assessment and incorporation of methodological quality. *Eur. J. Epidemiol. 17*, 301–306.

52. Dean, A. G., Dean, J. A., Colombier, D., Brendel, K. A., Smith, D. C., Burton, A. H., Dicker, R. C., Sullivan, K., Fagan, R. F. und Arner, T. G., 1994. *Epi Info, version 6: a word processing, data base, and statistics program for epidemiology on microcomputers.* Centers for Disease Control and Prevention, Atlanta, Georgia, USA.

53. Dendukuri, N. und Joseph, L., 2001. Bayesian approaches to modeling the conditional dependence between multiple diagnostic tests. *Biometrics 57*, 158–167.

54. Deutschmann, C. und Guggenmoos-Holzmann, I., 1994. Probleme bei der Validierung von diagnostischen Tests. *Inf. Biom. Epidemiol. Med. Biol. 25*, 128–139.

55. Dubey, J. P., Thulliez, P., Weigel, R. M., Andrews, C. D., Lind, P. und Powell, E. C., 1995. Sensitivity and specificity of various serologic tests for detection of Toxoplasma gondii infection in naturally infected sows. *Am. J. Vet. Res. 56*, 1030–1036.

56. Dwinger, R. H., Agyemang, K., Snow, W. F., Rawlings, P., Leperre, P. und Bah, M. L., 1994. Productivity of trypanotolerant cattle kept under traditional management conditions in the Gambia. *Vet. Q. 16*, 81–86.

57. Dwinger, R. H., Grieve, A. S., Jeannin, P., Agyemang, K. und Faye, J., 1988. Anti-trypanosomal antibodies in sequencially collected sera of N'dama cattle under natural trypanosomiasis risk in The Gambia. In: *The African trypanotolerant livestock network. Livestock production in tsetse affected areas of Africa (Proceedings of a ILCA/ILRAD meeting held on 23-27 November, Nairobi).* English Press, Nairobi, S. 100–109.

58. Dybkaer, R., 1995. Result, error and uncertainty. *Scand. J. Clin. Lab. Inv. 55*, 97–118.

59. Dybkaer, R., 1997.   Vocabulary for use in measurement procedures and description of reference materials in laboratory medicine. *Eur. J. Clin. Chem. Clin. 35*, 141–173.

60. Dzebenski, T. H., Bitkowska, E. und Plonka, W., 1994.   Detection of a circulating parasitic antigen in acute infections with Trichinella spiralis: diagnostic significance of findings. *Zentralbl. Bakteriol. 281*, 519–525.

61. Ellenberg, J. H., 1994. Cohort studies. Selection bias in observational and experimental studies. *Stat. Med. 13*, 557–567.

62. Engvall, E. und Perlmann, P., 1971. Enzyme-linked immunosorbent assay (ELISA). Quantitative assay of IgG. *Immunochemistry 8*, 871–874.

63. Enoe, C., Georgiadis, M. P. und Johnson, W. O., 2000. Estimation of sensitivity and specificity of diagnostic tests and disease prevalence when the true disease state is unknown. *Prev. Vet. Med. 45*, 61–81.

64. Everitt, B. S., 1998. *The Cambridge dictionary of statistics*. Cambridge University Press, Cambridge.

65. Fleiss, J. L., 1981. *Statistical methods for rates and proportions*. John Wiley and Sons, New York.

66. Forschner, E. und Lehmacher, W., 1992. Der Einsatz von ELISA-Systemen in der Tierseuchenbekämpfung: Sicherung der Testaussagen durch Chargenprüfung. *Deut. Tierarztl. Woch. 99*, 87–91.

67. Fox, R. G. R., Mmbando, S. O., Fox, M. S. und Wilson, A., 1993. Effect on herd health and productivity of controlling tsetse and trypanosomosis by applying deltamethrin to cattle. *Trop. Anim. Health Prod. 25*, 203–214.

68. Franke, C. R., Greiner, M. und Mehlitz, D., 1994. Investigations on naturally occurring Trypanosoma evansi infections in horses, cattle, dogs and capybaras (Hydrochaeris hydrochaeris) in Pantanal de Pocone (Mato Grosso, Brazil). *Acta Trop. 58*, 159–169.

69. Freeman, K. P. und Gruenwaldt, J., 1999. Quality control validation in veterinary laboratories. *Vet. Clin. Path. 28*, 150–155.

70. Galen, R. S., 1982. Application of the predictive value model in the analysis of test effectiveness. *Clin. Lab. Med. 2*, 685–699.

71. Galen, R. S. und Gambino, S. R., 1975. *Beyond normality: the predicitve value and efficiency of medical diagnosis*. J. Wiley & Sons, Inc., New York.

72. Gambino, S. R. und Galen, R. S., 1983. One man's rate is another man's ratio. *Am. J. Clin. Pathol. 80*, 127–128.

73. Gamble, H. R., 1995. Detection of trichinellosis in pigs by artificial digestion and enzyme immunoassay. *J. Food Protection 59*, 295–298.

74. Gamble, H. R., 1997. Trichinellosis. In: *Manual of Standards for Diagnostic Tests and Vaccines*, OIE (Hrsg.). OIE, Paris, S. 477–480.

75. Gardner, I. A. und Greiner, M., 2000. *Advanced methods for test validation and interpretation in veterinary medicine*. Freie Universität Berlin, Berlin.

76. Gardner, I. A., Stryhn, H., Lind, P. und Collins, M. T., 2000. Conditional dependence between tests affects the diagnosis and surveillance of animal diseases. *Prev. Vet. Med. 45*, 107–122.

77. Gart, J. J. und Buck, A. A., 1966. Comparison of a screening test and a reference test in epidemiologic studies. II. A probabilistic model for the comparison of diagnostic tests. *Am. J. Epidemiol. 83*, 593–602.

78. Georgiadis, M. P., Gardner, I. A. und Hedrick, R. P., 1998. Field evaluation of polymerase chain reaction (PCR) for detection of N. salmonis in rainbow trout. *J. Aquat. Anim. Health 10*, 372–380.

79. Gerhardt, W. und Keller, H., 1986. Evaluation of test data from clinical studies. *Scand. J. Clin. Lab. Inv. 181*, 1–74.

80. Greenhouse, W. und Mantel, N., 1950. The evaluation of diagnostic tests. *Biometrics 6*, 399–412.

81. Greenland, S., 1987. Quantitative methods in the review of epidemiologic literature. *Epidemiology Reviews 9*, 1–30.

82. Greenland, S., 1998. Introduction to regression models. In: *Modern epidemiology*, K. J. Rothman und S. Greenland (Hrsg.). Lippincott-Raven Publishers, Philadelphia, S. 359–399.

83. Greiner, M., 1993. Serologische Diagnostik der Hundeleishmaniose: Der dot-ELISA als einfache Alternative zum herkömmlichen ELISA. *Tierarztl. Prax.* *21*, 465–468.

84. Greiner, M., 1995. Two-graph receiver operating characteristic (TG-ROC) - a Microsoft- Excel template for the selection of cut-off values in diagnostic tests. *J. Immunol. Methods 185*, 145–146.

85. Greiner, M., 1996. Two-graph receiver operating characteristic (TG-ROC): update version supports optimisation of cut-off values that minimise overall misclassification costs. *J. Immunol. Methods 191*, 93–94.

86. Greiner, M., 2002. *On the use of a prevalence estimator adjusted for diagnostic misclassifications (MSc-Thesis in Applied Statistics).* Sheffield Hallam University, Sheffield.

87. Greiner, M. und Baumann, M. P. O., 1998. Kostenabschätzung einer modifizierten Trichinellose-Untersuchung. *Z. Agrarinf. 4*, 41–44.

88. Greiner, M., Baumann, M. P. O. und Odening, D., 1998. Ein stochastisches Simulationsmodell zur Abschätzung möglicher Kostenentwicklungen unter einer modifizierten Trichinellose-Untersuchung beim Schlachtschwein. In: *Informationsgewinnung und -verarbeitung (Tagung der Fachgruppe Epidemiologie und Dokumentation der Deutschen Veterinärmedizinischen Gesellschaft, 2.-4.9.1998, Wusterhausen/Dosse).* DVG, Gießen, S. 140–148.

89. Greiner, M., Baumann, M. P. O. und Zessin, K. H., 2001. Qualitätssicherung bei der Erhebung und Aufarbeitung von epidemiologischen Studiendaten. *Deut. Tierarztl. Woch. 108*, 443–449.

90. Greiner, M., Baumann, M. P. O. und Zessin, K. H., 2001. Sicherung der Datenqualität bei epidemiologischen Studien. In: *Veterinärepidemiologie im Interesse von Mensch und Tier (Internationale Fachtagung der Fachgruppe Epidemiologie und Dokumentation der Deutschen Veterinärmedizinischen Gesellschaft, 6.-8.9.2000, Wien).* DVG, Gießen, S. 93–101.

91. Greiner, M., Bhat, T. S., Patzelt, R. J., Kakaire, D., Schares, G., Dietz, E., Böhning, D., Zessin, K. H. und Mehlitz, D., 1997. Impact of biological factors on the interpretation of bovine trypanosomosis serology. *Prev. Vet. Med. 30*, 61–73.

92. Greiner, M. und Böhning, D., 1994. Notes about determining the cut-off value in enzyme linked immunosorbent assay (ELISA) - reply. *Prev. Vet. Med. 20*, 307–310.

93. Greiner, M. und Böhning, D., 1998. Unbiased point and variance estimates of a prevalence by mixture distribution analysis. In: *Proceedings of a meeting held on the 25th, 26th and 27th of March 1998*, M. V. Thrusfield und E. A. Goodall (Hrsg.). Society for Veterinary Epidemiology and Preventive Medicine (SVEPM), Ennis, S. 77–22.

94. Greiner, M., Böhning, D. und Dahms, S., 1997. Meta-analytic review of ELISA test for the diagnosis of human and porcine trichinellosis: which factors are involved in diagnostic accuracy? In: *Proceedings of a meeting held on 9th, 10th and 11th of April 1997*, E. A. Goodall und M. V. Thrusfield (Hrsg.). Society for Veterinary Epidemiology and Preventive Medicine (SVEPM), Chester, S. 12–22.

95. Greiner, M., Böhning, D., Dietz, E., Menninger, R. und Zessin, K. H., 1995. Quantitative seroepidemiologische Studien bei Trypanosomosen. In: *Quantitative Verfahren für Monitoring und Bekämpfung infektiöser*

Krankheiten (Tagung der Fachgruppe Epidemiologie und und Dokumentation der Deutschen Veterinärmedizinischen Gesellschaft, 30.8.-1.9.1995 in Gießen). DVG, Gießen, S. 128–136.

96. Greiner, M., Böhning, D., Nöckler, K. und Voigt, W. P., 1996. Meta-Analyse diagnostischer Tests: Theoretische und praktische Aspekte am Beispiel der Trichinellose-Serologie. In: Epidemiologische Aspekte der Qualitätssicherung in der Produktion bis zum Verbraucher (Tagung der Fachgruppe Epidemiologie und Dokumentation der Deutschen Veterinärmedizinischen Gesellschaft, 4.- 6.9.1996, Leipzig). DVG, Gießen, S. 250–257.

97. Greiner, M., Franke, C. R., Böhning, D. und Schlattmann, P., 1994. Construction of an intrinsic cut-off value for the sero-epidemiological study of Trypanosoma evansi infections in a canine population in Brazil: a new approach towards an unbiased estimation of prevalence. Acta Trop. 56, 97–109.

98. Greiner, M. und Gardner, I. A., 2000. Application of diagnostic tests in veterinary epidemiologic studies. Prev. Vet. Med. 45, 43–59.

99. Greiner, M. und Gardner, I. A., 2000. Epidemiologic issues in the validation of veterinary diagnostic tests. Prev. Vet. Med. 45, 3–22.

100. Greiner, M. und Hausschild, S., 1994. Bestimmung von Grenzwerten für einen Babesia-canis-Antikörper-ELISA mittels TG-ROC Analyse. In: Molekulare und immunologische Diagnose sowie Immunologie von Parasitosen der Haustiere (Tagung der Fachgruppe Parasitologie und parasitäre Krankheiten, 9.7.1994, Berlin). DVG, Gießen, S. 71–77.

101. Greiner, M., Kumar, S. und Kyeswa, C., 1997. Evaluation and comparison of antibody ELISAs for serodiagnosis of bovine trypanosomosis. Vet. Parasitol. 73, 197–205.

102. Greiner, M., Mattioli, R., Faye, J., Rebeski, D., Winger, E. und Mehlitz, D., 2000. Study on the susceptibility and detectability of bovine trypanosomosis under natural infection challenge by survival analysis. In: Proceedings of a meeting held at the University of Edinburgh on the 29th, 30th and 31th of March 2000, M. V. Thrusfield und E. A. Goodall (Hrsg.). Society for Veterinary Epidemiology and Preventive Medicine (SVEPM), Edinburgh, S. 115–123.

103. Greiner, M., Mattioli, R., Faye, J., Rebeski, D., Winger, E. und Mehlitz, D., 2001. Susceptibility and detectability of bovine trypanosomosis under natural infection challenge: study of diagnostic test performance using survival analysis. Prev. Vet. Med. 51, 51–62.

104. Greiner, M., Odil, B., Kyeswa, C. und Clausen, P.-H., 1999. Verwendung serologischer Daten zur Prävalenzschätzung und Verlaufskontrolle bei der Rindertrypanosomose. In: Neuere Methoden und Ergebnisse zur Epidemiologie von Parasitosen (Tagung der Fachgruppe Parasitologie und parasitäre Krankheiten der Deutschen Veterinärmedizinischen Gesellschaft, 10.-12.3.1999, Hannover). DVG, Gießen, S. 113–118.

105. Greiner, M., Pfeiffer, D. U. und Smith, R. D., 2000. Principles and practical application of the receiver operating characteristic analysis (ROC) for diagnostic tests. Prev. Vet. Med. 45, 23–41.

106. Greiner, M. und Selhorst, T., 2000. Application and validation of genetic algorithms for parameter estimation in selected statistical and epidemiologic examples. In: Electronic proceedings of the 9th Symposium of the International Society for Veterinary Epidemiology and Economics, August 6-11, 2000, Breckenridge, USA, M. P. S. Salman, M. D. und R. Ruch-Galle (Hrsg.). Colorado State University, Fort Collins, S. ID 364.

107. Greiner, M., Sohr, D. und Göbel, P., 1995. A modified ROC analysis for the selection of cut-off values and the definition of intermediate results of serodiagnostic tests. *J. Immunol. Methods 185*, 123–132.

108. Greiner, M., Wegscheider, K., Böhning, D. und Dahms, S., 2002. Influential factors for sensitivity and specificity for serodiagnosis of human and porcine trichinellosis. In: *Meta-analysis: New developments and applications in medical and social sciences*, H. H. Schulze, R. und D. Böhning (Hrsg.). Hogrefe & Huber, Seattle, WA, S. 1–15.

109. Griner, P. F., Mayewski, R. J., Mushlin, A. I. und Greenland, P., 1981. Selection and interpretation of diagnostic tests and procedures. *Ann. Intern. Med. 94*, 553–596.

110. Groth, T. und de Verdier, C. H., 1993. Analytical quality goals and assessment to ensure transferability of laboratory results. *Clin. Chim. Acta 222*, 129–139.

111. Haeckel, R. und Passing, H., 1985. Statistische Probleme beim Vergleich klinisch-chemischer Analyseverfahren. *J. Clin. Chem. Clin. Bio. 23*, 307–318.

112. Hair, J. F., Anderson, R. E., Tatham, R. L. und Black, W. C., 1995. *Multivariate data analysis*. Prentice-Hall International (UK) Limited, London.

113. Hanley, J. A. und McNeil, B. J., 1982. The meaning and use of the area under a receiver operating characteristic curve. *Radiology 143*, 29–36.

114. Hasselblad, V. und Hedges, L. V., 1995. Meta-analysis of screening and diagnostic tests. *Psychol. Bull. 117*, 167–178.

115. Henderson, A. R., 1993. Assessing test accuracy and its clinical consequences - a primer for receiver operating characteristic curve analysis. *Ann. Clin. Biochem. 30*, 521–539.

116. Hilden, J., 1979. A further comment on "Estimating prevalence from the results of a screening test". *Am. J. Epidemiol. 109*, 721–722.

117. Hogg, R. V. und Tanis, E. A., 1993. *Probability and statistical inference.* Prentice and Hall, New Jersey.

118. Holland, J. H., 1975. *Adaptation in natural and artificial systems*. University of Michigan Press, Michigan.

119. Horst, H. S., Dijkhuizen, A. A., Huirne, R. B. M. und Leeuw, P. W. d., 1998. Introduction of contagious animal diseases into the Netherlands: elicitation of expert opinions. *Livest. Prod. Sci. 53*, 253–264.

120. Hui, S. L. und Walter, S. D., 1980. Estimation of error rates of diagnostic tests. *Biometrics 36*, 167–171.

121. Hurblut III, T. A., Littenberg, B. und Consortium, D. T. A., 1991. The diagnostic accuracy of rapid dipstick tests to predict urinary tract infection. *Am. J. Clin. Pathol. 96*, 582–588.

122. Huysman, C. N., van Leengoed, L. A. M. G., de Jong, M. C. M. und van Osta, A. L. M., 1992. Reproductive failure associated with porcine parvovirus in an enzootically infected pig herd. *Vet. Rec. 131*, 503–506.

123. Irwig, L., Glasziou, P. P., Berry, G., Chock, C., Mock, P. und Simpson, J. M., 1994. Efficient study designs to assess the accuracy of screening tests. *Am. J. Epidemiol. 140*, 759–769.

124. Irwig, L., Macaskill, P., Glasziou, P. und Fahey, M., 1995. Meta-analytic methods for diagnostic test accuracy. *J. Clin. Epidemiol. 48*, 119–130.

125. Irwig, L., Tosteson, A. N. A., Gatsonis, C., Lau, J., Colditz, G., Chalmers, T. C. und Mosteller, F., 1994. Guidelines for meta-analyses evaluating diagnostic tests. *Ann. Intern. Med. 120*, 667–676.

126. ISO, 1997. *ISO/IEC Guide 43-1:1997; Proficiency testing by interlaboratory comparisons – Part 1: Development and operation of proficiency testing schemes.* International Organization for Standardization (ISO), Geneva.

127. ISO, 1997. *ISO/IEC Guide 43-1:1997; Proficiency testing by interlaboratory comparisons – Part 2: Selection and use of proficiency testing schemes by laboratory accreditation.* International Organization for Standardization (ISO), Geneva.

128. ISO, 1999.   *ISO/DIS 9000(E):1999; Quality management systems - Fundamentals and vocabulary.* International Organization for Standardization (ISO), Geneva.

129. ISO, 1999. *ISO/IEC 17025:1999; General requirements for the competence of testing and calibration laboratories.* International Organization for Standardization (ISO), Geneva.

130. Jacobson, R. H., 1998. Validation of serological assays for diagnosis of infectious diseases. *Rev. Sci. Tech. OIE 17*, 469–486.

131. Jaeschke, R., Guyatt, G. und Sackett, D. L., 1994. Users guides to the medical literature. 3. How to use an article about a diagnostic test. Are the results of the study valid. *JAMA-Am. Med. Assoc. 271*, 389–391.

132. Jakob, H. P., Eckert, J., Jemmi, T. und Gottstein, B., 1994. Investigations on trichinosis in slaughter animals and game in Switzerland with a digestion method and a serological approach (e/s-ELISA). *Schweiz. Arch. Tierh. 136*, 298–308.

133. Jensen, K. und Abel, U., 1999. Methodology of diagnostic validation studies. Deficiencies in the planning and analysis. *Med. Klin. 94*, 522–529.

134. Johnson, W. O., Gastwirth, J. L. und Pearson, L. M., 2001. Screening without a "gold standard": the Hui-Walter paradigm revisited. *Am. J. Epidemiol. 153*, 921–924.

135. Jordan, D., 1996. Aggregate testing for the evaluation of Johne's disease herd status. *Aust. Vet. J. 73*, 16–19.

136. Jordan, D. und McEwen, S. A., 1998. Herd-level test performance based on uncertain estimates of individual test performance, individual true prevalence and herd true prevalence. *Prev. Vet. Med.*, 187–209.

137. Juran, J. M., 1989. *Juran on leadership for quality: an executive handbook.* Free Press, New York.

138. Kalbfleisch, J. D. und Prentice, R. L., 1980. *The statistical analysis of failure time data.* John Wiley amd Sons, New York.

139. Keen, J. E., Hungerford, L. L., Wittum, T. E., Kwang, J. und Littledike, E. T., 1997. Risk factors for seroprevalence of ovine lentivirus in breeding ewe flocks in Nebrasky, USA. *Prev. Vet. Med. 30*, 81–94.

140. Kish, L., 1965. *Survey sampling.* Wiley, New York.

141. Knottnerus, J. A. und Leffers, P., 1992. The influence of referral patterns on the characteristics of diagnostic tests. *J. Clin. Epidemiol. 45*, 1143–1154.

142. Kraemer, H. C., 1992. *Evaluating medical tests - objective and quantitative guidelines.* Sage Publications, Newbury Park.

143. Kreienbrock, L. und Schach, S., 2000. *Epidemiologische Methoden.* Spektrum Akademischer Verlag, Heidelberg.

144. Kyvsgaard, N. C., Lind, P., Preuss, T., Kamstrup, S., Lei, J. C., Bogh, H. O. und Nansen, P., 1996.   Activity of antibodies against Salmonella dublin, Toxoplasma gondii, or Actinobacillus pleuropneumoniae in sera after treatment

with electron beam irradiation or binary ethylenimine. *Clin. Diagn. Lab Immunol. 3*, 628–634.

145. L'Abbe, K. A., Detsky, A. S. und O'Rourke, K., 1987. Meta-analysis in clinical research. *Ann. Intern. Med. 107*, 224–233.

146. Landis, J. R. und Koch, G. G., 1977. An application of hierarchical kappa-type statistics in the assessment of majority agreement among multiple observers. *Biometrics 33*, 363–374.

147. Langton, S. D., Chevennement, R., Nagelkerke, N. und Lombard, B., 15-12-2002. Analysing collaborative trials for qualitative microbiological methods: accordance and concordance. *Int. J. Food Microbiol. 79*, 175–181.

148. Lestin, H. G., 1995. *Laboratoriumsmedizin. Diagnostische Entscheidungsprozesse, Prä- und Postanalytik, Einfluss- und Störgrößen, Qualitätskontrolle und Qualitätssicherung.* G. Fischer Verlag, Stuttgart, Jena, New York.

149. Levine, M. und Brumley, R. L., 1989. Fast ELISA for measuring serum antibody responses. *J. Immunol. Methods 119*, 211–215.

150. Levy, P. S. und Lemeshow, S., 1999. *Sampling of populations: methods and applications.* John Wiley & Sons, New York.

151. Lind, P., Eriksen, L., Henriksen, S. A., Homan, W. L., van Knapen, F., Nansen, P. und Stahl Skov, P., 1991. Diagnostic tests for Trichinella spiralis infection in pigs. A comparative study of ELISA for specific antibody and histamine release from blood cells in experimental infections. *Vet. Parasitol. 39*, 241–252.

152. Linnet, K., 1998. Evaluation of regression procedures for method comparison studies. *Clin. Chem. 39*, 424–432.

153. Ljungstrom, I., 1983. Immunodiagnosis in Man. In: *Trichinella and Trichinosis*, W. C. Campbell (Hrsg.). Plenum Press, New York, London, S. 403–424.

154. Lok, J. B., 1988. Dirofilaria sp.: Taxonomy and distribution. In: *Dirofilariasis*, P. F. L. Boreham und R. B. Atwell (Hrsg.). CRC Press, Boca Raton, Florida, S. 1–24.

155. Ludbrook, J., 1997. Comparing methods of measurement. *Clin. Exp. Pharmacol. P. 24*, 193–203.

156. Lumsden, W. H. R., Kimber, C. D., Evans, D. A. und Doig, S. J., 1979. Trypanosoma brucei: miniature-anion exchange centrifugation technique for detection of low parasitaemias: adaptation for field use. *T. Roy. Soc. Trop. Med. H. 73*, 312–317.

157. MAFF, 1993. *Food analysis performance assessment scheme.* Ministry of Agriculture, Fisheries and Food (MAFF), UK.

158. Magder, L. S. und Hughes, J. P., 1997. Logistic regression when the outcome is measured with uncertainty. *Am. J. Epidemiol. 146*, 195–203.

159. Mahannop, P., Chaicumpa, W., Setasuban, P., Morakote, N. und Tapchaisri, P., 1992. Immunodiagnosis of human trichinosis using excretory-scretory (ES) antigen. *J. Helminthol. 66*, 297–304.

160. Mahannop, P., Setasuban, P., Morakote, N., Tapchaisri, P. und Chaicumpa, W., 1995. Immunodiagnosis of human trichinellosis and identification of specific antigen for Trichinella spiralis. *Int. J. Parasitol. 25*, 87–94.

161. Maisonnave, J., 1999. Standardization of a dot immunoperoxidase assay for field diagnosis of Fasciola hepatica infected cattle. *Vet. Parasitol. 85*, 259–268.

162. Mantha, S., Roizen, M. F., Barnard, J., Thisted, R. A., Ellis, J. E. und Foss, J., 1994. Relative effectiveness of four preoperative tests for predicting adverse cardiac outcomes after vascular surgery: a meta-analysis. *Anesth. Analg. 79*, 422–433.

163. Marchevsky, N., 1974. Errors in prevalence estimates in population studies: a practical method for calculating real prevalence. *Bol. Trimest. Zoonosis 16*, 98–109.

164. Marchevsky, N., Held, J. R. und Garcia-Carrillo, C., 1989. Probability of introducing diseases because of false negative test results. *Am. J. Epidemiol. 130*, 611–614.

165. Marinell, G. und Steckel-Berger, G., 2001. *Einführung in die Bayes-Statistik.* Oldenbourg Wissenschaftsverlag, München, Wien.

166. Martin, S. W., 1988. The interpretation of laboratory results. *Vet. Clin. N. Am. -Food A. 4*, 61–78.

167. Martin, S. W., Shoukri, M. und Thorburn, M. A., 1992. Evaluating the health status of herds based on tests applied to individuals. *Prev. Vet. Med. 14*, 33–43.

168. Mattioli, R. C., Jaitner, J., Clifford, D. J., Pandey, V. S. und Verhulst, A., 1998. Trypanosome infections and tick infestations: susceptibility in N'Dama, Gobra zebu and Gobra x N'Dama crossbred cattle exposed to natural challenge and maintained under high and low surveillance of trypanosome infections. *Acta Trop 71*, 57–71.

169. Mayr, A., Eibner, G. und Mayr-Bibrack, B., 1984. Grundlagen der Immunität gegen Infektionen. In: *Handbuch der Schutzimpfungen in der Tiermedizin*, A. Mayr (Hrsg.). Verlag P. Parey, Berlin, Hamburg, S. 102–166.

170. Mboloi, M. M., Bekker, C. P. J., Kruitwagen, C., Greiner, M. und Jongejan, F., 1999. Validation of the indirect MAP1-B enzyme-linked immunosorbent assay for diagnosis of experimental Cowdria ruminantium infection in small ruminants. *Clin. Diagn. Lab. Immun. 6*, 66–72.

171. McDermott, J. J., Schukken, Y. H. und Shoukri, M. M., 1994. Study design and analytic methods for data collected from clusters of animals. *Prev. Vet. Med. 18*, 175–191.

172. Metz, C. E., 1978. Basic principles of ROC analysis. *Semin. Nucl. Med. 8*, 283–298.

173. Metz, C. E., Harmann, B. A. und Shen, J. H., 1998. Maximum likelihood estimation of receiver operating characteristic (ROC) curves from continuously-distributed data. *Med. Decis. Making 17*, 1033–1053.

174. Midgette, A. S., Stukel, T. A. und Littenberg, B., 1993. A meta-analytic method for summarizing diagnostic test performances: receiver-operating-characteristic-summary point estimates. *Med. Decis. Making 13*, 253–257.

175. Miettinen, O. S. und Caro, J. J., 1994. Foundations of medical diagnosis - what actually are the parameters involved in Bayes theorem. *Stat. Med. 13*, 201–209.

176. Mold, J. W. und Stein, H. F., 1986. The cascade effect in the clinical care of patients. *N. Engl. J. Med. 314*, 512–514.

177. Monzon, C. M., 2000. Validation of an indirect immunoenzyme assay for the detection of antibodies against Trypanosoma evansi in horses in Argentina. *Rev. Sci. Tech. 19*, 810–818.

178. Morakote, N., Khamboonruang, C., Siriprasert, V., Suphawitayanukul, S., Marcanantachoti, S. und Thamasonti, W., 1991. The value of enzyme-linked immunosorbent assay (ELISA) for diagnosis of human trichinosis. *Trop. Med. Parasitol. 42*, 172–174.

179. Morakote, N., Sukhavat, K., Siriprasert, V., Suphawitayanukul, S. und Thamasonthi, W., 1992. Persistence of IgG, IgM, and IgE antibodies in human trichinosis. *Trop. Med. Parasitol. 43*, 167–169.

180. Moses, L. E., Shapiro, D. und Littenberg, B., 1993. Combining independent studies of a diagnostic test into a summary ROC curve - data-analytic approaches and some additional considerations. *Stat. Med. 12*, 1293–1316.

181. Mousing, J., Thode Jensen, P., Halgaard, C., Bager, F., Feld, N., Nielsen, B., Nielsen, J. P. und Bech-Nielsen, S., 1997. Nation-wide Salmonella enteritica surveillance and control in Danish slaughter swine herds. *Prev. Vet. Med. 29*, 247–261.

182. Mozaria, S., Masake, R., Rowlands, J. und Musoke, T., 1998. Antigen ELISAs for trypanosomes. Evaluation of the performance. In: *Proceedings of a workshop held at ILRI, Nairobi, Kenya*, I. L. R. Institute (Hrsg.). Nairobi, Kenya, S. .

183. Mulrow, C. D., Linn, W. D., Gaul, M. K. und Pugh, J. A., 1989. Assessing quality of a diagnostic test evaluation. *J. Gen. Intern. Med. 4*, 288–295.

184. Murray, M., 1979. Anemia of bovine african trypanosomiasis: an overview. In: *Pathogenicity of Trypanosomes*, G. Losos und A. Choinard (Hrsg.). IDRC-123e, Ottawa, S. 121–127.

185. Murray, M., Morrinson, W. I. und Whitelaw, D. D., 1982. Host susceptibility to african trypanosomiasis: trypanotolerance. *Adv. Parasitol. 21*, 1–68.

186. Nantulya, V. M., Musoke, A. J., Rurangirwa, F. R., Saigar, N. und Minja, S. H., 1987. Monoclonal antibodies that distinguish Trypanosoma congolense, T. vivax and T. brucei. *Parasite Immunol. 9*, 421–431.

187. NATA, 1997. *Guide to NATA proficiency testing.* NATA, Rohdes.

188. Neave, H. R., 1978. *Statistics tables for mathematicians, engineers, economists and behavioural and management sciences.* Allen & Unwin, London.

189. Nicoletti, P., 1969. Further evaluations of diagnostic test procedures used to diagnose brucellosis. *Am. J. Vet. Res. 30*, 1811–1816.

190. Nöckler, K., Voigt, W. P., Protz, D., Miko, A. und Ziedler, K., 1995. Indirect ELISA for the diagnosis of trichinellosis in living pigs. *Berl. Munch. Tierarztl. 108*, 167–174.

191. Obuchowski, N. A., 1994. Computing sample size for receiver operating characteristic studies. *Invest. Radiol. 29*, 238–243.

192. Obuchowski, N. A., 1997. Testing for equivalence of diagnostic tests. *Am. J. Roentgenol. 168*, 13–17.

193. OIE, 2000. *Manual of Standards for Diagnostic Tests and Vaccines.* Office International des Epizooties (OIE), Paris.

194. OIE, 2000. Principles of validation of diagnostic assays for infectious diseases. In: *Manual of Standards for Diagnostic Tests and Vaccines*, OIE (Hrsg.). Office International des Epizooties (OIE), Paris, S. 15–23.

195. OIE, 2000. Quality management in veterinary diagnostic laboratories. In: *Manual of Standards for Diagnostic Tests and Vaccines*, OIE (Hrsg.). Office International des Epizooties (OIE), Paris, S. 8–14.

196. Okello-Onen, J., Heinonen, R., Ssekitto, C. M. B., Mwayi, W. T., Kakaire, D. und Kabarema, M., 1994. Control of Tsetse flies in Uganda by dipping cattle in deltamethrin. *Trop. Anim. Health Prod. 26*, 21–27.

197. Oxman, A. D. und Guyatt, G. H., 1991. Validation of an index of the quality of review articles. *J. Clin. Epidemiol. 44*, 1271–1278.

198. Paris, J., Murray, M. und McOdimba, F. A., 1982. A comparative evaluation of the parasitological techniques currently available for the diagnosis of African trypanosomiasis in cattle. *Acta Trop. 39*, 307–316.

199. Petitti, D. B., 1994. *Meta-analysis, decision analysis, and cost-effectiveness analysis: methods for quantitative synthesis in medicine.* Oxford University Press, Oxford.

200. Petitti, D. B., 2001. Approaches to heterogeneity in meta-analysis. *Stat. Med. 20*, 3625–3633.

201. Platt, R. W., Leroux, B. G. und Breslow, N., 1999. Generalized linear mixed models for meta-analysis. *Stat. Med. 18*, 643–654.

202. Politser, P., 1982. Reliability, decision rules and the value of repeated tests. *Med. Decis. Making 2*, 47–69.

203. Ramachandran, C. P., 1993. Improved immunodiagnostic tests to monitor onchocerciasis control programmes - a multicenter effort. *Parasitol. Today 9*, 76–79.

204. Ransohoff, D. F. und Feinstein, A. R., 1978. Problems of spectrum and bias in evaluating the efficacy of diagnostic tests. *N. Engl. J. Med. 299*, 926–930.

205. Rebeski, D., Winger, E., Robinson, M. M., Gabler, C. M. G., Dwinger, R. H. und Crowther, J. R., 2000. Evaluation of antigen-coating procedures of enzyme-linked immunosorbent assay method for detection of trypanosomal antibodies. *Vet. Parasitol. 90*, 1–13.

206. Rebeski, D. E., Winger, E. M., Aigner, H., Wright, P., Crowther, J. und Dwinger, R. H., 1998. Study of the effect of gamma-irradiation on bovine serum samples on the ability of monoclonal antibodies to detect invariant antigens of Trypanosoma congolense, T. vivax and T. brucei in enzyme-linked immunosorbent assays. *Vet. Parasitol. 79*, 109–122.

207. Rice, J. A., 1995. *Mathematical statistics and data analysis.* Duxburry Press; an imprint of Wadsworth Publishing Company, Belmont, California.

208. Richardson, M. D., Turner, A., Warnock, D. W. und Llewellyn, P. A., 1983. Computer-assisted rapid enzyme-linked immunosorbent assay (ELISA) in the serological diagnosis of aspergillosis. *J. Immunol. Methods 56*, 201–207.

209. Ridge, S. E., Morgan, I. R., Sockett, D. C., Collins, M. T., Condron, R. J., Skilbeck, N. W. und Webber, J. J., 1991. Comparison of the Johne's absorbed EIA and the complement-fixation test for the diagnosis of Johne's disease in cattle. *Aust. Vet. J. 68*, 253–257.

210. Ring, C., 1995. Kriterien für Trichinellose-nicht-endemische Gebiete in der Europäischen Union i.S. von Art. 6(2) der Frischfleischrichtlinie. In: *36. Jahrestagung der Fachgruppe Lebensmittelhygiene der Deutschen Veterinärmedizinischen Gesellschaft (26.-29.9.1995 in Garmisch-Partenkirchen).* DVG, Gießen, S. 377–378.

211. Rogan, W. J. und Gladen, B., 1978. Estimating prevalence from the results of a screening test. *Am. J. Epidemiol. 107*, 71–76.

212. Rolle, M. und Mayr, A., 1993. *Medizinische Mikrobiologie, Infektions- und Seuchenlehre für Tierärzte, Biologen, Agrarwissenschaftler und Interessierte aus benachbarten Fachgebieten.* Enke Verlag, Stuttgart.

213. Ross, J. W. und Fraser, M. D., 1993. Analytical goals developed from the inherent error of medical tests. *Clin. Chem. 39*, 1481–1493.

214. Ryan, T. J., 1995. Disease control analyses - stochastic modelling made easy. *Surveillance 22*, 24–26.

215. Sachs, L., 1992. *Angewandte Statistik*. Springer-Verlag, Berlin, Heidelberg, New York.

216. Sacks, H. S., Berrier, J., Reitman, D., Ancona-Berk, V. A. und Chalmers, T. C., 1987. Meta-analyses of randomized controlled trials. *N. Engl. J. Med. 316*, 450–455.

217. Sahai, H. und Khurshid, A., 1995. *Statistics in epidemiology. Methods, techniques, and applications*. CRC Press, Boca Raton.

218. Sargeant, J. M. und Martin, S. W., 1998. The dependence of kappa on attribute prevalence when assessing the repeatability of questionnaire data. *Prev. Vet. Med. 34*, 115–123.

219. Schäfer, H., 1989. Constructing a cut-off point for a quantitative diagnostic test. *Stat. Med. 8*, 1381–1391.

220. Schrey, C. F., 1996. *Epidemiologische Fallanalyse und Klinik der kardio-vaskulären Dirofilariose (Herzwurmerkrankung) bei Hunden in Deutschland (Dissertation)*. Fachbereich Veterinärmedizin der Freien Universität Berlin, Berlin.

221. Schulzer, M., 1994. Diagnostic tests: a statistical review. *Muscle Nerve 17*, 815–819.

222. Selbitz, H. J., 1992. Labordiagnostische Methoden zur Charakterisierung epizootischer Prozesse. In: *Grundlagen der Tierseuchenbekämpfung*, A. Burckhardt (Hrsg.). G. Fischer, Stuttgart, S. 56–68.

223. SERC, 1988. *EGRET reference manual*. Statistics and Epidemiology Research Corporation (SERC) and Cytel Corporation, Seattle.

224. Serrano, F., Perez, E., Reina, D. und Navarrete, I., 1992. Trichinella strain, pig race and other parasitic infections as factors in the reliability of ELISA for the detection of swine trichinellosis. *Parasitology 105*, 111–115.

225. Shoukri, M. M. und Edge, V. L., 1995. *Statistical methods for health sciences*. CRC Press, Inc., Boca Raton.

226. Simel, D. L., Feussner, J. R., DeLong, E. R. und Matchar, D. B., 1987. Intermediate, indeterminate, and uninterpretable diagnostic test results. *Med. Decis. Making 7*, 107–114.

227. Simel, D. L., Samsa, G. P. und Matchar, D. B., 1993. Likelihood ratios for continuous test results - making the clinician's job easier or harder? *J. Clin. Epidemiol. 46*, 85–93.

228. Singh, A. K., 2000. Evaluation of solid-phase chemiluminescent enzyme immunoassay, enzyme-linked immunosorbent assay, and latex agglutination tests for screening toxoplasma IgG in samples obtained from cats and pigs. *J. Vet. Diagn. Invest. 12*, 136–141.

229. Smit, A. J. d., Eble, P. L., Kluijver, E. P. d., Bloemraad, M. und Bouma, A., 2000. Laboratory experience during the classical swine fever virus epizootic in the Netherlands in 1997-1998. *Vet. Microbiol. 73*, 197–208.

230. Smith, R. D., 1993. Decision-analysis in the evaluation of diagnostic tests. *J. Am. Vet. Med. Assoc. 203*, 1184–1192.

231. Smith, R. D., 1995. *Veterinary clinical epidemiology: a problem-oriented approach*. CRC Press, Boca Raton, FL.

232. Smith, R. D. und Slenning, B. D., 2000. Decision analysis: dealing with uncertainty in diagnostic testing. *Prev. Vet. Med. 45*, 139–162.

233. Sockett, D. C., Conrad, T. A., Thomas, C. B. und Collins, M. T., 1992. Evaluation of four serologic tests for bovine paratuberculosis. *J. Clin. Microbiol. 30*, 1134–1139.

234. Somoza, E., Soutullo-Esperon, L. und Mossman, D., 1989. Evaluation and optimization of diagnostic tests using receiver operating characteristic analysis and information theory. *Int. J. Biomed. Comput. 24*, 153–189.

235. StataCorp, 2001. *Stata statistical software: release 7.0.* Stata Corporation, College Station, TX.

236. Sunderman, F. W., 1975. Current concepts of "normal values", "reference values", and "discrimination values" in clinical chemistry. *Clin. Chem. 21*, 1873–1877.

237. Sutmoller, P. und Wrathall, A. E., 1997. A quantitative assessment of the risk of transmission of foot- and-mouth disease, bluetongue and vesicular stomatitis by embryo transfer in cattle. *Prev. Vet. Med. 32*, 111–132.

238. Swets, J. A., 1988. Measuring the accuracy of diagnostic systems. *Science 240*, 1285–1293.

239. Tammemagi, M. C., Frank, J. W., Leblanc, M., Artsob, H. und Streiner, D. L., 1995. Methodological issues in assessing reproducibility - a comparative study of various indices of reproducibility applied to repeat ELISA serologic tests for lyme disease. *J. Clin. Epidemiol. 48*, 1123–1132.

240. Thorne, J. G. und Hardin, L. E., 1997. Estimated prevalence of paratuberculosis in Missouri, USA cattle. *Prev. Vet. Med. 31*, 51–57.

241. Thrusfield, M. V., 1995. *Veterinary Epidemiology.* Blackwell Science, London.

242. Treeage, 1999. *Data 3.5 for healthcare. User's manual.* Treeage Software, Williamstown, MA.

243. Troy, G. C., Becker, M. J. und Greene, R. T., 1996. Proficiency testing of selected antigen and antibody tests for use in dogs and cats. *J. Am. Vet. Med. Assoc. 209*, 914–917.

244. Van Weeman, B. K. und Schuurs, A. H. W. M., 1971. Immunoassay using antigen-enzyme conjugates. *FEBS Lett. 15*, 232.

245. Venkatesan, P. und Wakelin, D., 1993. ELISAs for parasitologists: or lies, damned lies and ELISAs. *Parasitol. Today 9*, 228–232.

246. Venkatraman, E. S. und Begg, C. B., 1996. A distribution-free procedure for comparing receiver operating characteristic curves from a paired experiment. *Biometrika 83*, 835–848.

247. Victor, N., 1973. Probabilistische Zuordnungsverfahren. *Methods Inf. Med. 12*, 238–244.

248. Vilja, P., 1994. One- and two-step non-competetive avidin-biotin immunoassays for monomeric and heterodimeric antigen. *J. Immunol. Methods 136*, 77–84.

249. Voller, A., 1985. Serodiagnosis of tropical parasitic diseases with special reference to the standardization of labelled reagent tests. *Dev. Biol. Stand. 62*, 3–9.

250. Voller, A., Bidwell, D. E. und Edwards, T., 1977. A comparison of isotopic and enzyme-immunoassays for tropical parasitic diseases. *T. Roy. Soc. Trop. Med. H. 71*, 431–437.

251. Walter, S. D. und Irwig, L. M., 1988. Estimation of test error rates, disease prevalence and relative risk from misclassified data: a review. *J. Clin. Epidemiol. 41*, 923–937.

252. Walter, S. D. und Jadad, A. R., 1999. Meta-analysis of screening data: a survey of the literature. *Stat. Med. 18*, 3409–3424.

253. Westgard, J. O., Seehafer, J. J. und Barry, P. L., 1994. Allowable imprecision for laboratory tests based on clinical and analytical test outcome criteria. *Clin. Chem. 40*, 1909–1914.

254. Wolter, K. M., 1985. *Introduction to variance estimation.* Springer-Verlag, New York.
255. Woo, P. T. K., 1970. The haematocrit centrifugation technique for the diagnosis of African trypanosomiasis. *Acta Trop. 27*, 384–386.
256. Wright, P. und Zhou, E. M., 1999. Developments in international standardization. *Vet. Immunol. Immunop. 72*, 243–248.
257. Wright, P. F., Gall, D. E. J. und Kelly, W. A., 1985. Effect of meniscus formation and duplicate sample placement configurations on the variability of measurement by three microtiter plate photometers. *J. Immunol. Methods 81*, 83–93.
258. Wright, P. F., Nilsson, E., Rooij, E. M. A. v., Lelenta, M. und Jeggo, M. H., 1993. Standardisation and validation of enzyme-linked immunosorbent assay techniques for the detection of antibody in infectious disease diagnosis. *Rev. Sci. Tech. OIE 12*, 435–450.
259. WTO, 1996. *WTO technical cooperation handbook on notification requirements, agreement on the application of sanitary and phytosanitary measures. WT/TC/NOTIF/SPS/1 Part 5.* Internet, www.wto.org.
260. Yerushalmy, J., 1947. Statistical problems in assessing methods of medical diagnosis with special reference to X-ray techniques. *Public Health Rep. 62*, 1432–1449.
261. Youden, D., 1950. Index for rating diagnostic tests. *Cancer 3*, 32–35.
262. Zessin, K. H. und Greiner, M., 2000. Epidemiologische Studienplanung am Beispiel von Parasitosen. *Deut. Tierarztl. Woch. 107*, 135–138.
263. Zhou, X. H., 1994. Effect of verification bias on positive and negative predictive values. *Stat. Med. 13*, 1737–1745.
264. Zweig, M. H. und Campbell, G., 1993. Receiver-operating characteristic (ROC) plots - a fundamental evaluation tool in clinical medicine. *Clin. Chem. 39*, 561–577.

Index

Verzeichnis der Beispiele